新形态·材料科学与工程系列教材

大型仪器开放实验
项目指导书

高培峰　宋廷鲁　主编

清华大学出版社

北京

内 容 简 介

本书汇编了 48 个经多年教学实践检验的大型仪器开放实验项目指导书,来自北京理工大学 7 个专业学院、9 个校级公共实验平台的 30 余名一线教学及管理人员参与编写。本书每个开放实验均包含一至多个基础、综合或创新实验项目,每个实验项目集实验简介、思路设计、原理、步骤及案例分析于一体,具有较强的系统性、前沿性和实用性。

本书可作为高校开展大型仪器开放实验教学的教材或参考书,为参与开放实验课程的广大师生提供全面、详细的课程教学指导,对本科生、研究生创新创业项目及赛事实践也有一定的指导和参考价值。

图书在版编目(CIP)数据

大型仪器开放实验项目指导书 / 高培峰,宋廷鲁主编. -- 北京:清华大学出版社,2025. 6.
(新形态·材料科学与工程系列教材). -- ISBN 978-7-302-69341-3

Ⅰ. R197.39

中国国家版本馆 CIP 数据核字第 2025MZ3655 号

责任编辑:鲁永芳
封面设计:常雪影
责任校对:欧　洋
责任印制:丛怀宇

出版发行:清华大学出版社
　　　　网　　　址:https://www.tup.com.cn,https://www.wqxuetang.com
　　　　地　　　址:北京清华大学学研大厦 A 座　　　邮　　编:100084
　　　　社 总 机:010-83470000　　　　　　　　　　邮　　购:010-62786544
　　　　投稿与读者服务:010-62776969,c-service@tup.tsinghua.edu.cn
　　　　质量反馈:010-62772015,zhiliang@tup.tsinghua.edu.cn
印 装 者:三河市君旺印务有限公司
经　　销:全国新华书店
开　　本:185mm×260mm　　印　张:25.5　　　　　字　　数:619 千字
版　　次:2025 年 6 月第 1 版　　　　　　　　　　印　　次:2025 年 6 月第 1 次印刷
定　　价:89.00 元

产品编号:107756-01

大型仪器开放实验项目指导书
编委会

前　言

当今世界正处于百年未有之大变局,新一轮科技革命、产业变革正在重塑全球创新版图,国际竞争日趋激烈。习近平总书记强调:"必须加强科技创新特别是原创性、颠覆性科技创新,加快实现高水平科技自立自强,打好关键核心技术攻坚战,使原创性、颠覆性科技创新成果竞相涌现,培育发展新质生产力的新动能。"党的二十届三中全会宣告我国教育改革进入了全面深化的新阶段。全会强调教育、科技、人才是中国式现代化的基础性、战略性支撑,并明确提出要深入实施科教兴国战略、人才强国战略、创新驱动发展战略。这一战略部署为高校拔尖创新人才培养提供了坚实的政策基础和广阔的发展空间。

近年来,高校大型仪器设备公共实验平台的建设水平日益提高,在教学科研中的重要性愈发凸显。"高精尖缺"类大型仪器设备是宝贵的办学资源,是学校办学实力的重要体现。通过将大型仪器设备资源面向人才培养,尤其是面向本科生全面开放,能够为培养具备卓越工程意识和实践创新能力的拔尖创新人才提供关键支撑。实践表明,依托公共实验平台的资源优势,打造跨学科、跨专业、多层次的新型人才培养体系,建立和完善实验室开放课程这一重要的人才培养载体,既可以实现理论知识学习、科研素质培养、动手能力提升、创新创业实践的有机融合,又能大大提升大型仪器设备的使用率和综合投资效益,实现公共实验平台建设与人才培养的最优协同,形成拔尖创新人才培养的"新高地"。

传统的实验室课程教学受重视程度不够高,实施过程中往往存在资源分配不均、设备利用率低、学生实践机会少等问题,缺少对课程建设的系统化研究,尤其是缺少一本针对性、指导性、规范性较强的教材。在深入贯彻落实党的二十大和党的二十届三中全会精神、推动高等教育改革创新和高质量发展、繁荣高等教育科学研究和实践探索的背景下,为了适应新时代的教学需求,推动开放实验教学向更深层次、更广领域发展,我们编写了本书,旨在为广大师生提供一本系统、全面、实用的开放实验课程教材。本书在内容的编排上,力求做到以下三点。

1. 系统性

本书涵盖基础实验、综合实验和创新实验等多个层次,每个实验项目指导书都包含实验目的、原理、基本要求、仪器和材料、具体内容、步骤、结果与数据处理、注意事项等内容,部分配有多媒体视频,使读者能够快速了解开放实验项目的全貌,提高教学质量与效果。

2. 前沿性

本书内容紧跟科技前沿,充分反映大型仪器的最新技术进展和应用成果。同时改革教学模式,注重学生的主体性和参与性,鼓励学生自主探究和创新实践,使学生在探索研究中了解最新的科学进展与技术发展水平。

3. 实用性

本书紧密结合高校公共实验平台大型仪器设备的实际情况和实验教学需求,为开放实验课程师生提供高水平的实验设计指导,适合作为高等院校、科研机构及相关领域培训机构的实验教学参考书,也可作为学生自主学习、科研实践的指导手册。读者可根据自身学习阶段和研究兴趣,灵活选择实验项目,结合线上资源与线下实践,深化理论知识,提升实验技能。

我们希望本书能够激发更多学子对实验科学的热爱与追求,培养更多具有创新精神和实践能力的新时代人才。同时,我们也期待本书的出版能够引发更多关于实验教学改革的思考与讨论,共同推动开放实验教学的发展与进步。

我们衷心感谢北京理工大学教务部、资产与实验室管理处、分析测试中心、材料学院、化学与化工学院、生命学院、医学技术学院、集成电路学院、自动化学院及各实验平台的大力支持,感谢黎汉生教授、何春林教授、李晖教授对本书提出的宝贵意见和建议,感谢网信建设研究课题(北京理工大学)资助,感谢所有为本书编写提供支持和帮助的同事、学生以及相关人员。愿本书能够成为开放实验课程学习之旅中的良师益友!

最后,由于编者水平有限,加之时间仓促,书中难免有不当之处,敬请读者批评指正。

编　者

2025 年 1 月

中英文注释及缩写

激光扫描共聚焦显微镜：confocal laser scanning microscopy(CLSM)

扫描电子显微镜：scanning electron microscopy(SEM)

透射电子显微镜：transmission electron microscopy(TEM)

相位体近似：phase object approximation(POA)

扫描透射电子显微镜：scanning transmission electron microscopy(STEM)

高角环形暗场：high angle annular dark field(HAADF)

能量色散 X 射线谱仪：energy dispersive X-ray spectrometry(EDS)

感光耦合组件/电荷耦合器件：charge-coupled device(CCD)

扫描隧道显微镜：scanning tunneling microscopy(STM)

X 射线显微镜：X-ray microscopy(XRM)

计算机断层扫描：computed tomography(CT)

双束扫描电子显微镜：dual-beam scanning electron microscope(Dual-Beam SEM)

聚焦离子束：focused ion beam(FIB)

电子背散射衍射仪：electron backscatter diffraction(EBSD)

原子层沉积：atomic layer deposition(ALD)

溅射：sputtering

原子力显微镜：atomic force microscope(AFM)

压电力显微镜：piezoresponse force microscope(PFM)

聚甲基丙烯酸甲酯：poly (methyl methacrylate)(PMMA)

旋涂仪：spin coater

峰值力轻敲模式：peak force tapping mode

峰值力：peak force

拉曼光谱：Raman spectra(Raman)

荧光光谱仪：fluorescence spectrometer

稳态瞬态荧光光谱仪：steady-state and transient fluorescence spectrometer(PL)

制备色谱：preparative chromatography

气相色谱：gas chromatography(GC)

液相色谱：liquid chromatography(LC)

质谱仪：mass spectrometer(MS)

气相色谱-质谱联用仪：gas chromatography-mass spectrometry(GC-MS)

液相色谱-质谱联用仪：liquid chromatography-mass spectrometer(LC-MS)

电子电离：electron ionization(EI)

轨道阱：orbitrap

核磁共振：nuclear magnetic resonance(NMR)

固体核磁共振：solid state nuclear magnetic resonance(SSNMR)

魔角旋转：magic angle spinning(MAS)

交叉极化：cross polarization(CP)

核奥弗豪泽效应：nuclear overhauser effect(NOE)

X 射线衍射：X-ray diffraction(XRD)

X 射线单晶衍射仪：X-ray single crystal diffractometer

X 射线粉末衍射仪：X-ray powder diffraction

X 射线光电子能谱：X-ray photoelectron specctroscopy(XPS)

扫描 X 射线二次电子成像：scanning X-ray induced secondary electron imaging(SXI)

深度剖析：profile

飞行时间二次离子质谱：time of flight-secondary ion mass spectrometer(TOF-SIMS)

成分分布：mapping

三维深度剖析：3D image

二次离子质谱：secondary ion mass spectroscopy(SIMS)

动态二次离子质谱：dynamic secondary ion mass spectrometry(D-SIMS)

静态二次离子质谱：static secondary ion mass spectrometry(S-SIMS)

液态金属离子枪：liquid metal ion gun(LMIG)

X 射线荧光光谱仪：X-ray fluorescence spectrometer(XRF)

波长色散 X 射线荧光光谱：wavelength dispersive X-ray fluorescence spectrometer(WDXRF)

能量色散 X 射线荧光光谱：energy dispersive X-ray fluorescence spectrometer(EDXRF)

电感耦合等离子体质谱：inductively coupled plasma-mass spectrometry(ICP-MS)

不连续打拿极电子倍增器：discrete dynode electron multiplier

电感耦合等离子体发射光谱：inductively coupled plasma-optical emission spectrometry
(ICP-OES)

电感耦合等离子体原子发射光谱仪：inductively coupled plasma-atomic emission spectrometry
(ICP-AES)

等离子体：plasma

金属有机框架材料：metal organic frameworks(MOFs)

有机元素分析：elemental analyzer(EA)

共价有机框架材料：covalent organic frameworks(COFs)

热分析：thermal analysis(TA)

热重分析：thermogravimetric analysis(TGA)

差热分析：differential thermal analysis(DTA)

差示扫描量热：differential scanning calorimetry(DSC)

玻璃化转变温度：glassing transition temperature

智能重量分析仪：intelligent gravimetric analyzer(IGA)

BET：Brunauer、Emmett 和 Teller

电子束蒸发镀膜：electron beam evaporation

物理气相沉积：physical vapor deposition(PVD)

化学气相沉积：chemical vapor deposition(CVD)

电子束曝光：electron beam lithography(EBL)

微机电系统：micro-electro-mechanical system(MEMS)

引线键合：wire bonding

半导体发光二极管：light emitting diode(LED)

极限氧指数：limiting oxygen index(LOI)

锥形量热仪：cone calorimeter(CONE)

热释放速率：heat release rate(HRR)

总释放热：total heat release(THR)

有效燃烧热：effective heat combustion(EHC)

点燃时间：time to ignition(TTI)

质量损失速率：mass loss rate(MLR)

烟生成速率：smoke produce rate(SPR)

比容量：specific capacity

聚合酶链式反应技术：polymerase chain reaction(PCR)

实时荧光定量 PCR：real-time quantitative PCR(RT-qPCR)

流式细胞术：flow cytometer(FCM)

微流控芯片技术：microfluidics

热压成形：hot-embossing

细胞培养：cell culture

自动驾驶汽车：autonomous vehicles，self-driving automobile

自动驾驶：autonomous driving

毫米波雷达：millimeter wave radar

目　录

第1章
激光扫描共聚焦显微镜观察荧光生物组织

常晓雪　编

　　激光扫描共聚焦显微镜(confocal laser scanning microscopy,CLSM)是在荧光显微镜成像基础上加装了激光扫描装置,利用计算机进行图像处理,使用可见光激发荧光探针,从而得到细胞或组织内部微细结构的荧光图像的。激光扫描共聚焦显微镜可以在亚细胞水平上观察生理信号及细胞形态的变化,成为形态学、分子生物学、神经科学、药理学、遗传学等领域新一代强有力的研究工具。

　　本实验指导书包括 2 个实验的设计,结合了激光共聚焦理论基础讲解和基本实验操作训练两方面。为了增加同学们对荧光激发现象的了解和对生物样品的观察兴趣,学生可以用实物练习,从而掌握激光扫描共聚焦显微镜的基本构造、原理及操作方法,培养学生的动手能力、理论联系实际的能力、统筹思维能力、创新能力、独立分析解决实际问题的能力、查阅手册资料并运用其数据资料的能力,以及归纳总结的能力等。

1.1　根茎叶荧光组织观察实验

1.1.1　实验目的

（1）了解对植物各部分组织进行荧光染色的目的；
（2）了解激光扫描共聚焦显微镜的工作原理；
（3）了解染色对材料组织的影响；
（4）掌握亮度、对比度的调节方法。

1.1.2　实验原理

共聚焦是指光路（激发和发射）在两个位置上聚焦。在共聚焦显微镜中，激发光聚焦在样品点表面，而发射光聚焦在针孔上。激光扫描共聚焦显微镜是通过一个光源、一个样品和一个探测器进行聚焦的，当样品位于物镜焦平面处，反射到样品表面的激光聚焦到共聚焦孔中时，光探测器才会接收样品的信号。

在 CLSM 中，一束激光聚焦到一个样品上，整个样品视野中含有的荧光分子被激发。焦点上的这些荧光分子被激光激发出的光信号通过探测器上的针孔成像，而其他不在焦点处或者无法被特定激光激发出光信号的区域，则不能通过针孔聚焦。针孔确保只有来自焦平面的荧光被检测器采集，从焦平面上方或下方发出的荧光被阻挡，所以无法成像。"共聚焦"这个名字来源于显微镜光路中针孔的位置，它位于样品的共轭焦平面上。图 1-1 为激光扫描共聚焦显微镜主要部件及光路示意图。

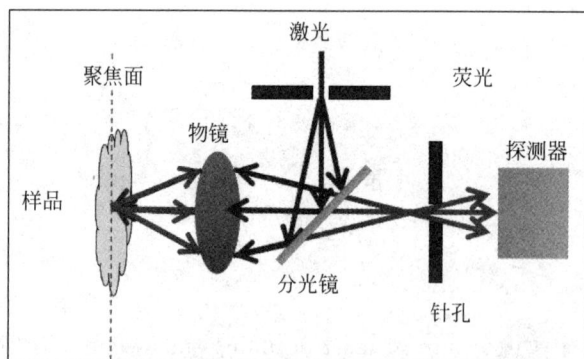

图 1-1　激光扫描共聚焦显微镜主要部件及光路示意图

本实验需要根据材料对不同激发波长的反应程度，设定不同的激光参数，使材料在拍摄过程中保持特征聚焦良好，尽可能将特征清晰地显示及区分。

1.1.3　实验基本要求

（1）切换不同激光时，观察样品在不同激发波长下形貌的变化；
（2）学习调节光强及背底，将目标区域聚焦调整到最佳，拍下组织形貌图并保存成全套数据格式；

（3）了解激光扫描共聚焦显微镜使用过程中的基本步骤。

1.1.4 实验仪器和材料

FV1000 激光扫描共聚焦显微镜等、生物组织标本、一次性鞋套、一次性手套。

1.1.5 实验内容

（1）根茎叶组织材料的辨认观察；

（2）观察不同激光切换调节对形貌的影响；

（3）讲解适宜亮度大小的衡量和激光强度参数的调节方法。

1.1.6 实验步骤

实验主要包括样品明场形貌观察、样品荧光形貌观察以及调试、拍摄、保存等步骤。

1. 组织材料的明场形貌辨认观察

（1）打开标本盒，找到根茎叶组织对应的荧光标本，轻拿轻放，用酒精清洁玻片表面。

（2）打开激光扫描共聚焦显微镜的电源，依次打开扫描单元控制器、显微镜控制器和激光开关，激光使用前需预热 30 min。

（3）将标本放在显微镜下，打开照明光源，寻找目标位置并聚焦。

（4）切换显微镜镜头，从低倍到高倍观察目标区域；调节光强，聚焦样品区域，观察组织材料细节。

2. 根茎叶组织材料荧光形貌观察中不同激光切换调节对形貌的影响

（1）试用不同的激光光源，观察不同波长激光对荧光染料的激发作用，改变激光强度，调整图像对比度，得到对应样品最合适的激光波长。染料对应的激发波长也可以通过查资料获得。

（2）切换激光的方法：根据样品的特性选择激发波长的范围；根据样品的荧光发射选择"Lanmbda Scan"；点击"Light Path & Dyes"设置光路，在"Excitation DM"下拉菜单中选择包含已设置的激发波长的选项，如"DM405"；"LaserUnit1"需要勾选所有所用激光。通道 1 选择"Mirror"，接收范围与"Lanmbda Scan"中设置一致。软件操作页面如图 1-2 所示。

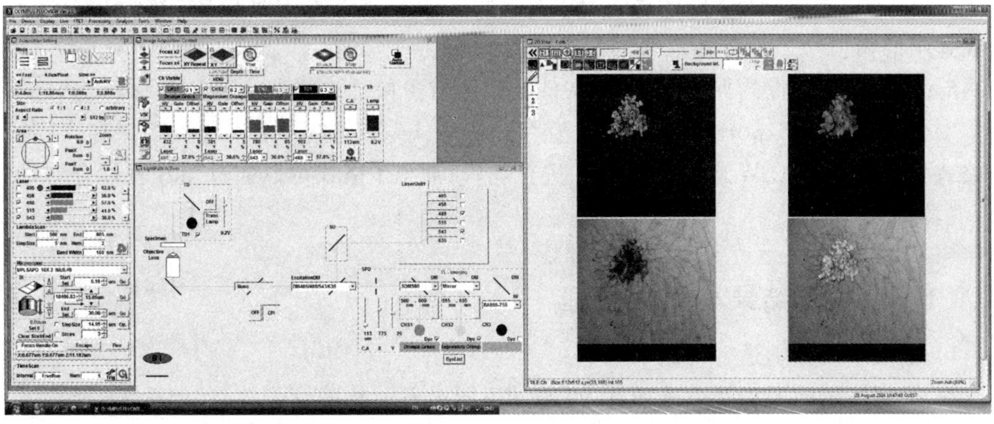

图 1-2 软件操作页面

3. 根茎叶组织材料荧光形貌观察中激光强度参数的调节方法

（1）调节光强的办法有：①手动调节"Handle"聚焦，并用鼠标滚轮改变通道调节 HV 值；②调节激光输出调节中激发光的功率，从源头上改变光强。

（2）点击 FV10-ASW3.0 软件中主界面左上角的"Trans Lamp"明场观察按钮。

（3）点击显微镜下方绿色"Focus"按钮中的"▲"符号，将目镜调至离样品最近。再点击向下按钮"▼"找样，直至看到模糊的样品形貌；同时调节黑色"Handle"旋钮，得到理想且清晰的样品视野。

（4）微调样品视野：再次点击"Trans Lamp"图标，关明场；点击"EPI Lamp"进行荧光观察，微调"Handle"，直到在目镜中看到明亮的样品。

（5）预览扫描：再次点击"EPI Lamp"图标，关闭暗场→点击扫描栏图标"Focus×2"，得到图像→手动调节"Handle"聚焦并用鼠标滚轮改变通道调节 HV 值（一般小于 700），使屏幕图像样品最亮→调节曝光度，按"Ctrl＋H"使图像由蓝色变为灰色，若曝光过度，则图像会呈现部分红色。通过降低 HV 值以及激光输出调节中激发光的功率，使图像恰好看不到红色，并且以能看到样品边缘为宜。相反，若看不到样品，则增大 HV 值和激发光功率。

（6）点击软件操作页面右上角"Repeat Stop"图标，停止预览扫描。

4. 拍摄荧光照片和明场照片，处理结果并保存导出

（1）待扫描完成，点击红色字"Series Done"，会自动出现"2D View-Image"窗口。

（2）点击图像处理窗口左上角的双箭头，可以弹出更多调节选项。在出现的精细调节窗口中点击"L"，会出现扫描的一系列图片。

（3）添加标尺：在图像处理窗口中左上角点击画线铅笔工具"Show/Hide the ROI Toolbar"，按下"Shift"平行拖放比例尺到图中，再点一次退出编辑→标尺 Division 和字体的设置：将鼠标转移到比例尺上变为十字状四分箭头时，点击鼠标右键，在"Scale"中可以设置是否有"Division"，这样可以在标尺上添加等分尺。在"Format Setting"功能栏里，可以改变标尺字体的种类、大小和颜色。把鼠标放在比例尺上，形成十字状图像，可以移动比例尺的位置。

（4）不同区域的荧光信息：在"2D View-Image"窗口左侧功能栏左上方点击铅笔图标，在下拉菜单中点击椭圆按钮，拖动鼠标，选择目标区域→点击工具栏中"Measurement"按钮，在弹出的窗口中显示目标区域的发光信息。

（5）波长扫描图像的保存：oib 源文件格式。右击鼠标选择"Save As"，保存为".oib 格式"。右击鼠标，点"Export"，选择输出为".tiff"格式，并选择所有"ROIs"，保存。（备注：oib 格式可在 FV10-ASW 软件中打开并进行编辑，而 tiff 格式可以通过图片软件查看，不能进行编辑。）

1.1.7 实验结果与数据处理

（1）记录不同标本适合的激发波长；

（2）拍摄清晰的明场及荧光照片，可叠加不同激发波长的荧光效果，如图 1-3 所示。

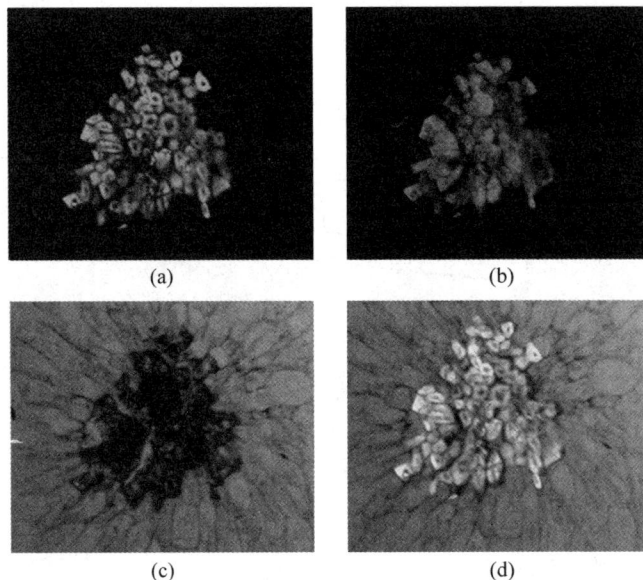

图 1-3　同一材料不同荧光及明场叠加照片

（a）488 nm 激光荧光照片；（b）543 nm 激光荧光照片；（c）明场照片；（d）明场激光叠加照片

1.1.8　实验注意事项

（1）在使用激光前，需要等待半小时，直至激光稳定；

（2）样品先在明场下调节完毕，然后进入荧光模式；

（3）HV 值一般小于 700；

（4）与实验课无关的东西可放到准备间，进入实验室时穿鞋套，禁止在实验室吃东西、玩手机。

1.2　生物组织三维成像构建实验

1.2.1　实验目的

（1）了解三维（3D）成像的原理；

（2）了解三维重构的拍摄技巧；

（3）了解在三维重构后期数据处理过程中，针对植物各部分组织进行荧光染色的目的。

1.2.2　实验原理

显微镜可以通过不同高度的聚焦和移动，实现 Z 轴方向上的连续成像。不同的焦平面对应不同的荧光组织，因此可以通过人为操作而实现三维空间上的立体取图。借助计算机三维重构软件，这一系列的光学切片依据特征点或共轴叠放在一起，就形成样品的三维图像，如图 1-4 所示。

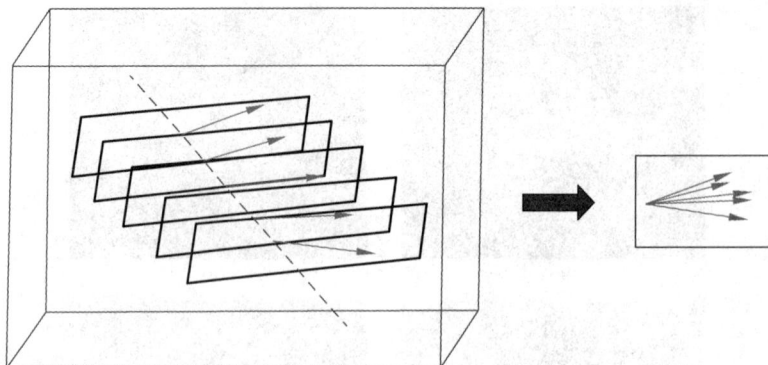

图 1-4　三维重构切片拍摄叠加原理示意图

1.2.3　实验基本要求

（1）采集目标区域一系列不同景深的二维图像；

（2）学习三维重构软件使用方法，为细胞构建合格的三维立体模型；

（3）变换不同激光时，观察样品在不同激发波长下形貌的变化。

1.2.4　实验仪器和材料

FV1000 激光扫描共聚焦显微镜等、生物组织标本、一次性鞋套、一次性手套。

1.2.5　实验内容

（1）生物组织不同景深二维图像的获取；

（2）三维重构软件的学习；

（3）构建生物组织的三维立体模型。

1.2.6　实验步骤

1. 生物组织不同景深二维图像的获取

（1）调节聚焦旋钮变动焦距，寻找从上到下均可以清晰拍照的目标区域。

（2）从顶部或底部开始设定拍照景深。将顶部和底部的聚焦参数输入空间序列拍照的上下极限高度值中，选择切片张数，选择拍摄时间及照片参数。

（3）点击系列拍照按钮，共聚焦显微镜软件会自动收集并保存已设定好的组织横截面切片照片。

2. 三维重构软件的学习

FV10-ASW3.0 是官方自带的软件，可以将一系列图片制作成为三维模型，采图流程如下：输入"Step Size"大小，点击"OP"按钮可以使用推荐值，勾选并应用→点击"XY Repeat"按钮开始扫描→点击向上箭头和加速箭头按钮上移焦点位置→当图像显示到达上限时，点击"set"按钮确定→点击向下箭头和加速箭头按钮下移焦点位置→当图像显示到达下限时，点击"set"按钮确定→点击"stop"按钮停止扫描→选择"AutoHV",并选择扫描速度(随着扫描速度变慢,在保持同等亮度的前提下,背景噪声就会消除)→选择"Depth"按钮→点击"XYZ"按钮取得图像→点击"Series Done"按钮,"2D View"二维界面出现→保存该幅图像:右击图像管理器中显示的图像图标,选择"另存为",保存该幅图像(保存为 xml 类型,是FV10-ASW 软件专用的图像格式)。

3. 构建生物组织的三维立体模型

打开保存的文件→点击按钮开始三维重构,选择 Z 方向重构→要保存此图像,右击此图像,选择"Save Display"并命名→点击"3D 建模"按钮,创建三维图像,并拖动鼠标进行图像平移、切片或旋转等观察动作。

1.2.7　实验结果与数据处理

拍摄并保存生物组织的双荧光激发三维模型叠加图如图 1-5 所示。

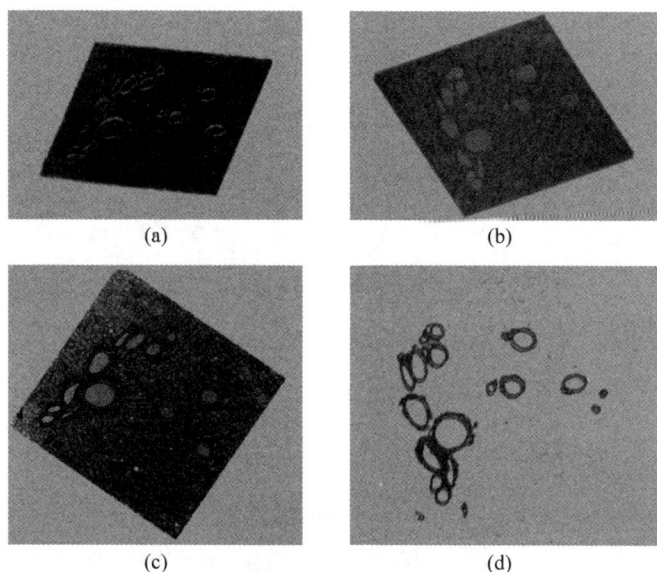

(a)

(b)

(c)

(d)

图 1-5　不同角度荧光生物组织三维模型图

(a) 不同激光叠加倾斜模型;(b) 488 nm 激光倾斜模型;(c) 543 nm 激光平铺模型;(d) 去除背底模型

1.2.8　实验注意事项

(1) 样品拍摄切片时,拍摄张数过少,会导致遗漏关键信息,无法完成重构;样品张数过多,则重构时间太长,任务量太重,会导致软件运行崩溃。

(2) 显微镜景深限制了重构的范围,超出范围则图片虚焦细节模糊,会造成重构失败。

第 2 章
扫描电子显微镜的操作及应用

陈寒元 编

　　扫描电子显微镜(scanning electron microscopy,SEM)是观察材料显微结构的重要工具之一。显微结构包括组成材料的形貌(尺寸、分布、形状等)、元素分布、化学组成等。常见的 SEM 可观察非磁性材料和干燥的材料,如需观察具有强磁性材料和非干燥的材料,则需寻找专属功能的扫描电子显微镜。SEM 可提供微纳尺度的研究,分辨率通常在 $0.5\sim3.0$ nm。本实验指导书讲解 SEM 的基本构成和工作原理、样品制备的操作规范、多种工作模式及多探头测试技术,以及导电样品和不导电样品的微观形貌观察。

　　本实验指导书包括 3 个实验的设计,通过实验内容的实践,学生掌握 SEM 测试样品微观形貌的全过程,包括 SEM 的基本构造、工作原理、样品制备、测试软件参数设置、采集材料的微观形貌,并能解析实验结果。

2.1 样品制备

2.1.1 实验目的

（1）了解扫描电子显微镜的制样要求；
（2）制备扫描电子显微镜观察的样品。

2.1.2 实验原理

扫描电子显微镜的样品制备方法简单，在保持材料原始形状的情况下，可以直接观察和测试样品表面形貌及元素组分等。样品按是否导电分为两大类：导电的样品和不导电的样品。样品按形态分为四种：平整表面的样品（薄膜或块体）、粉末样品（微米纳米颗粒）、粗糙结构的样品和截面样品。

2.1.3 实验基本要求

（1）了解不同类型样品的制样要求；
（2）掌握制备不同类型样品的方法。

2.1.4 实验仪器和材料

电子显微镜（日本，Hitachi）样品台、样品托、液体导电胶、双面导电胶、镊子等。

2.1.5 实验内容

1. 制备平整表面的样品（薄膜或块体）

用剪刀将导电胶剪成需要的尺寸和形状，将导电胶粘在载样台上，用镊子夹取样品把样品固定在载样台。如图 2-1 所示为平整表面样品制备需要用到的工具。

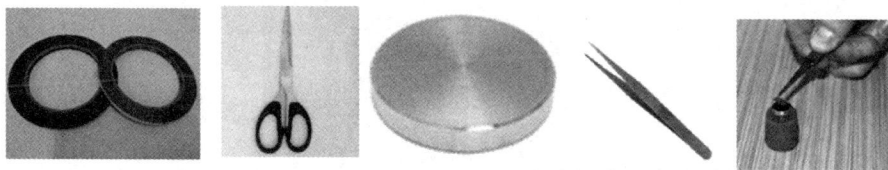

图 2-1 平整表面样品制备需要用到的工具

2. 制备粉末样品（微米纳米颗粒）

粉末样品的制备步骤为"蘸—粘—吹"三项。用剪刀将导电胶剪成需要的尺寸和形状，将导电胶粘在载样台上，使用牙签的尖端，蘸取少量粉末样品，将牙签尖端粘贴在导电胶上并滚动半圈，让粉末样品粘铺在导电胶上，使用压缩空气吹枪，吹扫载样台，去除未粘牢固的粉末颗粒。如图 2-2 所示为粉末样品制备需要用到的工具。

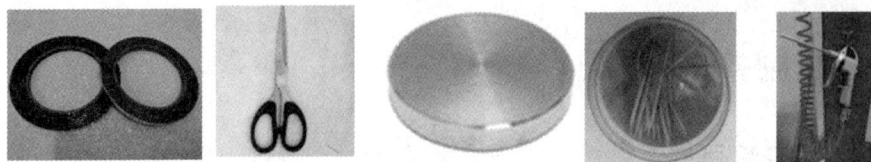

图 2-2 粉末样品制备需要用到的工具

3. 制备粗糙结构的样品

取少量液体瓶装的碳涂胶或银涂胶,将碳涂胶或银涂胶粘在载样台上,将样品固定在载样台,等待 3～5 min,样品干燥后方可放入电子显微镜观察。如图 2-3 所示为粗糙结构样品制备需要用到的工具和示意图。

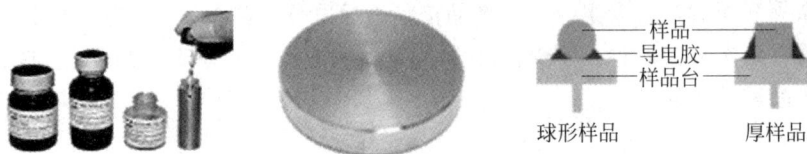

图 2-3 粗糙结构样品制备需要用到的工具和示意图

4. 制备截面样品

用剪刀将双面导电胶剪成需要的尺寸和形状,选择截面样品的载样台,将导电胶粘在载样台上,用镊子夹取样品并把样品固定在载样台。如图 2-4 所示为截面样品制备需要用到的工具和示意图。

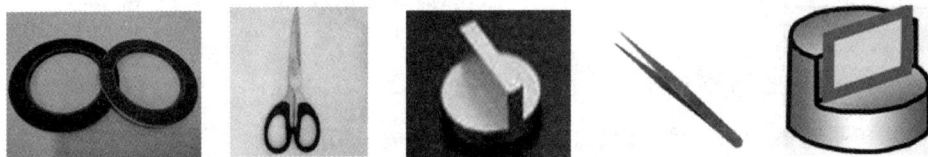

图 2-4 截面样品制备需要用到的工具和示意图

2.1.6 实验步骤

根据自己的样品形态类型,选择样品制备的方法和需要的工具,并制备样品。

2.1.7 实验结果与数据处理

运用测试软件对样品的形貌、尺寸进行测定和记录,图 2-5 为氮化碳材料的微观结构图像。

2.1.8 实验注意事项

(1)粉末样品只需粘少量,牙签尖端 2 mm 的范围即可;

(2)粗糙结构样品需要选择液体导电胶,制备完后需要等待一段时间让液体导电胶干燥后方可放入扫描电子显微镜观察;

（3）合理使用导电胶。

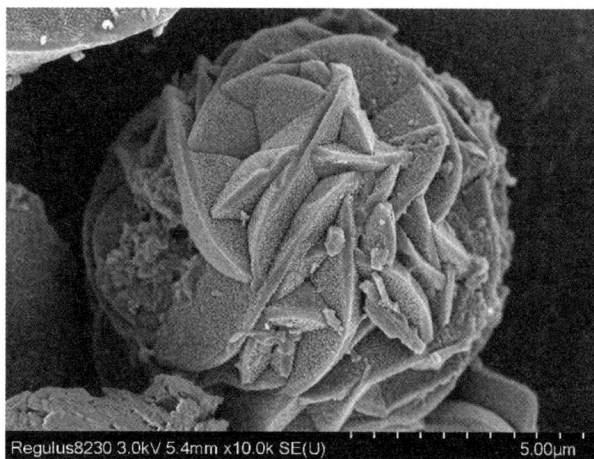

图 2-5　氮化碳材料的微观结构图像

2.2　扫描电子显微镜的原理及微观成像

2.2.1　实验目的

（1）掌握扫描电子显微镜的工作原理；
（2）理解二次电子像和背散射像；
（3）了解多探测器的测试技术。

2.2.2　实验原理

扫描电子显微镜的工作原理：由电子枪发射出来的电子束，在加速电压的作用下，经过 2～3 个电磁透镜组成的电子光学系统，会聚成细的电子束，聚焦在样品表面逐点扫描，电子与样品相互作用产生各种物理信号，这些信号经探头检测器接收、放大并转换成调制信号，最后在荧光屏上显示反映样品表面各种特征的图像，图 2-6 为扫描电子显微镜的工作原理示意图。

电子束与样品物质的交互作用产生了各种信息：二次电子、背散射电子、吸收电子、X 射线、俄歇电子、阴极发光和透射电子等，图 2-7 为电子与样品相互作用示意图。形貌衬度、原子序数 Z 衬度、晶粒取向衬度、二次电子衬度、边缘效应、电位衬度等是形成扫描电子显微镜表面形貌像的几个重要衬度信息。

扫描电子显微镜最常用的形貌像表征信号是二次电子信号和背散射电子信号。二次电子是指入射电子与试样中弱束缚价电子产生非弹性散射而发射的电子，一般能量小于 50 eV，产生深度在试样表面 10 nm 以内。二次电子的产额在很大程度上取决于试样的表面形貌，一般把二次电子图像等同于形貌像。二次电子对试样表面状态非常敏感，其产额 δ 主要取决于试样的表面形貌，因而二次电子主要用于形貌观察。此外，二次电子产额随原

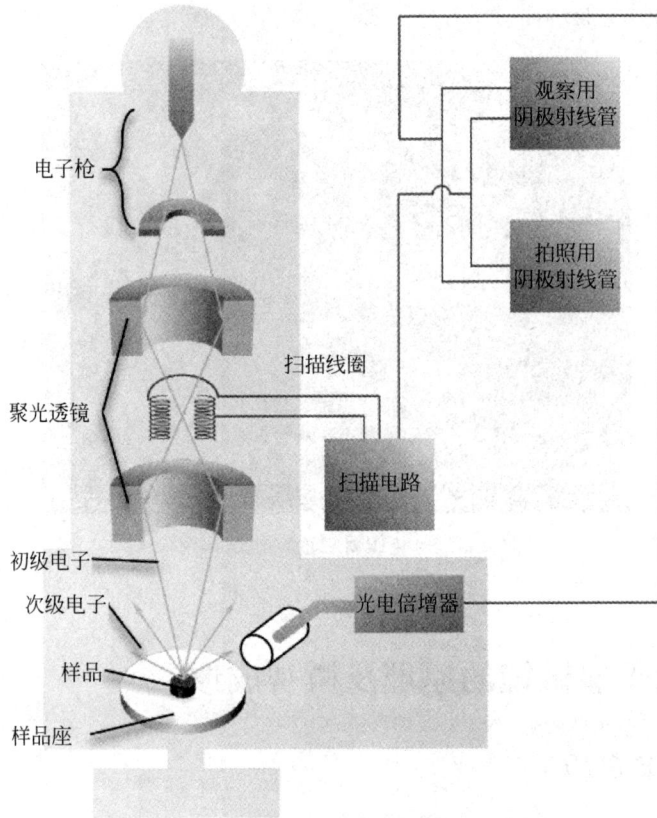

图 2-6　扫描电子显微镜的工作原理示意图

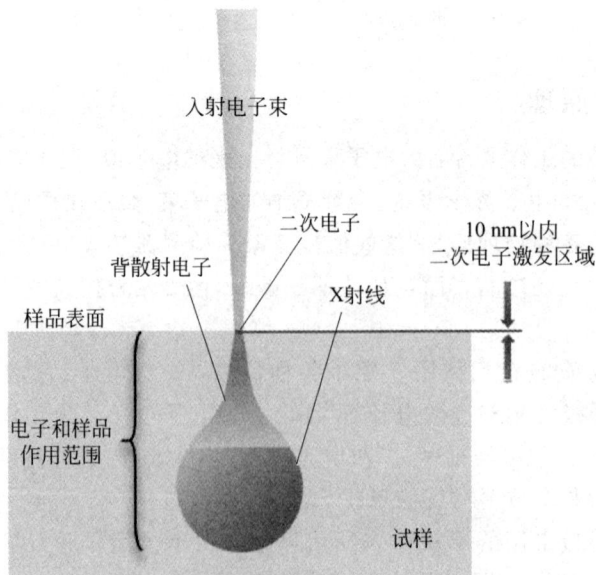

图 2-7　电子与样品相互作用示意图

子序数也有一定的变化,尤其是在低原子序数($Z<20$)时,二次电子也能够清晰地反映成分之间的差异。背散射电子是指入射电子在试样中受到原子核的卢瑟福散射而形成的大角

度散射后,重新逸出试样表面的高能电子。由于背散射电子的能量相对较高,其在试样中的作用深度也远深于二次电子,通常在 $0.1\sim1\ \mu m$。一般把背散射电子像视为试样的成分衬度。同样电压电流的设置下,二次电子像相比背散射像的分辨率要略高。在考虑具体使用哪种信号观察样品时,二次电子和背散射电子的特点刚好互补,并没有孰优孰劣之分,需要根据实际关注点来选择正确的信号进行成像。

传统的扫描电子显微镜一般配备两个探测器,即一个二次电子探测器和一个背散射电子探测器。而传统的观点普遍认为,二次电子探测器主要用来接收样品的二次电子信息,获得的图像是二次电子像,即样品的二次电子衬度和形貌衬度;背散射电子探测器接收的是背散射电子信息,获得的图像为背散射电子像,即样品的背散射衬度、原子序数衬度。

传统双探头扫描电子显微镜已经不能满足现代科学技术的发展,前沿学科的研究对仪器设备和测试技术提出了新的需求,扫描电子显微镜的多探头测试技术应运而生。新型高分辨场发射扫描电子显微镜可以配备多个探测器,探测器所在的位置因品牌或型号及配置等的不同而有所差别,而不同位置的探测器其获取样品表面形貌信息的图像衬度差异很大。多探测器测试技术需要全面了解信号产生的原理和每个探测器接收的信号类型等基础知识,才能正确全面地解析图像形貌的信息;同时,要想获得材料全方位、多角度的结构信息,可以通过选用和组合选用多探测器测试技术。实践中,若要区分形貌衬度和成分衬度,会单独选用探头来获取图像;若要同时获取形貌和成分衬度的图像,会采取多通道探头组合同时进行二次电子和背散射电子的信号采集的方式。实验测试的实际情况是二次电子探头的图像性质取决于到达探头的信息组成,若到达探头的信息以二次电子信息为主,则获得二次电子的图像特性,反映的是样品的二次电子衬度;若到达探头的信息以背散射电子信息为主,则图像倾向背散射电子图像特性,反映的是样品的背散射衬度、原子序数衬度、成分衬度。

2.2.3　实验基本要求

(1) 掌握二次电子像和背散射电子像的成像原理;
(2) 获取样品清晰的二次电子像和背散射电子像;
(3) 了解多探测器的测试技术。

2.2.4　实验仪器和材料

高分辨冷场发射扫描电子显微镜、碳导电胶、样品、样品托、样品台、镊子、手套。

2.2.5　实验内容

(1) 讲解扫描电子显微镜的构造和工作原理;
(2) 讲解二次电子像和背散射电子像的成像原理;
(3) 介绍扫描电子显微镜的多探测器的工作原理;
(4) 测试软件操作步骤并进行实验演示。

2.2.6　实验步骤

实验主要包括安装样品、测试以及取样等步骤。

2.2.7　实验结果与数据处理

（1）保存测试结果，如图 2-8 所示；

（2）对测试结果进行分析。

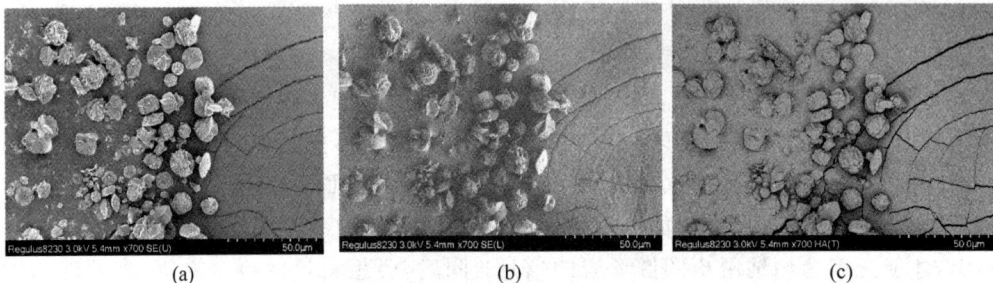

(a)　　　　　　　　　　　(b)　　　　　　　　　　　(c)

图 2-8　氮化碳材料的 SEM 图像

(a) 二次电子上探头图像；(b) 二次电子下探头图像；(c) 二次电子顶探头图像

2.2.8　实验注意事项

（1）确保样品牢固地粘在样品托上；

（2）使用镊子夹取样品或者佩戴手套装载样品，不要用裸手触摸样品。

2.3　导电样品和不导电样品的观察

2.3.1　实验目的

（1）了解不导电样品在扫描电子显微镜下的成像情况；

（2）利用喷镀方法处理样品表面；

（3）获得不导电样品的清晰的显微图像。

2.3.2　实验原理

样品按是否导电分为导电样品和不导电样品两大类。导电样品不需要额外处理，可以直接制备电子显微镜样品进行观察。导电样品的样品和样品台是等电势（接地）的，多余的电子可以通过样品导走。不导电样品，由于它们的不导电性，电子与样品相互作用时，样品表面电子积聚形成负电层，即"荷电"现象，样品上出现亮白影像，成像电子受到干扰，样品的真实图像信息受到影响。不导电样品不易获得清晰的形貌像。图 2-9 为导电样品和不导电样品的工作示意图。

为了获得不导电样品（如纸张、聚合物、有机材料、陶瓷、玻璃和涂料等）的清晰图像，消

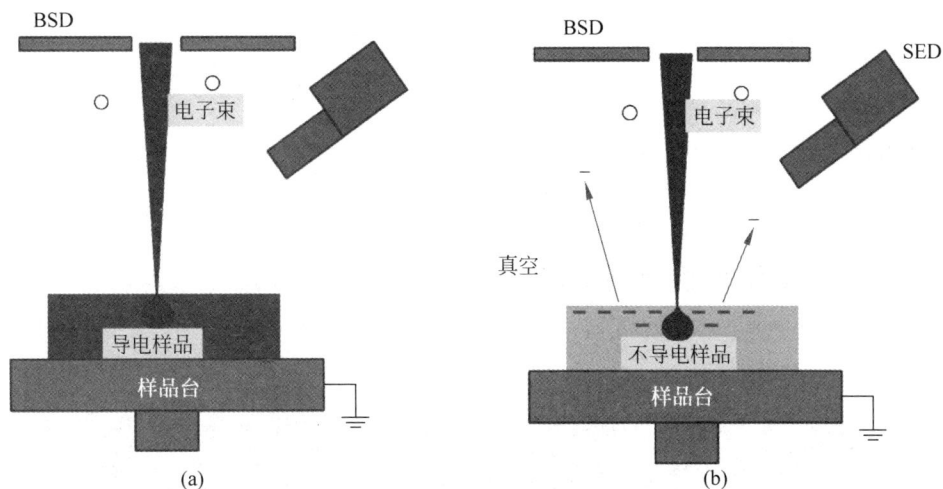

图 2-9　导电样品和不导电样品的工作示意图

(a) 导电样品；(b) 不导电样品

除"荷电"效应,通常需要采取的方案有使用喷镀方式、降低样品真空、降低加速电压和降低束流等。本实验选用喷镀法方式,将要观察的样品表面进行喷镀贵金属处理,让样品表面形成一层很薄的导电层。镀层充当一个导电通道,使充电电子可以从材料中转移走,提高图像的质量和清晰度。最常用的溅射材料是贵金属(黄金或铂金)。贵金属的导电性高,颗粒尺寸相对较小,可以得到高分辨率成像。此外,如果需要进行能谱分析,可选碳源溅射,因为碳的 X 射线峰不会与其他元素的峰值发生冲突。当需要超高分辨率成像时,也可使用其他晶粒组织细小的溅射材料,如钨、铱或铬等。喷镀法需要注意的是喷镀的导电层厚度要恰到好处,否则样品表面细节可能会被掩盖。

2.3.3　实验基本要求

(1) 掌握喷镀仪的原理、参数设置和实验操作;

(2) 对要观察的样品表面进行喷镀处理;

(3) 获得不导电样品的清晰的形貌像。

2.3.4　实验仪器和材料

高分辨冷场发射扫描电子显微镜、喷镀仪、导电胶、样品、样品托、样品台、镊子、手套。

2.3.5　实验内容

(1) 讲解不导电样品的"荷电"现象;

(2) 介绍喷镀仪的工作原理;

(3) 制备不导电样品并进行喷镀处理;

(4) 对不导电样品进行微观结构观察。

2.3.6　实验步骤

（1）制备不导电样品；

（2）使用喷镀仪对不导电样品进行喷镀处理；

（3）装载样品，测试实验获得清晰图像以及取样等。

2.3.7　实验结果与数据处理

（1）保存测试结果，如图 2-10 所示；

（2）对测试结果进行分析。

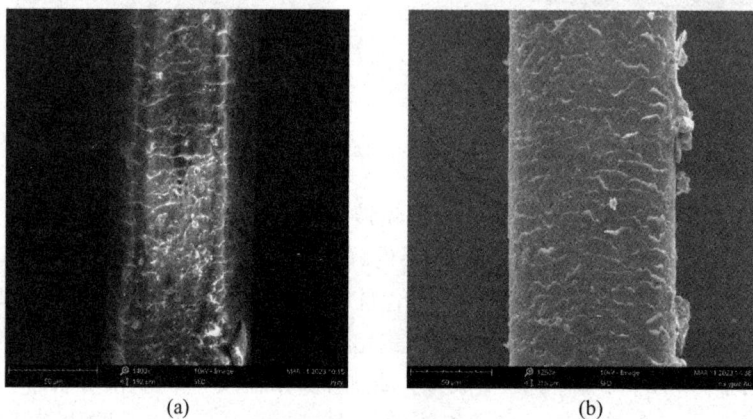

(a)　　　　　　　　　　　　　(b)

图 2-10　头发丝的 SEM 的二次电子图像

（a）未喷镀处理；（b）喷镀处理后

2.3.8　实验注意事项

（1）选择合适的喷镀参数；

（2）使用镊子夹取样品或者佩戴手套装载样品，不要用裸手触摸样品。

第3章
扫描电子显微镜下的微观世界

暴丽霞　张　妞　编

  扫描电子显微镜（scanning electron microscopy，SEM）是介于透射电子显微镜（TEM）和光学显微镜之间的一种微观形貌观察工具，可直接利用电子束与样品表面作用产生的二次电子和背散射电子进行微观形貌成像，也可与能量色散 X 射线谱仪（energy dispersive X-ray spectroscopy，EDS）结合，测定材料中的元素组成信息。本实验指导书从 SEM 的构造、工作原理以及 EDS 的工作原理进行讲解，并利用 SEM 观察生活中常见物品（食盐、蔗糖、滤纸、头发、合金等）的显微结构，结合 EDS 分析常见物质的元素组成。

  本实验指导书包括 3 个实验的设计，通过实验内容的实践，学生可以掌握 SEM 及 EDS 的基本构造、原理及操作方法，增强学生利用科学仪器进行实验探究的意识。

3.1 生活中常见物品的微观形貌

3.1.1 实验目的

（1）掌握扫描电子显微镜的结构及原理；
（2）了解二次电子成像原理；
（3）掌握扫描电子显微镜的操作。

3.1.2 实验原理

扫描电子显微镜的原理是，由电子枪发出的电子束经栅极静电聚焦后成为直径为 50 mm 的点光源，在加速电压下，经过 2～3 个电磁透镜所组成的电子光学系统；电子束会聚成孔径角较小，束斑为 5～10 nm 的电子束，在试样表面聚焦；末级透镜上边装有扫描线圈，在它的作用下，电子束在试样表面扫描。扫描电子显微镜的结构如图 3-1 所示。高能电子束与样品原子相互作用产生二次电子、背散射电子、特征 X 射线等信号。这些信号分别被不同的接收器接收、处理，从而获得纳米材料的微观形貌像。扫描电子显微镜属于一种表面显微镜，能够观察纳米材料的不规则原始表面，所得图像更具立体感。

二次电子是指被入射电子轰击出来的核外电子。由于原子核和外层价电子间的结合能很小，当原子的核外电子从入射电子那里获得了大于相应的结合能的能量后，可脱离原子成为自由电子。如果这种散射过程发生在比较接近样品表层处，那些能量大于材料逸出功的自由电子可从样品表面逸出，变成真空中的自由电子，即二次电子，如图 3-2 所示。这些二次电子信号被收集处理后成像，即 SEM 二次电子成像。二次电子来自表面 5～10 nm 的区域，能量为

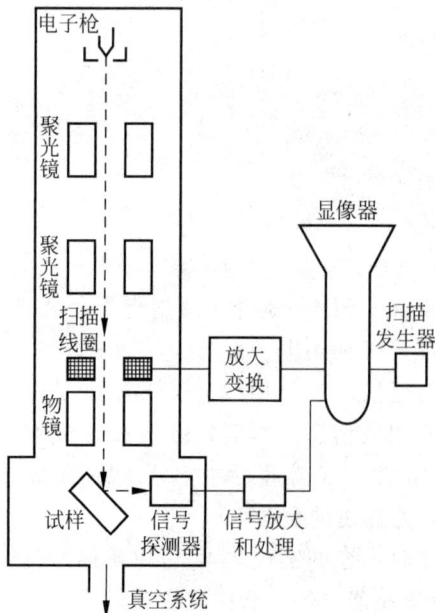

图 3-1　扫描电子显微镜结构示意图

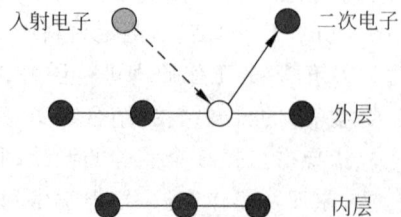

图 3-2　二次电子产生原理示意图

$0\sim50$ eV。它对试样表面状态非常敏感,分辨率较高,而且二次电子产额随原子序数的变化不大,主要取决于表面形貌,因此利用二次电子成像能够有效获得试样表面的微观形貌。

3.1.3 实验基本要求

(1)掌握扫描电子显微镜的构造及原理;
(2)掌握二次电子成像的原理;
(3)了解扫描电子显微镜制备样品的要求。

3.1.4 实验仪器和材料

Zeiss Gemini SEM 360 扫描电子显微镜、氮气、碳导电胶、食盐、蔗糖、滤纸。

3.1.5 实验内容

(1)介绍电子与物质作用后产生的信号;
(2)介绍 Zeiss Gemini SEM 360 扫描电子显微镜的结构及原理;
(3)讲解实验注意事项及演示实验操作步骤;
(4)学生上机操作实验。

3.1.6 实验步骤

实验主要包括样品制备、样品喷金/碳、样品放入样品室、测试以及取样等步骤,具体操作请扫描二维码观看视频。

3-1 SEM 图
像拍摄

3.1.7 实验结果与数据处理

(1)运用测试软件对样品的形貌、尺寸进行测定、记录,如图 3-3 所示;

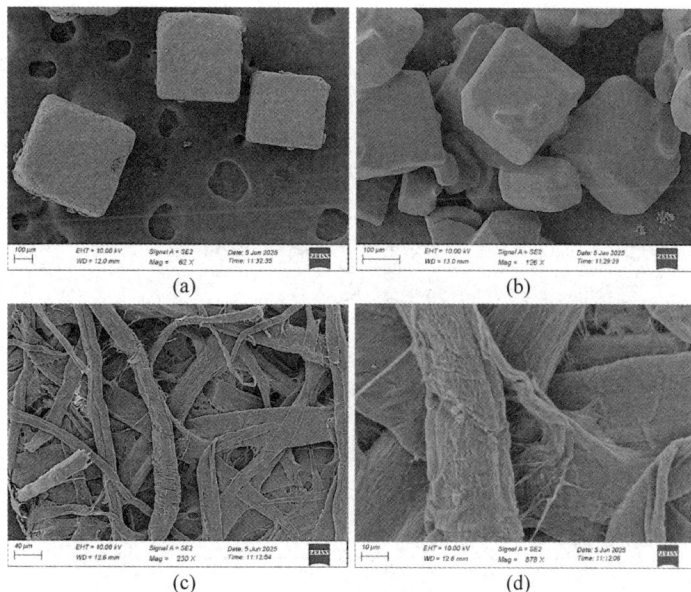

(a)

(b)

(c)

(d)

图 3-3 生活中常见物品的二次电子像

(a)食盐;(b)蔗糖;(c)滤纸低倍像;(d)滤纸高倍像

（2）将测试结果保持；

（3）对图像进行分析。

3.1.8　实验注意事项

（1）制备样品时，导电胶不可叠加在一起，要用氮气用力吹，防止样品粉末掉落；

（2）不导电样品一定要喷金后再测试；

（3）进样前，一定要保持样品干燥，挥发性样品要烘干后再测试；

（4）测试磁性样品前一定要与教师沟通。

3.2　合金的背散射电子像实验

3.2.1　实验目的

（1）掌握背散射电子成像的原理；

（2）能够熟练操作扫描电子显微镜；

（3）了解二次电子像与背散射电子像的区别。

3.2.2　实验原理

扫描电子显微镜最常使用的是二次电子信号和背散射电子信号，前者用于表征表面形貌衬度，后者用于表征原子序数衬度。原子序数衬度是指利用对样品微区原子序数或化学成分变化敏感的物理信号作为调制信号而得到的一种表征微区化学成分差别的像衬度。

背散射电子是指被样品原子核反射回来的入射电子，背散射电子和二次电子发射系数与原子序数的关系截然不同，其随元素原子序数 Z 的增加而增加，如图 3-4 所示。即样品表面平均原子序数越高的区域，产生的背散射电子信号越强，在背散射电子像上显示的衬度越亮；反之越暗。因此可以根据背散射电子像（成分像）亮暗衬度来判断相应区域原子序数的相对高低。背散射电子能量较高，离开样品表面后沿直线轨迹运动，检测到的背散射电子信号强度要比二次电子小得多，且有阴影效应。背散射电子产生的区域较大，因此分辨率低。

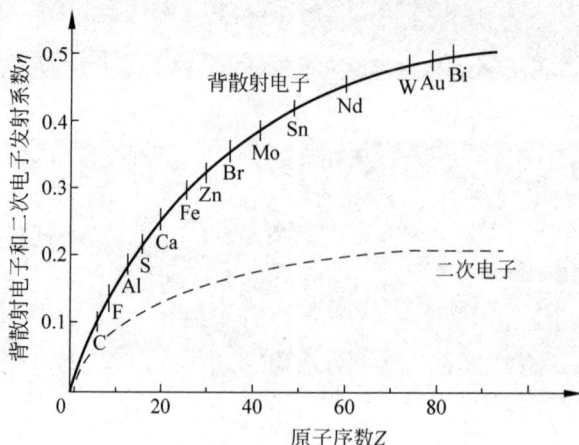

图 3-4　背散射电子和二次电子发射系数与原子序数的关系

3.2.3　实验基本要求

(1) 理解背散射电子(原子序数衬度像)的成像原理；

(2) 掌握扫描电子显微镜的基本操作及注意事项。

3.2.4　实验仪器和材料

Zeiss Gemini SEM 360 扫描电子显微镜、氮气、碳导电胶、合金样品。

3.2.5　实验内容

(1) 讲解背散射电子像的原理；

(2) 介绍背散射电子探测器的工作原理；

(3) 介绍仪器操作步骤并进行实验演示；

(4) 学生上机操作。

3.2.6　实验步骤

　　与 3.1.6 节实验步骤基本一致,只是将探头改为背散射探头 EsB(或 Inlens Duo)探头或 AsB 探头,请扫描二维码观看操作步骤。

3-2　背散射图像拍摄

3.2.7　实验结果与数据处理

(1) 保存测试结果,如图 3-5 所示；

(2) 对图像进行分析。

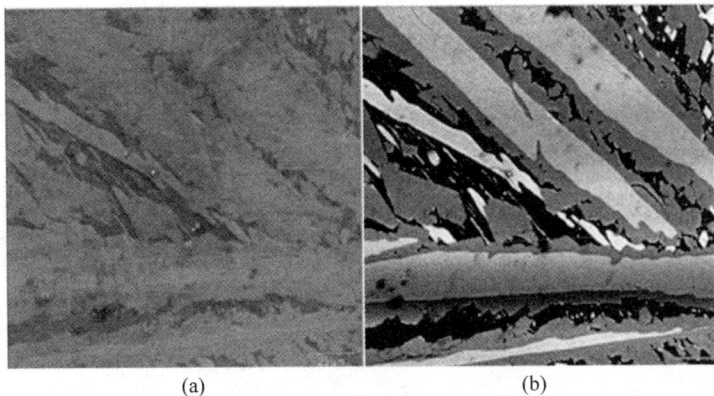

(a)	(b)

图 3-5　铝钴镍合金 SEM 图像

(a) 二次电子像；(b) 背散射电子像

3.2.8　实验注意事项

(1) 合金样品一定要牢固地粘在样品台上；

(2) 在插入背散射探头之前,一定要保证样品台与极靴的距离大于 10 mm。

3.3 利用 EDS 分析样品元素组成的实验

3.3.1 实验目的

（1）理解特征 X 射线的产生原理，了解 EDS 的结构及工作原理；
（2）能够熟练操作扫描电子显微镜；
（3）能够分析物质的元素组成。

3.3.2 实验原理

聚焦电子束轰击样品表面的原子，内层电子被激发出来，外层电子跃迁到内层，这时，多余的能量便以光量子的形式辐射出来，即该元素的特征 X 射线，如图 3-6 所示。当特征 X 射线被接收后在 Si(Li) 晶体内激发出一定数量的电子-空穴对，电子-空穴对在偏压作用下定向移动形成脉冲电流，经前置放大器将脉冲电流放大，每个电子-空穴对能量为 3.8 eV，经由多通道脉冲分析器分析出特征 X 射线的能量所对应元素的种类，脉冲强度则对应该元素在样品测试范围的含量。

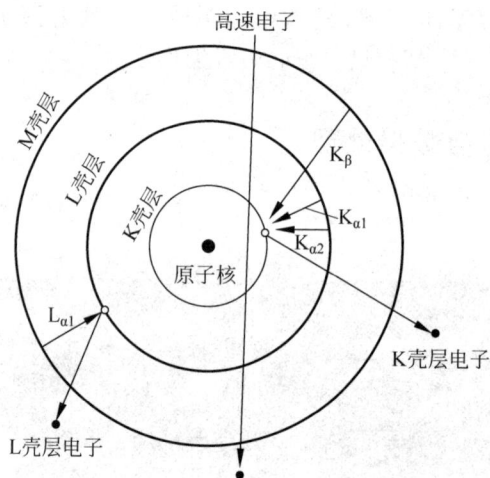

图 3-6　特征 X 射线产生示意图

3.3.3 实验基本要求

（1）完成样品 EDS 谱图数据分析的操作；
（2）熟练掌握扫描电子显微镜及 EDS 的操作。

3.3.4 实验仪器和材料

Zeiss Gemini SEM 360 扫描电子显微镜、EDS 附件、已制备好的样品（氧化锌颗粒）。

3.3.5 实验内容

（1）讲解 X 射线产生的原理；

（2）介绍 EDS 的工作原理；

（3）介绍仪器操作步骤并进行实验演示；

（4）学生上机操作。

3.3.6　实验步骤

（1）将样品按照扫描电子显微镜的操作规定放入样品室，并调出清晰的图像；

（2）调整加速电压及探针电流，使 EDS 的输出计数率达到 1000 左右；

（3）选择"Point and ID"模式，扫描图像，并进行数据采集；

（4）导出 Word 文档并保存，导出谱图的 txt 文件并保存。

3.3.7　实验结果与数据处理

（1）用测试软件对样品的成分、含量进行测定；

（2）保存数据；

（3）获取纳米氧化锌样品的扫描电子显微镜图像，如图 3-7 所示；

（4）EDS 测定成分（图 3-8）及含量（表 3-1）。

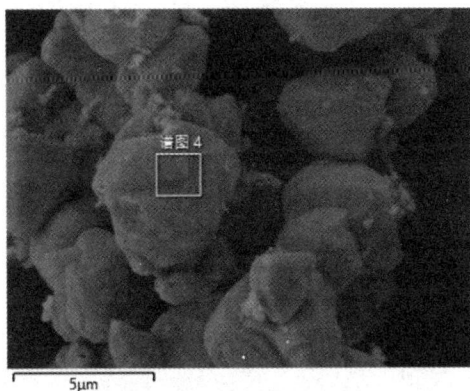

图 3-7　氧化锌 SEM 图像

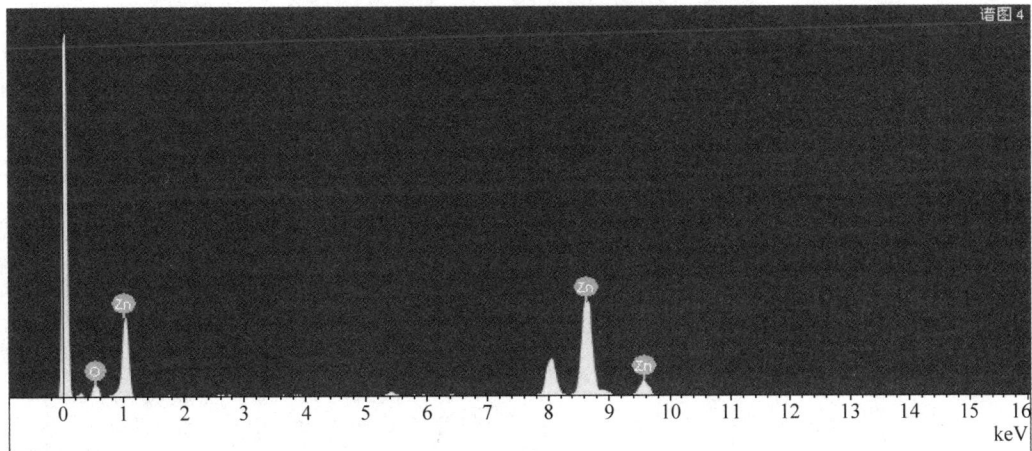

图 3-8　氧化锌的 EDS 谱图

表 3-1　样品中 Zn、O 元素含量

元　素	质量百分比/%	原子百分比/%
O K	6.18	21.20
Zn K	93.82	78.80
总量	100.00	100.00

3.3.8　实验注意事项

（1）制备样品时，用氮气吹扫，防止样品粉末掉落；

（2）不导电样品喷碳后再测试；

（3）在使用 EDS 探头时，保证是制冷的状态。

第 4 章
利用 TEM 鉴别爽身粉中的致癌物——石棉

暴丽霞　高培峰　编

市售爽身粉中有很大一部分是以滑石粉为粉剂的,而天然滑石粉中或多或少含有致癌物——石棉。透射电子显微镜(transmission electron microscopy,TEM)是材料表征的重要工具,可以对爽身粉中的石棉进行鉴定。本实验指导书针对 TEM 的结构、工作原理,以及 EDS 的结构和工作原理进行讲解,并用 TEM 观察爽身粉成分的形貌、晶体结构及元素等,判断是否含有石棉的成分。

本实验指导书包括 3 个实验的设计,学生通过实验内容的实践,可以掌握 TEM 的构造及工作原理,提高动手操作能力,并增强利用科学仪器解决实际问题的意识和能力。

4.1 利用 TEM 观察石棉的形貌

4.1.1 实验目的

(1) 掌握 TEM 的结构及原理；

(2) 了解 TEM 低倍衬度成像原理；

(3) 掌握 TEM 的基本操作。

4.1.2 实验原理

TEM 是以波长极短的电子束作为照明源,用电磁透镜聚焦成像的一种高分辨率、高放大倍数的电子光学仪器,可以用来观察样品的微观形貌、分析样品的晶体结构和元素组成,是材料表征的重要工具,主要由电子光学系统、真空系统以及电源和控制系统组成,其中,电子光学系统是 TEM 的核心组成部分,包括照明系统、成像系统和观察与记录系统。TEM 是在高真空条件下,把经过加速和聚焦的电子束投射到非常薄的样品上,电子与样品中的原子发生碰撞而改变方向,从而产生散射,散射角的大小与样品的密度、厚度相关,因此形成明暗不同的影像,影像再通过中间镜、投影镜放大后在显示屏上呈现出来,获得样品的图像。

TEM 成像有图像模式和衍射模式,其光路图如图 4-1 所示。这两种模式的切换主要依赖于中间镜的电流控制。在图像模式中,中间镜的物平面与物镜的像平面重合,从而在荧光屏上获得放大的物像,而衍射模式是通过调节中间镜的电流,使其物平面与物镜的背焦面重合,电子衍射谱经过中间镜和投影镜的放大后,获得电子衍射图像。

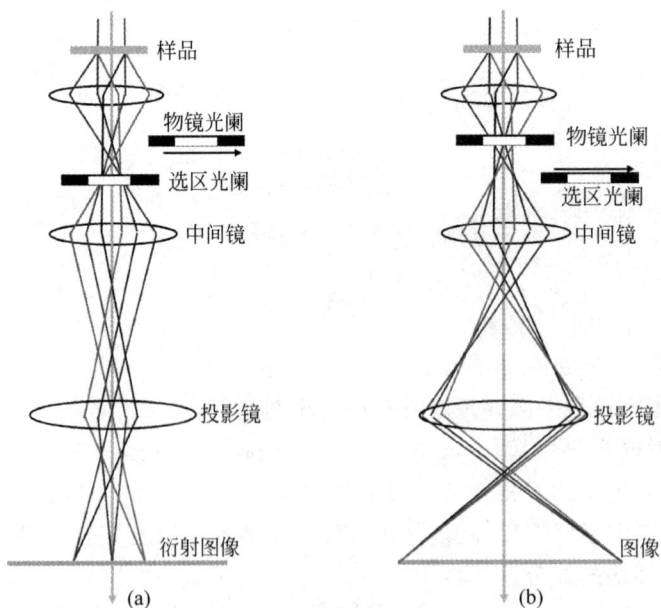

图 4-1 TEM 成像光路图

(a) 衍射模式；(b) 图像模式

TEM 图像的对比度由电子穿过样品后的振幅或相位变化决定,主要有质厚衬度、衍射衬度和相位衬度三种。在放大倍数较低时,图像的对比度主要由质厚衬度决定,即由于样品不同区域的原子序数或厚度差异导致散射电子数量不同,使得高原子序数或较厚区域散射更多电子,透射电子减少在明场图像中显示为暗区。

电子束透过试样得到的透射电子束,其强度及方向均发生了变化。由于试样各部位的组织结构不同,因而透射到荧光屏上的各点强度是不均匀的,这种强度的不均匀分布现象称为衬度,所获得的电子像称为透射电子衬度像。振幅衬度是由于入射电子通过试样时,与试样内原子发生相互作用而产生振幅的变化,引起反差。振幅衬度主要有质厚衬度和衍射衬度两种,其中质厚衬度主要反映样品质量和厚度的变化,能够提供非晶样品形貌、尺寸、分布及质量或厚度变化的信息;衍射衬度反映晶体内部各部分满足布拉格(Bragg)衍射条件程度的变化,能够给出晶体样品中缺陷、第二相粒子等形貌、尺寸及分布等信息。

4.1.3　实验基本要求

(1)掌握 TEM 的构造及原理;
(2)掌握 TEM 成像模式的光路系统;
(3)了解 TEM 样品制备的要求;
(4)实验结束后,认真写实验报告。

4.1.4　实验仪器和材料

Talos F200X 场发射 TEM、爽身粉、超薄碳膜、液氮。

4.1.5　实验内容

(1)TEM 低倍衬度成像原理;
(2)介绍 Talos TEM 的结构及原理;
(3)利用 TEM 拍摄石棉的形貌像,讲解操作步骤及注意事项;
(4)学生上机操作。

4.1.6　实验步骤

实验主要包括样品制备、TEM 上样、调入合轴文件、寻找样品、TEM 图像拍摄以及关机取样等步骤,具体操作请扫描二维码观看视频。

4-1　TEM 图像拍摄

4.1.7　实验结果与数据处理

(1)运用测试软件对样品图像进行测定、记录;
(2)将测试结果保存,如图 4-2 所示;
(3)对图像进行处理和分析。

4.1.8　实验注意事项

(1)制备样品时,选择合适的浓度,防止浓度过大,电子束透不过去,或者浓度太小,找不到样品;
(2)一定要严格按照规程进行操作,防止误操作损

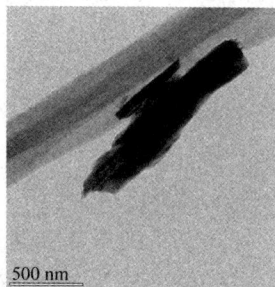

500 nm

图 4-2　石棉的形貌像

坏 TEM；

　　（3）进样品杆时，一定要检查样品是否固定好，样品杆是否清洁；

　　（4）结束测试后，一定要先关闭电子枪的阀门，再进行样品杆归零。

4.2　利用 TEM 分析石棉的结构

4.2.1　实验目的

（1）了解 TEM 高分辨成像的原理及相应操作流程；

（2）了解选区电子衍射原理及操作流程；

（3）掌握高分辨及选区电子衍射图像分析及处理方法。

4.2.2　实验原理

当透射束与一束或多束衍射束同时参与成像时，由于这些束的相位相互作用，可以观察到晶格（条纹）像或晶体结构（原子）像，即相位衬度像。成像时所采用的衍射束的数量越多，所得到的晶体结构细节就越丰富，因此，相位衬度像也被称为高分辨像。相位衬度的成像原理可以简单理解为：当电子束经过周期性晶体结构时，电子波受晶体势场影响，如图 4-3 所示，不同的晶体结构对应不同的电子种类及排列（如图中的 A 列和 B 列为不同类型的原子，呈周期排列），从而具有不同的晶体势场；当入射电子波进入晶体后，电子波受到晶体势场的影响，经过 A 列及其周围的波与经过 B 列的波具有不同的

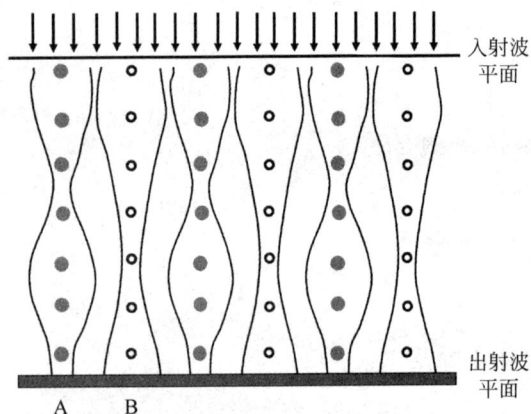

图 4-3　电子波受晶体势场影响示意图

传播路径；在材料足够薄的情况下，仅仅相位被晶体势场改变，从而使得离开材料时的出射波具有不同的相位，因此，得到的衬度称为相位衬度。若想在高分辨像上获取精确的材料结构信息，成像需基于相位体近似（phase object approximation，POA）理论。

　　高能电子束照射到试样上，会与样品的原子相互作用并产生散射。这些散射的电子波会在满足布拉格定律（式（4-1））的条件下发生干涉，形成衍射图案

$$2d_{hkl}\sin\theta = \lambda \tag{4-1}$$

其中，d_{hkl} 为试样（hkl）晶面的面间距；λ 为入射电子波长。同方向衍射束经物镜作用，在物镜后焦面会聚成衍射斑，透射束会聚成中心斑（或称透射斑）。选区电子衍射是通过在物像平面上插入选区光阑限制参加成像和衍射的区域来实现的。TEM 成像与电子衍射光路如图 4-1（a）所示。

　　完全无序的多晶体是由许多随机排列的微晶或纳米晶组成，每个微晶的取向不同，可以看作一个单晶围绕一点在三维空间做 4π 球面角旋转，其倒易点阵变为以倒易原点为中心，（hkl）晶面间距的倒数为半径的倒易球面。此球面与埃瓦尔德（Ewald）球相截于一个

圆,所有能产生衍射的斑点扩展为圆环,因此多晶体的电子衍射图谱是一个同心圆环。

4.2.3　实验基本要求

(1)掌握 TEM 高分辨像的光路系统及工作原理;

(2)掌握 TEM 选区电子衍射的光路系统及工作原理;

(3)掌握 TEM 选区衍射和高分辨图像的操作步骤;

(4)学会高分辨图像及选区电子衍射图像的数据分析。

4.2.4　实验仪器和材料

Talos F200X 场发射 TEM、爽身粉、超薄碳膜、液氮。

4.2.5　实验内容

(1)TEM 高分辨成像原理;

(2)TEM 电子衍射原理;

(3)石棉高分辨像及选区电子衍射数据采集及注意事项;

(4)学生上机操作。

4.2.6　实验步骤

实验主要包括样品制备、TEM 上样、调入合轴文件、寻找样品、衍射图像拍摄以及关机取样等步骤,具体操作请扫描二维码观看视频。

4-2　选区电子
衍射拍摄

4.2.7　实验结果与数据处理

(1)获取选区电子衍射的谱图,并进行分析,如图 4-4 所示;

(2)运用软件对图谱中最近和次近中心斑 000 的两个衍射斑到中心斑的距离进行测量,得 R_1、R_2 和 R_3,并测量 R_1、R_2 与 R_3 的夹角 φ_1 和 φ_2 并记录,确定特征平行四边形;

(3)计算 R_2/R_1 比值,根据 R_1/R_2 比值和夹角查阅标准谱图;

(4)根据标准谱图标定各衍射斑点指数 hkl,确定晶带轴指数 $[UVW]$。

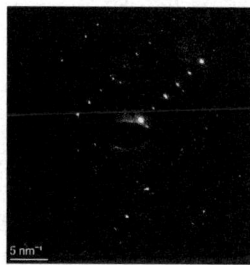

图 4-4　石棉的衍射图谱

4.2.8　实验注意事项

(1)制备样品时,选择合适的浓度,防止浓度过大,电子束透不过去,或者浓度太小,找不到样品;

(2)一定要严格按照规程进行操作,防止误操作损坏 TEM;

(3)进样品杆时,一定要检查样品是否固定好,样品杆是否清洁;

(4)结束测试后,一定要先关闭电子枪的阀门,再进行样品杆归零。

4.3 利用 EDS 分析石棉的元素组成

4.3.1 实验目的

（1）了解 EDS 的结构及工作原理；
（2）熟练利用 TEM 的 EDS 进行样品的元素分析；
（3）能够进行样品元素分布的分析。

4.3.2 实验原理

高能电子束轰击样品表面的原子，内层电子被激发出来，外层电子跃迁到内层，多余的能量便以光量子的形式辐射出来，即该元素的特征 X 射线（图 4-5）。X 射线一般在试样的 500 nm～5 mm 深处发出，能够反映试样表面及近表面的元素及含量，由 TEM 的 EDS 进行采集处理后，可对试样表面进行成分分析。

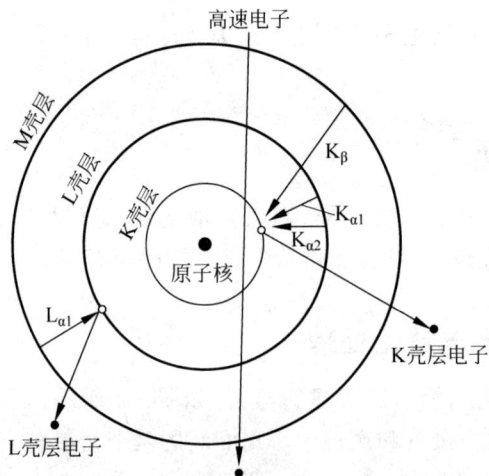

图 4-5　特征 X 射线产生示意图

当特征 X 射线被接收后在 Si(Li) 晶体内激发出一定数量的电子-空穴对，电子-空穴对在偏压作用下定向移动形成脉冲电流，经前置放大器将脉冲电流放大，经由每个电子-空穴对能量为 3.8 eV，经由多通道脉冲分析器分析出特征 X 射线的能量所对应元素的种类，脉冲强度则对应该元素在样品测试范围的含量。

当 TEM 中安装了高角环形暗场（high angle annular dark field，HAADF）探测器和 EDS 探测器时，在扫描透射（scanning transmission electron microscope，STEM）模式下，可获得 HAADF 像的同时进行成分分析。在球差校正 TEM 中，还可用于原子级元素组成和分布表征，以及单原子样品中微量元素含量和分布分析。

4.3.3 实验基本要求

（1）理解 X 射线产生的原理；

（2）掌握 TEM EDS 数据采集的基本操作及注意事项；

（3）掌握 EDS 的工作原理；

（4）掌握 EDS 的数据分析。

4.3.4　实验仪器和材料

Talos F200X 场发射 TEM、爽身粉、超薄碳膜、液氮。

4.3.5　实验内容

（1）EDS 工作原理；

（2）石棉 EDS 数据采集方法及注意事项；

（3）上机操作。

4.3.6　实验步骤

实验步骤包括样品制备、TEM 样品安装、调入合轴文件、EDS 参数设定、能谱采集、EDS 数据处理、关机及取样等步骤，具体操作请扫描二维码观看视频。

4-3　EDS 成像拍摄

4.3.7　实验结果与数据处理

（1）获取试样的 STEM HAADF 形貌图像；

（2）获取 EDS 数据，根据 X 射线特征峰位确定所含元素种类，扣除背底后进行定量计算及元素分布分析；

（3）获取试样各元素分布图；

（4）运用画图软件导入 EDS 的 txt 数据并画出图谱，编辑并标出相关元素所在的峰位置。

4.3.8　实验注意事项

（1）一定要严格按照规程进行 TEM 操作，防止误操作损坏电子显微镜；

（2）能谱采集的时间与计数率有关，计数率大，采集时间可以短些，计数率低，采集时间需要增长；

（3）EDS 工作时，占据计算机的 CPU 比较大，可能会导致卡死，需要关闭 Velox 软件，重启后再采集。

第 5 章
微纳米物质的观察与大型仪器的操作培训

吕 昭 编

透射电子显微镜（transmission electron microscopy，TEM）是一种高分辨率、高放大倍数的电子显微镜，利用电子束作为光源，通过电磁适镜对样品进行成像，能够观案到光学显微镜下无法看清的亚显微结构或超微结构。其主要原理是将高压电子束引导至非常薄的样品上，电子与样品中的原子碰撞而改变方向，产生立体角散射。散射角的大小与样品的密度、厚度等相关，因此可以形成明暗不同的影像。这些影像在放大、聚焦后在成像器件（如荧光屏、胶片以及感光耦合组件）上显示出来。TEM 不仅在传统的材料科学、生物学、化学、地球科学、物理学等多个学科有着广泛的应用，在新兴的半导体研究、纳米技术、生物医学工程等领域也是极为重要的表征方式。随着技术的不断进步，TEM 的功能和效率也在不断提高，为科学研究和技术开发提供了强有力的工具。

本实验指导书旨在通过透射模拟设备的演示，帮助同学理解 TEM 的构造和工作原理，并通过现有 TEM 的操作实践和培训,让同学们真正学会使用 TEM,并利用 TEM 观察前沿科学中热点材料(如石墨烯、量子点和高熵合金等)的空间结构信息。

本实验指导书包括 3 个实验的设计,通过实验内容的实践,学生可以掌握 TEM 的基本构造、原理和操作方法,增强学生利用科学仪器进行实验探究的意识。

5.1　光路设计与透镜成像规律及衍射、成像实验

5.1.1　实验目的

(1) 掌握获得样品正空间微观结构(像)与倒易空间结构(衍射谱)的光路设计方案、基本部件;

(2) 展示透镜在焦平面的衍射现象,了解衍射规律;

(3) 展示透镜焦平面的衍射谱与像平面图形之间的关系,了解材料两种结构(正空间结构与倒易空间结构)之间的关系。

5.1.2　实验原理

根据几何光学,一束平行光经过透镜,在透镜后某一垂直于光轴的平面上的某一位置会聚成一点,原因(物理光学)是各条光线在该处的相位差为 2π 的整数倍。该平面称为物镜的焦平面。如果试样中存在周期结构,如光栅试样中的等间距条纹,一束单色平行光束照射该试样并穿过试样后,则可能出现若干束不同方向的平行光束,称为衍射现象;其中与入射束平行的光束称为透射束,其余光束称为衍射束。衍射束与入射束之间的角度 θ(弧度)满足 $d\sin\theta=n\lambda$(d 为光栅中条纹间距,n 为任意整数,λ 为照明束波长);若 θ 很小(即 d 远大于 λ),则 $d\theta=n\lambda$。这些不同方向的平行光束经过透镜后,在透镜的焦平面上形成一系列规则等间距排列的斑点(θ 很小时),斑点间距 $R/f=\lambda/d$(f 为物镜焦距)。因此,在一定 f 和 λ(使用同一透镜和照明束)的情况下,测得 R,即可算得 d。

在试样同一位置朝着不同方向发射的光线经过透镜的折射,经过焦平面的不同位置,最终会聚在物镜的像平面上,如图 5-1 所示。

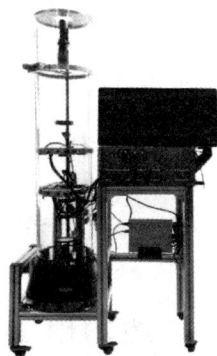

图 5-1　TEM 模拟器

5.1.3　实验基本要求

(1) 掌握几何光学和物理光学基本原理;

(2) 掌握透镜的成像规律;

(3) 掌握光栅衍射规律(衍射方程)。

5.1.4　实验仪器和材料

激光光源、扩束镜、针孔滤波器、准直镜、傅里叶透镜两个、光栏若干、光栅、光屏、反射镜、导轨、支座若干、尺等。

5.1.5　实验内容

（1）讲解 TEM 模拟器的原理和结构；

（2）讲解实验操作的注意事项及演示实验操作步骤；

（3）学生动手操作 TEM 模拟器。

5.1.6　实验步骤

（1）在导轨上依次放置激光光源、扩束镜、针孔滤波器、准直镜、光栅、傅里叶透镜 1、傅里叶透镜 2；

（2）调整激光束方向，使其沿着导轨方向发射并保持与导轨平行；

（3）调整针孔滤波器，得到亮度均匀的光束；

（4）调整准直镜位置，得到平行光；

（5）反复调整样品（光栅）与傅里叶透镜 1 的位置，用光屏在导轨合适位置得到合适大小的衍射谱和图像，记下样品（光栅）、傅里叶透镜 1 焦平面和像平面的位置；

（6）在物镜后焦面上测量衍射斑点的间距。

5.1.7　实验结果与数据处理

（1）根据上述数据验证成像公式（$1/f = 1/u + 1/v$）；

（2）验证光栅公式（$d\sin\theta = n\lambda$）。

5.1.8　实验注意事项

（1）不要直视激光，以免对眼睛造成伤害；

（2）不要用手接触针孔滤波，以免堵塞针孔；

（3）不要用手接触透镜或其他硬物碰触透镜，以免划伤透镜表面。

5.2　透射电子显微镜基础实操实验

5.2.1　实验目的

（1）了解真实 TEM 的工作原理；

（2）掌握 TEM 测试的基本操作。

5.2.2　实验原理

电子枪的功能是产生高速电子。以热阴极电子枪为例，它由处于负高压的阴极、栅极和处于零电位的阳极组成，加热灯丝发射电子束，并在阳极加电压使电子加速，经加速而具有高能量的电子从阳极板的孔中射出，电子束能量与加速电压有关，栅极则起到控制电子束形状的作用。

　　电子枪发射出的电子束有一定的发散角,经后续调节后,可得到发散角很小的平行电子束。可通过调节会聚镜的电流改变电子束的电流密度(也称束流)。在 TEM 的观测过程中,需要亮度高、相干性好的照明电子束。因此电子枪发射出来的电子束还要用两个电磁透镜进一步会聚,以提供束斑尺寸不同、近似平行的照明束,如图 5-2 所示。

　　成像系统包括样品室、物镜、中间镜、反差光阑、衍射光阑、投射镜以及其他电子光学部件。它的主要功能是,由于穿过样品的电子携带了样品本身的结构信息,将穿过试样的电子束在透镜后成像或成衍射花样,并经过物镜、中间镜和投影镜接力放大,最终以图像或衍射像的形式显示于荧光屏上,如图 5-3 所示。

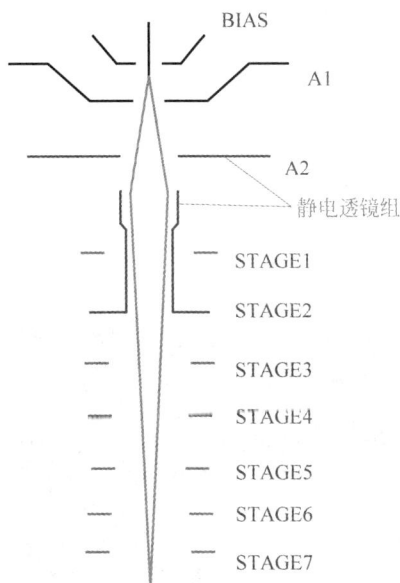

图 5-2　场发射 TEM 电子枪的示意图　　　　图 5-3　TEM 结构示意图(电子枪除外)

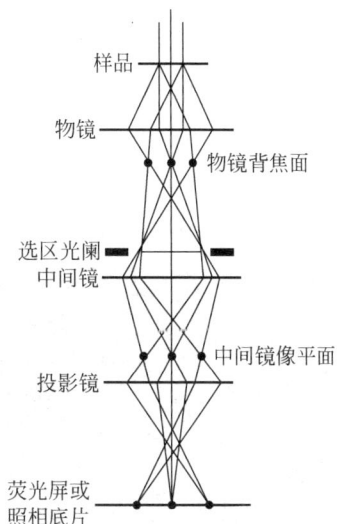

5.2.3　实验基本要求

(1) 通过演示了解真实 TEM 的基本工作原理;

(2) 通过实操掌握 TEM 测试样品的基本操作步骤和注意事项。

5.2.4　实验仪器和材料

　　TEM(JEM-2100F,日本电子产),量子点样品一个,石墨烯样品一个(都需要提前制备)。

5.2.5　实验内容

(1) 介绍真实 TEM 的基本工作原理;

(2) 了解 TEM 构造并了解面板操作台;

(3) 介绍仪器操作步骤并进行实验演示;

(4) 学生上机操作。

5.2.6　实验步骤

(1) 了解面板各个操作按键的原理和作用;

(2) 试样插入 TEM 镜筒,合轴;

(3) 聚焦并会聚到中心;

(4) 调节倍数、光圈大小、位置等;

(5) 加不同光栅进行观察;

(6) 高分辨(100 K 以上)成像要消除相散;

(7) 感光耦合组件(charge-coupled device,CCD)上进行成像和拍摄。

5.2.7　实验结果与数据处理

(1) 学会统计具体的粒径尺寸;

(2) 学会测量层间距;

(3) 学会测量晶面间距;

(4) 参考图 5-4 进行标注。

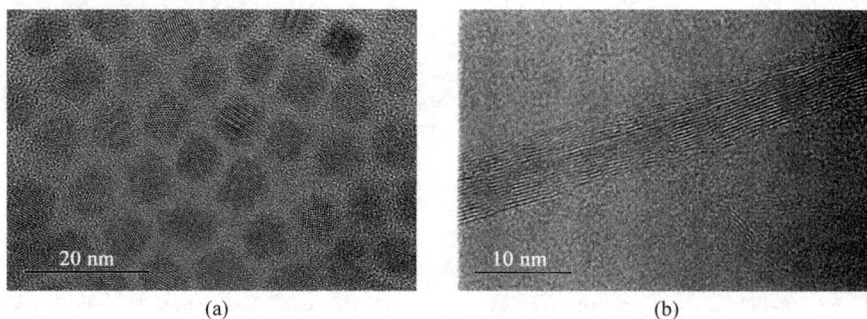

图 5-4　TEM 图像

(a) 钙钛矿量子点;(b) 石墨烯

5.2.8　实验注意事项

(1) 对磁性样品,一定要提前询问指导教师,防止污染电子显微镜极靴;

(2) 进出样品杆时严格按照操作规程进行,以免破坏真空;

(3) 会聚光斑时不能抬起屏幕,以防烧坏 CCD;

(4) 放大或缩小时谨记顺扩逆缩的方法。

5.3　透射电子显微镜衍射花样与图像分析实验

5.3.1　实验目的

(1) 理解衍射花样的产生原理;

（2）能够利用 TEM 拍摄出衍射花样；

（3）学会衍射图像的分析方法原理。

5.3.2　实验原理

1. 电子衍射谱

每个衍射斑点都表示在试样的某个区域沿着一定方向，存在一定周期性 d 的一系列原子面的平行排列。衍射斑点到中心斑点的距离 R 满足 $Rd = f\lambda$。每种物相都具有特征的 d 分布。测得 d 就可以对样品该区域进行物相鉴定，根据衍射斑点的位置可以对该区域的晶体取向进行分析。

2. 图像

（1）晶粒之间的衬度：与晶带轴有关，例如低指数晶带轴晶粒往往具有较强的衍射而在明场像（采用透射电子成像）中具有较低的衬度；

（2）晶粒内部的衬度（薄晶区，忽略二次衍射）：非条纹区，在任意方向的衍射束 g 的偏离矢量 $sg = 0$ 的区域呈现暗的衬度；条纹区，$sgT =$ 半整数的区域为暗条纹区，$sgT =$ 整数（除 0 以外）的区域为亮条纹区。

5.3.3　实验基本要求

（1）掌握电子衍射的特点（晶体中只有平行或者几乎平行于入射电子束的晶面才能产生衍射）；

（2）掌握衍射束或衍射斑点的偏离矢量与衍射束强度的关系以及对图像的影响；

（3）熟练掌握 TEM 踩轴和衍射花样拍摄的操作。

5.3.4　实验仪器和材料

TEM（JEM-2100F，日本电子产），铝合金减薄样品一个（需要提前制备）。

5.3.5　实验内容

（1）讲解衍射花样的原理；

（2）介绍衍射花样拍摄步骤；

（3）演示菊池（Kikuchi）花样分析和踩轴方法；

（4）学生上机操作。

5.3.6　实验步骤

（1）准备合金晶体的减薄试样；

（2）试样插入 TEM 镜筒，合轴；

（3）明场像中选择相应的区域拍照；

（4）根据菊池花样的分析，通过踩轴方法找到低指数晶带轴，拍摄明场像和对应的衍射斑；

（5）导出衍射图片，并通过专业软件分析。

5.3.7 实验结果与数据处理

（1）获取铝合金样品的明-暗场图像，如图 5-5 所示；

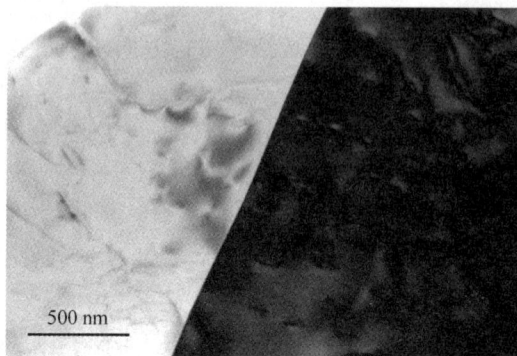

图 5-5 明-暗场图像（对应高-低指数晶带轴）

（2）针对所选区域进行衍射图的拍摄，如图 5-6 所示；

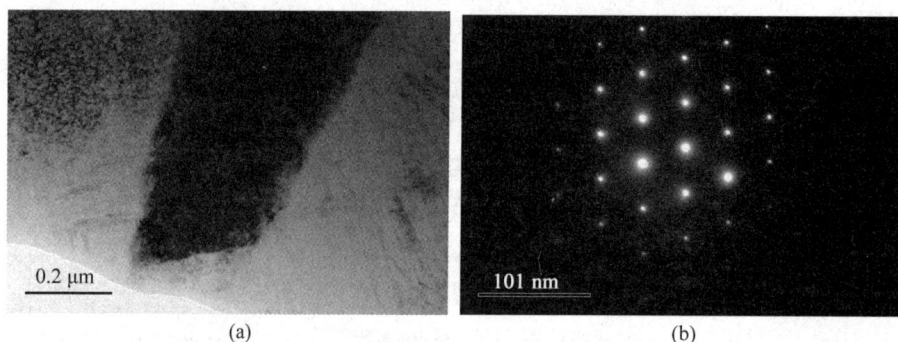

(a)   (b)

图 5-6 选区位置(a)及其衍射图像(b)

（3）用软件对已有的衍射斑进行标定。

5.3.8 实验注意事项

（1）对磁性样品，一定要提前询问指导教师，防止污染电子显微镜极靴；

（2）进出样品杆时严格按照操作规程进行，以免破坏真空；

（3）会聚光斑时不能抬起屏幕，以防烧坏 CCD；

（4）放大或缩小时谨记顺扩逆缩的方法；

（5）会聚到菊池花样时严禁抬屏，以防烧坏 CCD；

（6）视野中没有菊池集时应沿着某一晶带轴寻找；

（7）衍射斑拍摄停留时间不超过 3 s，防止烧坏 CCD。

第 6 章

微纳米材料的扫描电子显微镜能谱分析

柳 絮 编

　　能谱仪是扫描电子显微镜和透射电子显微镜的常见附件。能量色散 X 射线谱仪(energy dispersive X-Ray spectrometry,EDS)分析是利用电子束与样品表面作用激发的特征 X 射线,测定材料中的元素组成信息,是材料微区成分元素种类、含量分析及分布情况的重要测试手段,是材料、物理、化学等专业的常规分析与表征工具。本实验指导书从 EDS 的基本工作原理进行讲解,通过不同的采集分析数据模式分析微纳米材料的元素组成及分布。

　　本实验指导书包括点、线、面分析 3 个实验的设计,通过实验内容的实践,学生可以掌握 EDS 的基本原理及操作方法,增强学生利用科学仪器进行实验探究的意识。

6.1 EDS 的基本原理

6.1.1 电子散射

入射电子与试样的原子核和核外电子相互作用会产生弹性散射或非弹性散射,并激发出反映试样形貌、结构和组成的各种信息,如二次电子、背散射电子、吸收电子、阴极发光和特征 X 射线等。EDS 成分分析是指利用非弹性散射产生的特征 X 射线能量和强度进行定性、定量分析。

6.1.2 特征 X 射线

高能电子入射到试样时,试样中元素的原子内壳层(如 K、L 壳层)电子将被激发到较高能量的外壳层(如 L 层或 M 层),或直接将内壳层电子激发到原子外,使该原子系统的能量升高(激发态)。为了稳定,原子较外层电子将迅速跃迁到有空位的内壳层,以填补空位降低原子系统的总能量,它们的能量差以 X 射线的形式释放,如图 6-1 所示,其能量等于电子在跃迁过程中相关壳层间的临界电离能之差。这些电子跃迁与原子两个相关轨道之间的能量差值准确对应,因此发射出来的 X 射线谱的光子能量在数值上就等于能量差值,反映出产生该射线原子的内部壳层结构的特征信息,因此称为特征 X 射线。

特征 X 射线谱峰通常根据被填充电子层和用来填充的电子层命名,比如一个高能电子撞击原子,释放出一个 K 层电子,若 L 层一个电子填充到 K 层空穴,就会产生 K_α 射线;若 M 层一个电子填充到 K 层空穴,就会产生 K_β 射线。一个高能电子撞击原子释放出一个 L 层电子,若 M 层一个电子填充到 L 层空穴,就会产生 L_α 射线;若 N 层一个电子填充到 L 层空穴,则会产生 L_β 射线,如图 6-2 所示。

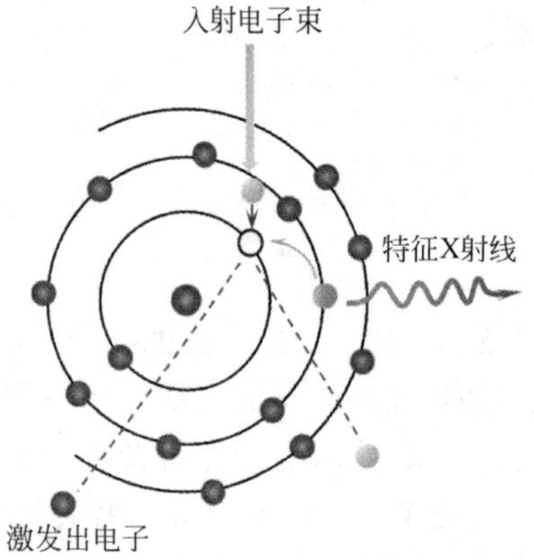

图 6-1 特征 X 射线产生示意图

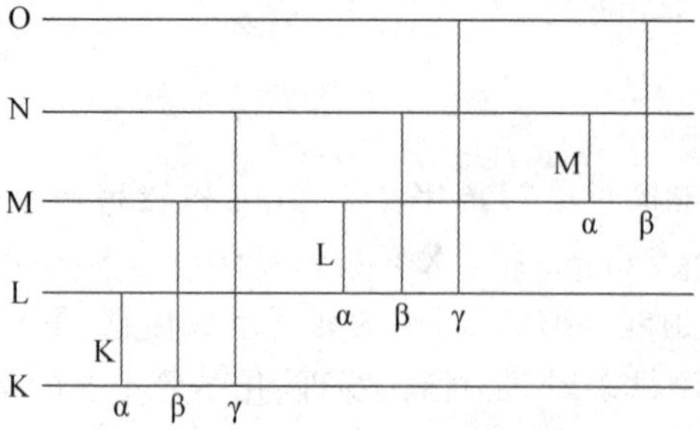

图 6-2 特征 X 射线命名示意图

6.1.3 连续 X 射线

高能电子束与试样相互作用时,受到原子核电场作用减速,产生非特征辐射,如图 6-3

所示。其能量与试样材料的性质无关,在从零到入射的最大电子能量范围内变化,这种辐射称为连续辐射或者轫致辐射,对应产生的谱图则称为连续 X 射线谱。在实验所得谱图中出现的背底隆起的主要来源就是连续 X 射线谱,在特定能量处出现的谱峰为元素特征谱,由此得到试样的能谱谱图,如图 6-4 所示。

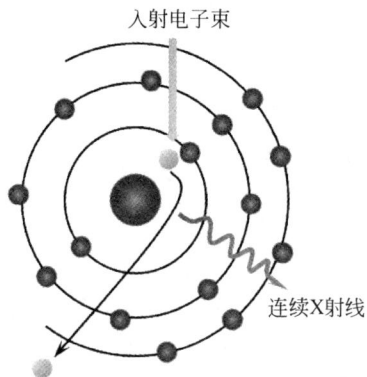

图 6-3　连续 X 射线产生示意图　　　　　　图 6-4　实验所得能谱谱图示意图

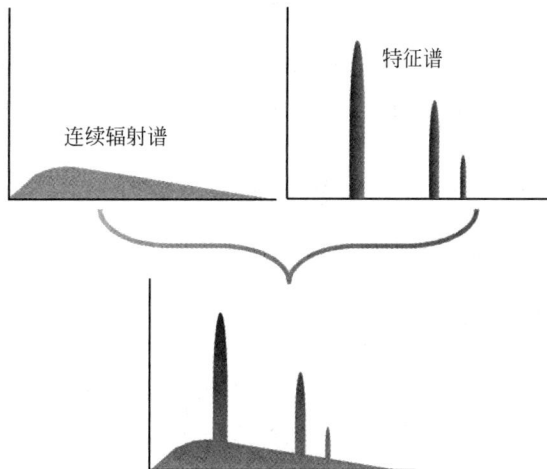

6.1.4　临界电离能和过压比

若要产生特征 X 射线,则入射电子必须向内层电子转移大于某一临界值的能量才能使内层电子被激发,该临界能量称为被测元素某线系的临界电离能 E_c。设入射电子束的能量为 E_0,定义过压比:

$$U = E_c / E_0 \tag{6-1}$$

对于给定被测元素的给定线系,一般将过压比设置为 $2\sim3$,以此获得较强的特征峰强度,以及较高的特征 X 射线强度与背底强度的比,即峰背比,这样有利于识别元素的特征峰。

对于含有多种元素的试样,需要考虑多种元素相应线系的临界电离能。同时需要注意,电子束的作用深度随着加速电压的增加而增加,作用深度应该小于试样本身的尺寸。

6.2　EDS 点分析实验

6.2.1　实验目的

(1)掌握 EDS 点分析的实验原理;
(2)能够熟练操作扫描电子显微镜 EDS 点分析模式;
(3)对比不同扫描电子显微镜工作参数对点分析结果的影响。

6.2.2　实验原理

EDS 点分析是指电子束固定在试样上所选取的点或者区域,对元素成分进行定性或定量分析。点分析方法定量准确度较高,广泛用于材料显微结构的成分分析,例如对材料晶界、析出相、沉淀物等的分析。尤其对低含量元素定量的试样,应该用点分析方法分析元素成分。

6.2.3　实验基本要求

(1) 掌握 EDS 点分析的基本操作;

(2) 理解不同工作参数对结果的影响。

6.2.4　实验仪器和材料

高分辨冷场发射扫描电子显微镜、EDS 附件、已制备好的样品。

6.2.5　实验内容

(1) 讲解 EDS 点分析的原理和适用情况;

(2) 介绍仪器操作步骤并进行实验演示;

(3) 讲解不同工作参数对结果的影响;

(4) 学生上机操作。

6.2.6　实验步骤

(1) 将制备好的样品放入扫描电子显微镜中,选择合适的扫描电子显微镜端参数,获得清晰的图像;

(2) 打开 EDS 软件,点击"点分析"模块,选取要分析的点或者区域,进行扫描分析,获取数据;

(3) 改变扫描电子显微镜端参数,如加速电压和束流,重新进行扫描分析并对比结果。

6.2.7　实验结果与数据处理

(1) 保存测试结果,如图 6-5 所示;

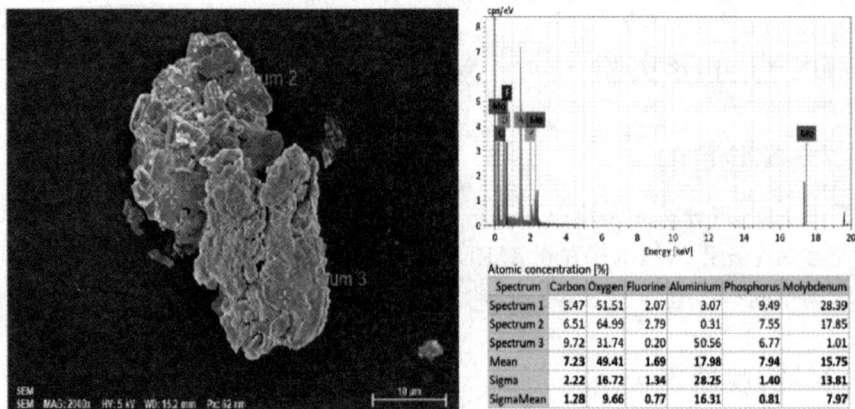

Atomic concentration [%]

Spectrum	Carbon	Oxygen	Fluorine	Aluminium	Phosphorus	Molybdenum
Spectrum 1	5.47	51.51	2.07	3.07	9.49	28.39
Spectrum 2	6.51	64.99	2.79	0.31	7.55	17.85
Spectrum 3	9.72	31.74	0.20	50.56	6.77	1.01
Mean	7.23	49.41	1.69	17.98	7.94	15.75
Sigma	2.22	16.72	1.34	28.25	1.40	13.81
SigmaMean	1.28	9.66	0.77	16.31	0.81	7.97

图 6-5　试样 EDS 点分析数据

（2）对数据进行分析。

6.2.8　实验注意事项

（1）样品尽量平整,保持导电性良好;

（2）根据已知或可能存在的元素,选取合适的加速电压进行测试。

6.3　EDS 线分析实验

6.3.1　实验目的

（1）掌握 EDS 线分析的实验原理;

（2）能够熟练操作扫描电子显微镜 EDS 线分析模式;

（3）对比不同扫描电子显微镜工作参数对线分析结果的影响。

6.3.2　实验原理

EDS 线分析是指电子束沿着试样表面所选取的线段,对元素成分进行逐点分析。电子束扫描时,能直观地获得元素含量变化的线分布曲线。线分析尤其适用于分析元素在不同相或区域内的分布,例如涂层材料、界面材料、片层材料、合金等。

6.3.3　实验基本要求

（1）掌握 EDS 线分析的基本操作;

（2）理解线分析模式和不同工作参数对结果的影响。

6.3.4　实验仪器和材料

高分辨冷场发射扫描电子显微镜、EDS 附件、已制备好的样品。

6.3.5　实验内容

（1）讲解 EDS 线分析的原理;

（2）介绍仪器操作步骤并进行实验演示;

（3）讲解不同工作参数对结果的影响;

（4）学生上机操作。

6.3.6　实验步骤

（1）将制备好的样品放入扫描电子显微镜中,选择合适的扫描电子显微镜端参数,获得清晰的图像;

（2）打开 EDS 软件,点击"线分析"模块,选取要分析的线段并设置间隔参数,进行扫描分析,获取数据;

（3）改变扫描电子显微镜端参数，如加速电压和束流，进行扫描分析，对比结果。

6.3.7　实验结果与数据处理

（1）保存测试结果，如图 6-6 所示；

（2）对数据进行分析。

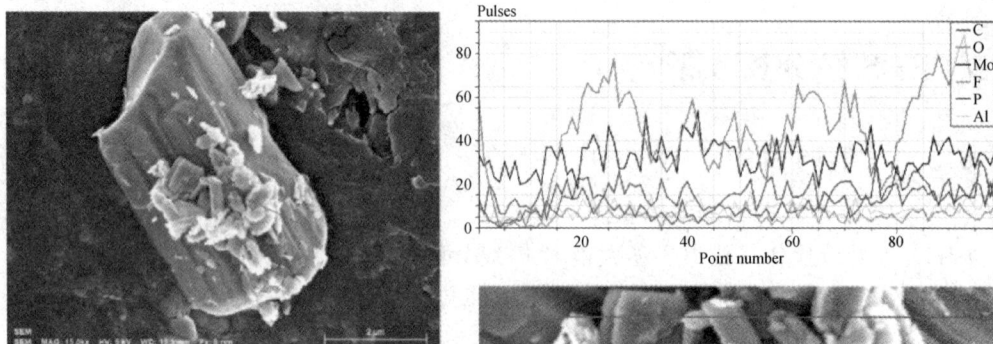

图 6-6　试样 EDS 线分析数据

6.3.8　实验注意事项

（1）样品尽量平整，保持导电性良好，选择合适的测试区域；

（2）根据已知或可能存在的元素，选取合适的加速电压进行测试。

6.4　EDS 面分析实验

6.4.1　实验目的

（1）掌握 EDS 面分析的实验原理；

（2）能够熟练操作扫描电子显微镜 EDS 面分析模式；

（3）对比不同扫描电子显微镜工作参数对面分析结果的影响。

6.4.2　实验原理

用 EDS 输出的特征 X 射线计数，调制显示器上电子束扫描试样对应的像素点的亮度所形成的元素分布图像，称为面分布像。面分析是用元素面分布像观察元素在分析区域内的分布。研究材料中杂质、相的分布和元素偏析等常用此方法。元素面分布常常与形貌像对照分析，在面分析中不仅可以得到各元素成分的分布情况，同时可以通过热度图的形式提供相应元素的浓度分布。

6.4.3　实验基本要求

（1）掌握 EDS 面分析的基本操作；

（2）理解 EDS 面分析模式和不同工作参数对结果的影响。

6.4.4　实验仪器和材料

高分辨冷场发射扫描电子显微镜、EDS 附件、已制备好的样品。

6.4.5　实验内容

（1）讲解 EDS 面分析的原理；
（2）介绍仪器操作步骤并进行实验演示；
（3）讲解不同工作参数对结果的影响；
（4）学生上机操作。

6.4.6　实验步骤

（1）将制备好的样品放入扫描电子显微镜中，选择合适的扫描电子显微镜端参数，获得清晰的图像；
（2）打开 EDS 软件，点击"面分析"模块，进行扫描分析，获取数据；
（3）改变扫描电子显微镜端参数，如加速电压和束流，进行扫描分析，对比结果。

6.4.7　实验结果与数据处理

（1）保存测试结果，如图 6-7 所示；

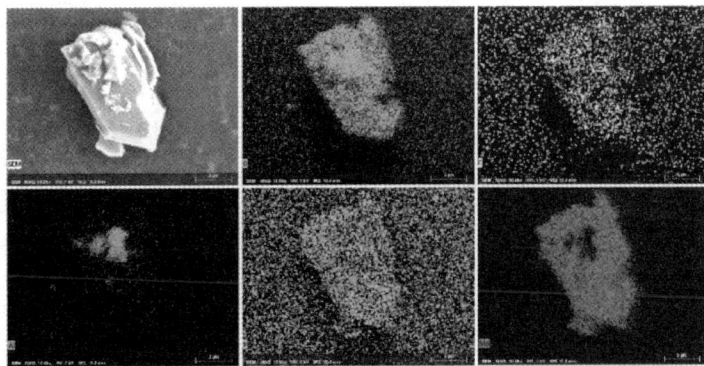

(a)

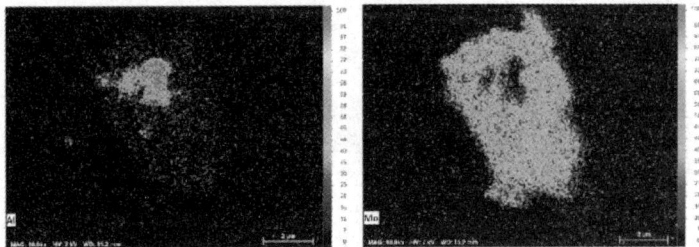

(b)

图 6-7　试样 EDS 面分析数据

（a）所含元素分布图；（b）Al 元素和 Mo 元素热度图

（2）对数据进行分析。

6.4.8 实验注意事项

（1）样品尽量平整，保持导电性良好；

（2）根据已知或可能存在的元素，选取合适的加速电压进行测试。

第7章
透射电子显微镜在纳米材料表征中的应用

张 芳 编

　　透射电子显微镜(transmission electron microscope,TEM)是高校大型仪器中使用率最高的仪器之一,以物质的微观形貌、结构和成分组成为主要研究对象,具有很高的分辨本领和放大倍数,广泛应用于物理、化学、地质、生物、医学等学科领域及冶金、陶瓷、电子等工业部门。本实验指导书以 TEM 在纳米材料表征中的应用为主,加强学生对 TEM 结构的认识与原理的理解,使学生深入了解纳米材料电子显微学表征与分析方法,培养学生的动手能力以及解决科研问题的能力。

　　通过本实验指导书的学习,使学生理解 TEM 的结构及工作原理;掌握 TEM 的样品制备方法;理解 TEM 成像原理并掌握形貌图像分析测量方法;了解 TEM 多晶选区电子衍射原理、数据采集过程并掌握其分析方法;了解高分辨图像成像原理、采集过程并掌握数据分析处理方法;了解 EDS 的应用技术并掌握 EDS 数据的分析方法。

7.1 透射电子显微镜的结构及工作原理实验

7.1.1 实验目的

（1）了解 TEM 的结构，包括电子光学系统、真空系统及供电与控制系统；

（2）了解 TEM 照明系统、成像系统及图像采集系统的工作原理。

7.1.2 实验原理

TEM 是采用加速电子束作为光源，采用轴对称的非均匀电场、磁场的力，使其会聚或发散，从而达到成像的目的。TEM 由电子光学系统、真空系统及供电与控制系统三部分组成，其中光学系统主要由电子枪、聚光镜、物镜、中间镜、投影镜及各级光阑组成。光学系统的结构如图 7-1 所示。

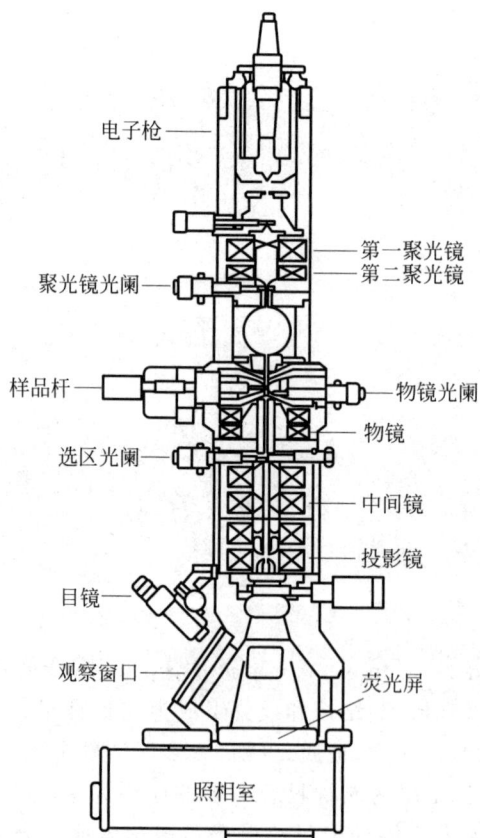

图 7-1　TEM 光学系统结构示意图

7.1.3 实验基本要求

（1）了解 TEM 的结构，包括电子光学系统、真空系统及供电与控制系统；

（2）了解 TEM 照明系统、成像系统及图像采集系统的工作原理；

（3）了解电子枪、聚光镜、物镜、中间镜、投影镜及各级光阑的结构组成及作用。

7.1.4 实验仪器和材料

高分辨 TEM、单倾样品杆、双倾样品杆等，已制备好的电镜样品等。

7.1.5 实验内容

（1）介绍 TEM 的结构，包括电子光学系统、真空系统及供电与控制系统；

（2）介绍 TEM 照明系统、成像系统及图像采集系统的工作原理；

（3）观察 TEM 的硬件结构，加深对 TEM 工作原理的理解；

（4）实验操作并了解电子枪、聚光镜、物镜、中间镜、投影镜及各级光阑的作用。

7.1.6 实验步骤

（1）展示 TEM 各组成部件；

（2）实际操作并演示电子枪、聚光镜、物镜、中间镜、投影镜及各级光阑的作用。

7.1.7 实验注意事项

（1）电镜室放置高压设备，未经允许切勿随意走动或触摸设备；

（2）演示实验，未经培训切勿模仿。

7.2 透射电子显微镜样品制备实验

7.2.1 实验目的

（1）了解 TEM 表征与分析对样品的要求；

（2）了解 TEM 表征样品的种类；

（3）了解 TEM 制样用支撑膜的种类、结构、应用范围；

（4）掌握 TEM 粉末样品制备方法。

7.2.2 实验原理

基于 TEM 透射电子成像的基本原理，用于 TEM 技术表征的样品必须满足电子透过的条件，因此要求 TEM 样品足够均匀且厚度很薄，一般 TEM 表征要求样品厚度最佳为 50～100 nm，高分辨 TEM 分析要求样品厚度最佳为小于 15 nm。此外，TEM 分析还要求样品在电子束的照射下足够稳定且没有磁性，以免与磁透镜的磁场发生作用。TEM 制样需采用碳支撑膜，如图 7-2 所示。

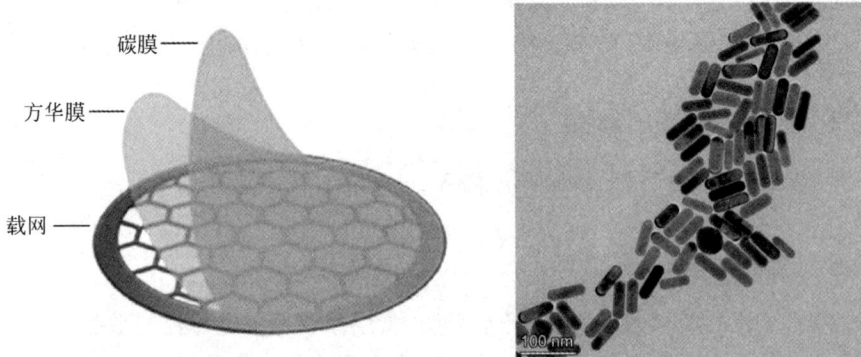

图 7-2　碳支撑膜示意图

7.2.3　实验基本要求

（1）了解 TEM 表征与分析对样品的要求；

（2）了解 TEM 表征样品的种类；

（3）了解 TEM 制样用支撑膜的种类、结构、应用范围；

（4）实验操作并掌握 TEM 粉末样品制备方法。

7.2.4　实验仪器和材料

研磨器、超声波清洗机、红外线烘烤灯、真空干燥箱、加热台、体式显微镜、普通双目显微镜、高分辨 TEM、单倾样品杆、双倾样品杆等；普通碳支撑膜、超薄碳支撑膜、微栅膜、镍网、钼网、双联碳支撑膜、粉末样品、离心管、超纯水、乙醇、无毛滤纸、定性滤纸、滴管、一次性手套、一次性鞋套、洗瓶、烧杯、玻璃棒等。

7.2.5　实验内容

（1）讲解 TEM 表征与分析对样品的要求；

（2）讲解 TEM 制样用支撑膜的种类、结构、应用范围；

（3）讲解 TEM 粉末样品制备方法；

（4）实验操作并了解 TEM 制样用支撑膜的种类、结构，不同支撑膜的应用范围，掌握操作支撑膜、取样方法及样品保存方法；

（5）实验操作并掌握 TEM 粉末样品制备方法。

7.2.6　实验步骤

1）观察普通碳支撑膜、超薄碳支撑膜、微栅膜的区别，会区分三种常用支撑膜

（1）能够根据反光程度区分每种支撑膜的正面与反面；

（2）正确使用尖头镊子取收并操作支撑膜；

（3）掌握支撑膜样品的保存方法。

2) 实验操作并掌握透射电子显微镜粉末样品制备方法

（1）研磨：将样品研磨至足够小，一般普通 TEM 分析要求样品厚度为 50～100 nm，高分辨 TEM 分析要求样品厚度最佳为小于 15 nm，确保对电子的透过性好，纳米材料可免此步骤；

（2）将少许样品放入离心管中，加入 1 mL 乙醇或超纯水使液体略显颜色即可，盖紧盖子，放入超声波清洗机中保持管体竖直，盖子露出液面，超声分散 5 min，取出离心管；

（3）用吸管取上层液体滴于支撑膜正面，使样品粉末颗粒均匀分散在支撑膜上，将支撑膜移至红外线烘烤灯下烤干，重复以上滴加—干燥步骤 2～3 次，将支撑膜放入样品盒中保存待测试。

7.2.7　实验结果与数据处理

在实验员的辅助下，将样品放入 TEM 内，对粉末样品颗粒的数量及分散程度进行分析，总结经验并改进制样条件。

7.2.8　实验注意事项

（1）能够根据反光程度正确区分每种支撑膜的正面与反面，以免对实验结果造成影响；

（2）正确使用尖头镊子取收并操作支撑膜，以防破坏支撑膜；

（3）将少许样品放入离心管中，加入 1 mL 乙醇或超纯水使液体略显颜色即可，浓度不可过大，以免样品分散度大，透光性差，影响实验结果；

（4）盖紧盖子，放入超声波清洗机中保持管体竖直，盖子露出液面，超声分散 5 min，以免超声波清洗机水槽中的水污染样品，超声时间可根据样品聚集程度做调整。

7.3　透射电子显微镜低倍成像与分析实验

7.3.1　实验目的

（1）了解 TEM 成像理论中振幅衬度、相位衬度的概念；

（2）了解质厚衬度成像、衍射衬度成像理论；

（3）了解在低放大倍数下使用物镜光阑获取高衬度明场像的方法；

（4）掌握图像数据测量分析方法。

7.3.2　实验原理

电子束透过试样得到的透射电子束，其强度及方向均发生了变化，由于试样各部位的组织结构不同，因而透射到荧光屏上的各点强度是不均匀的，这种强度的不均匀分布现象称为衬度，所获得的电子像称为透射电子衬度像。振幅衬度是指入射电子通过试样时，与试样内原子发生相互作用发生振幅的变化而引起的反差，振幅衬度主要有质厚衬度和衍射衬度两种。TEM 平行束成像光路如图 7-3 所示。

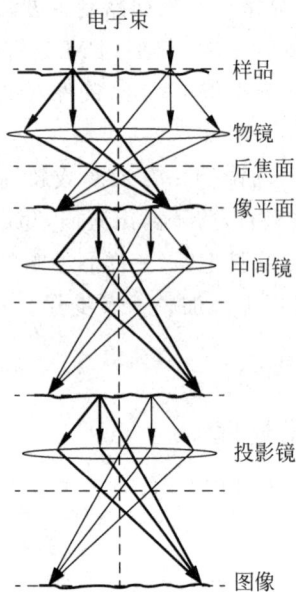

图 7-3　TEM 平行束成像光路示意图

7.3.3　实验基本要求

（1）了解 TEM 成像理论中振幅衬度、相位衬度的概念，了解质厚衬度成像、衍射衬度成像理论；

（2）了解在低放大倍数下使用物镜光阑获取高衬度明场像的方法；

（3）掌握数据测量、分析及图像处理的方法。

7.3.4　实验仪器和材料

高分辨 TEM、单倾样品杆、双倾样品杆等，已制备好的 TEM 样品（多晶）。

7.3.5　实验内容

（1）讲解振幅衬度与相位衬度、质厚衬度、衍射衬度成像原理；

（2）讲解低放大倍数下使用物镜光阑获取高衬度明场像的方法；

（3）讲解低放大倍数下形貌图像数据测量分析方法；

（4）实验操作在低放大倍数下使用物镜光阑获取样品形貌图像；

（5）实验操作并对形貌图像数据进行测量与分析。

7.3.6　实验步骤

1. 调入对应电压下的合轴数据

2. 在低放大倍数下使用物镜光阑获取高衬度明场像（小于×200 K）

（1）在×40 K下寻找样品位置，按下"Image Wobb X"，调整 Z 轴高度，使图像不再颤抖（正焦），按下"Image Wobb"，停止 Z 轴高度调整；

（2）插入物镜光阑；

（3）调整"Brightness"使光斑变暗，按"F1"键抬起荧光屏，点击软件摄像控制按钮，选择曝光时间"500 ms"，点击软件动态采集按钮；

（4）调节"Focus/Coarse"使图像清晰，点击软件冻结按钮拍照，按"F1"键落下荧光屏；

（5）样品测试结束后，放大倍数调回至×40 K，调整"Brightness"旋钮散开光斑，逆时针旋转物镜光阑，使1号或2号光阑抽出，确认无光阑插入状态。

7.3.7　实验结果与数据处理

（1）采用测试软件，对样品的形貌、尺寸、分散程度进行测定，记录与分析；

（2）将测试结果保存复制；

（3）对图像进行编辑、标定及后处理。

7.3.8　实验注意事项

（1）F1抬屏CCD曝光前要散开光斑，保持计数值小于3000，否则会烧坏CCD探头，无法维修；

（2）F1抬屏用CCD曝光后及时再按"F1"键落屏，尤其在高放大倍数下，以延长CCD使用寿命，切勿在使用CCD观察时进行数据分析和讨论；

（3）在使用物镜光阑时，插入或取出物镜光阑勿用蛮力，发现旋转操作后无光阑显示时要及时与实验员沟通，切勿擅自处理；

（4）实验结束后，确认无光阑插入状态。

7.4　透射电子显微镜多晶电子衍射分析实验

7.4.1　实验目的

（1）了解 TEM 选区电子衍射理论；

（2）了解简单立方、面心立方、体心立方晶体的消光规律；

（3）了解 TEM 获取多晶样品选区电子衍射图谱的方法；

（4）掌握多晶电子衍射图谱分析与标定方法。

7.4.2　实验原理

在 TEM 中，平行入射束与晶体试样作用产生衍射束，同方向衍射束经物镜作用在物镜后焦面会聚成衍射斑，透射束会聚成中心斑（或称透射斑），由此形成电子衍射花样。选区电子衍射是通过物镜像平面上插入选区光阑限制参加成像和衍射的区域来实现的。多晶样品衍射图谱满足：

$$r = L\lambda/d$$

$$r_1 : r_2 : \cdots : r_j : \cdots = \frac{1}{d_1} : \frac{1}{d_2} : \cdots : \frac{1}{d_j} : \cdots$$

式中，r 为衍射环半径；L 为相机常数；λ 为加速电子波长；d 为晶面间距。TEM 电子衍射光路如图 7-4 所示。

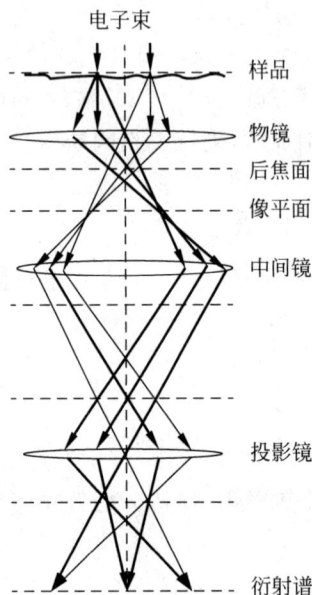

图 7-4　TEM 电子衍射光路示意图

7.4.3　实验基本要求

（1）了解 TEM 选区电子衍射理论；
（2）了解 TEM 获取多晶样品选区电子衍射图谱的方法；
（3）掌握多晶电子衍射图谱分析与标定方法。

7.4.4　实验仪器和材料

高分辨 TEM、单倾样品杆、双倾样品杆等，已制备好的 TEM 样品（多晶）。

7.4.5　实验内容

（1）讲解 TEM 电子衍射成像理论；
（2）讲解 TEM 获取多晶样品选定区域的电子衍射图谱的方法；
（3）讲解多晶样品电子衍射图谱分析与标定方法；
（4）实验操作 TEM 获取多晶样品选定区域的电子衍射图谱；
（5）实验操作并对多晶样品电子衍射图谱进行分析与标定。

7.4.6 实验步骤

1）调入对应电压下的合轴数据

2）获取多晶样品选定区域的电子衍射图谱

（1）在×40 K下寻找样品位置，按下"Image Wobb X"，调整 Z 轴高度，使图像不再颤抖（正焦），按下"Image Wobb"，停止 Z 轴高度调整；

（2）在合适的放大倍数下调整"Brightness"使光斑变亮，将样品被选区域移动至荧光屏中央，顺时针旋转选区光阑，插入 1 号或 2 号光阑使光阑套住被选区域，调节"Focus（coarse）"聚焦光阑像使选区光阑平面与物镜像平面重合，按右面板"SA DIFF"切换至衍射模式，看到衍射图像后轻轻移动挡针，使其将中心透射斑点完全遮挡；

（3）将软件中曝光时间设置为 10 ms，按"F1"抬起荧光屏，点击软件动态采集按钮，点击增加曝光时间 50～100 ms，使衍射图谱中衍射点亮度适中，点击软件冻结按钮拍照后及时按"F1"落下荧光屏；

（4）选区电子衍射拍摄完毕后，轻轻移动挡针使其归位，按右面板"MAG1"切换至成像模式，调整"Brightness"使光斑变亮，逆时针旋转选区光阑退出选区光阑并同时观察荧光屏确认；

（5）样品测试结束后，放大倍数调回至×40 K，调整"Brightness"旋钮散开光斑，确认无物镜或选区光阑插入状态。

7.4.7 实验结果与数据处理

（1）从衍射图谱中分别测量前 5～6 个衍射环的半径，记为 $r_1, r_2, r_3, \cdots$；

（2）测量 $r_1, r_2, r_3, \cdots$；

（3）根据 $rd = L\lambda$，计算出 $d_1, d_2, d_3, \cdots$；

（4）查阅 ASTM 卡片，根据 $d_1, d_2, d_3, \cdots$确定各衍射环的晶面指数并进行标定。

7.4.8 实验注意事项

（1）F1 抬屏 CCD 曝光前要散开光斑，保持计数值小于 3000，否则会烧坏 CCD 探头，无法维修；

（2）F1 抬屏用 CCD 曝光后及时再按 F1 落屏，尤其在高放大倍数下，以延长 CCD 使用寿命，切勿在使用 CCD 观察时进行数据分析和讨论；

（3）在使用物镜光阑时，插入或取出物镜光阑勿用蛮力，发现旋转操作后无光阑显示时要及时与实验员沟通，切勿擅自处理；

（4）实验结束后，确认无光阑插入状态。

7.5 透射电子显微镜高分辨成像与分析实验

7.5.1 实验目的

（1）了解 TEM 相位衬度的概念及相位衬度成像理论；

（2）了解在 TEM 获取粉末样品高分辨图像的方法；

（3）掌握高分辨图像数据测量分析方法。

7.5.2 实验原理

当透射束与衍射束重新组合并保持它们各自的振幅和相位时,则可获得衍射晶面的晶格像,或者各原子的晶体结构像(仅适于很薄的晶体试样),即相位衬度像,包括高分辨像和原子序数衬度像,其中相位衬度成像基于弱相位体近似理论,TEM 高分辨成像原理如图 7-5所示。

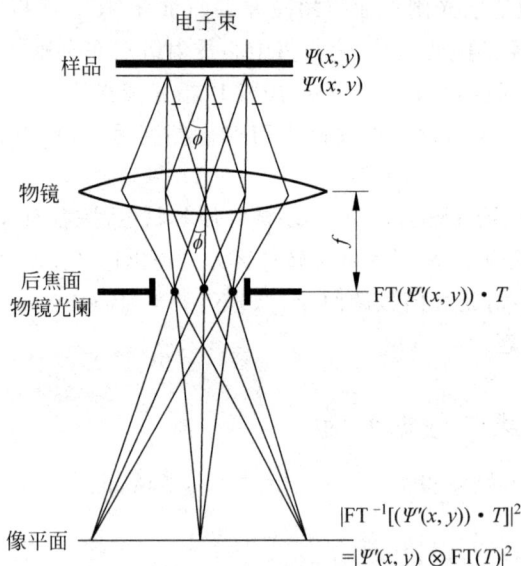

图 7-5　TEM 高分辨成像原理示意图

7.5.3 实验基本要求

（1）了解相位衬度的概念及 TEM 相位衬度成像理论；

（2）了解 TEM 获取样品高分辨图像的方法；

（3）掌握高分辨数据测量、分析及图像处理方法。

7.5.4 实验仪器和材料

高分辨 TEM、单倾样品杆、双倾样品杆等,已制备好的 TEM 样品(多晶)。

7.5.5 实验内容

（1）讲解相位衬度的概念及 TEM 相位衬度成像理论；

（2）讲解高放大倍数下获取高分辨图像的方法；

（3）讲解高分辨图像数据测量分析方法；

（4）实验操作在高放大倍数下获取样品高分辨图像；

（5）实验操作对高分辨数据进行测量与分析。

7.5.6　实验步骤

1）调入对应电压下的合轴数据

2）在高放大倍数下获取粉末样品高分辨图像（大于 200 K）

（1）在 ×40 K 下寻找样品位置，按下"Image Wobb X"，调整 Z 轴高度，使图像不再颤抖（正焦），按下"Image Wobb"，停止 Z 轴高度调整；

（2）插入物镜光阑；

（3）调整"Brightness"使光斑变暗，按"F1"抬起荧光屏，点击软件摄像控制按钮，调节"Focus(Coarse)"使图像清晰，按"F1"落下荧光屏；

（4）将放大倍数升到 200 K 以上，调整"Brightness"，调整样品位置，按"F1"抬起荧光屏，点击软件摄像控制按钮，略微调节"Focus(coarse)"使图像清晰并能够看到精细结构，调节"Focus(Fine)"使高分辨精细结构足够清晰，点击软件冻结按钮拍照，按"F1"落下荧光屏；

（5）样品测试结束后，放大倍数调回至 40 K，调整"Brightness"旋钮散开光斑，逆时针旋转物镜光阑，使 1 号或 2 号光阑抽出，确认无光阑插入状态。

7.5.7　实验结果与数据处理

（1）在测试软件中对样品的形貌、尺寸、分散程度、晶面间距进行测定、记录与分析；

（2）将测试结果保存复制；

（3）对图像进行编辑、标定及后处理。

7.5.8　实验注意事项

（1）F1 抬屏 CCD 曝光前要散开光斑，保持计数值小于 3000，否则会烧坏 CCD 探头，无法维修；

（2）F1 抬屏用 CCD 曝光后及时再按 F1 落屏，尤其在高放大倍数下，以延长 CCD 使用寿命，切勿在使用 CCD 观察时进行数据分析和讨论；

（3）在使用物镜光阑时，插入或取出物镜光阑勿用蛮力，发现旋转操作后无光阑显示时要及时与实验员沟通，切勿擅自处理；

（4）实验结束后，确认无光阑插入状态。

7.6　透射电子显微镜能量色散谱仪的应用实验

7.6.1　实验目的

（1）了解 TEM 的能量色散谱仪的结构及工作原理；

（2）了解 TEM 的能量色散谱仪测试样品中元素组成的方法；

(3) 掌握 TEM 的能量色散谱仪测试结果的分析及处理方法。

7.6.2　实验原理

聚焦电子束轰击样品表面的原子,内层电子被激发,外层电子跃迁到内层,多余的能量便以光量子的形式辐射,即该元素的特征 X 射线。X 射线一般在试样的 $500\text{ nm}\sim5\ \mu\text{m}$ 深处发出,能够反映试样表面及近表面的元素及含量,由 TEM 的能量色散谱仪进行采集处理后,可对试样表面进行成分分析。能量色散谱仪结构如图 7-6 所示。

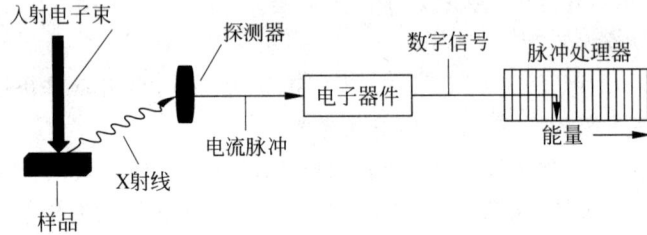

图 7-6　能量色散谱仪结构

7.6.3　实验基本要求

(1) 了解 TEM EDS 的结构及工作原理;
(2) 了解 TEM EDS 测试样品中元素组成的方法;
(3) 掌握 TEM EDS 测试结果的分析及处理方法。

7.6.4　实验仪器和材料

高分辨透射电子显微镜、单倾样品杆、双倾样品杆等,已制备好的 TEM 样品(多晶)。

7.6.5　实验内容

(1) 介绍 TEM EDS 的结构及工作原理;
(2) 介绍 TEM EDS 测试样品中元素组成的方法;
(3) 介绍 TEM EDS 测试结果的分析及处理方法;
(4) 实验操作 TEM EDS 测试样品中元素组成;
(5) 实验操作对 TEM EDS 测试结果进行分析及处理。

7.6.6　实验步骤

1) 调入对应电压下的合轴数据
2) TEM EDS 测试样品中元素组成
(1) 在 $\times40$ K 下寻找样品位置,按下"Image Wobb X",调整 Z 轴高度,使图像不再颤抖(正焦),按下"Image Wobb",停止 Z 轴高度调整;

（2）调节至适合的放大倍数，调整"Brightness"使光斑变亮，选择样品移动至荧光屏中央，调整"Brightness"使光斑聚焦到样品被选区域；

（3）打开 EDS 测试软件，设置样品名及采集时间，点击"预览开始"按钮，点击"数据采集"按钮，采集数据完毕后第一时间关闭探头，在软件中编辑所含元素，点击报告并保存；

（4）导出 txt 文件；

（5）样品测试结束后，调整"Brightness"旋钮散开光斑，将 MAG 放大倍数调回至×40 K，确认无物镜或选区光阑插入状态。

7.6.7　实验结果与数据处理

（1）将测试结果保存复制；

（2）采用画图分析软件导入 txt 数据并画出图谱，编辑线条及颜色，加标注；

（3）根据报告内容分析并标定指定元素所在峰位并计算元素组成及含量。

7.6.8　实验注意事项

（1）EDS 测试前应确认无物镜或选区光阑插入。

（2）光斑聚焦到样品进行 EDS 测试过程中切勿按 F1 抬起荧光屏，否则会烧坏 CCD 探头，无法维修。

（3）光斑聚焦到样品进行 EDS 测试过程中切勿调节"Brightness"旋钮，否则会造成过载和探头损伤！无法维修。

（4）EDS 测试结束后第一时间点击"关闭探头"按钮，再对结果进行分析，以延长 EDS 探测器寿命。

（5）实验结束后，确认无光阑插入状态。

第8章
扫描隧道显微镜在纳米探测领域的应用

杨惠霞 编

　　扫描隧道显微镜(scanning tunneling microscopy,STM)是一种可以在实空间中观测到单个原子、分子在物质表面排列状态的高分辨表征工具,利用针尖和样品表面原子之间的隧道电流进行样品表面的形貌成像,也可与锁相放大技术结合,实现样品表面原子的局域态密度测量。本实验指导书从高分辨钨针尖的制备、超高真空技术、STM 的工作原理到扫描隧道谱(STS)的原理进行讲解,并利用 STM 测量最常用的金属单晶衬底(金(111))的原子分辨及扫描隧道谱。

　　本实验指导书包括 3 个实验的设计,通过实验内容的实践,学生可以掌握 STM、超高真空知识,形成利用大型仪器设备解决科学问题的方法、思路,巩固和深化学生在课堂上学到的知识。

8.1　钨针尖的制备实验

8.1.1　实验目的

(1) 通过本实验,掌握电化学腐蚀法制备纳米针尖的基本原理;
(2) 总结影响制备针尖质量的关键因素;
(3) 通过本实验发掘电化学腐蚀法在微纳技术领域的其他用途。

8.1.2　实验原理

我们将采用 TEU100A 型针尖腐蚀仪进行 STM 针尖的制备。针尖腐蚀仪是一种利用电化学方法制作 STM 针尖的设备,是基于标准的"drop off"技术原理进行的,针尖腐蚀基本原理如图 8-1 所示。在针尖腐蚀结束的瞬间,由于金属丝浸入液体部分发生脱落,使电路回路中的电流发生突变,差分放大器检测到电流变化后,通过快速比较器迅速断开腐蚀回路的电子开关并提供一个小的反向电压防止针尖过腐蚀。其响应时间(从电流突变开始到电路断开的时间)最快可以达到 3~4 ns。这种技术使腐蚀仪可以把不同材料或不同直径的金属丝(钨、镍等)制作成比较理想的纳米针尖,制备好的钨针尖如图 8-2 所示。

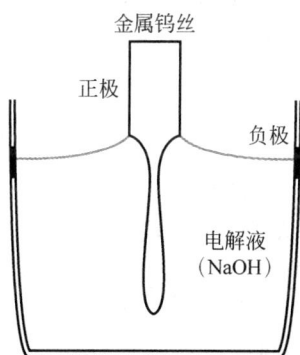

图 8-1　针尖腐蚀的基本原理示意图

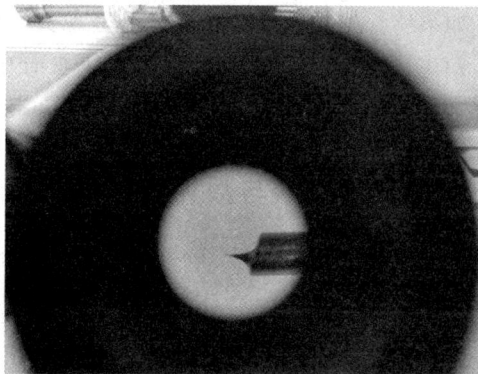

图 8-2　腐蚀成功的钨针尖

8.1.3　实验基本要求

(1) 查阅电化学腐蚀相关资料,了解电化学腐蚀的原理;
(2) 预习本实验指导书,对实验内容、实验方法有清楚的了解;
(3) 了解 STM 针尖形状对图像的影响。

8.1.4　实验仪器和材料

金属钨丝一卷、针尖腐蚀仪一台、普通光学显微镜一台、氢氧化钠溶液一杯。

8.1.5 实验内容

(1) 介绍 STM 用钨针尖的制备原理及过程;

(2) 讲解实验注意事项及演示实验操作步骤;

(3) 学生操作制备出合格的钨针尖。

8.1.6 实验步骤

实验主要包括配制腐蚀液(5 mol/L 的氢氧化钠溶液)、钨丝安装、腐蚀、显微镜下观察等步骤,具体操作如下。

(1) 把装有 5 mol/L 氢氧化钠溶液的烧杯放到腐蚀台的基座上,用负极夹夹在烧杯上(夹子要接触到烧杯上的金属圈)。把钨丝放到腐蚀台的正极夹上并调节其高度,使钨丝浸入溶液 2 mm 左右。

(2) 把电源电压"Supply Voltage"调到 12 V,把腐蚀电位"Etching Potential"调到两点钟方向,把灵敏度"Sensitivity"调到 3~5,按下"Start"键开始腐蚀。

(3) 观察液面交界处溶液中钨丝的变化,当钨丝下半部分脱落时,腐蚀自动停止(此时"Etching Potential"和"Etching Current"跳变为零),取出针尖,用纯水和酒精清洗后放在显微镜下进行观察。

(4) 如果腐蚀好的针尖在显微镜下呈现尖端较钝、尖端弯曲、尖端分叉等情况,请重复以上(1)~(3)步重新制作;如果在显微镜视野中针尖尖端很尖且腰部较短,则为较好的针尖。

8.1.7 实验结果与数据处理

记录钨丝深入液面下的距离、腐蚀时间,总结影响腐蚀法所得针尖质量的因素。

8.1.8 实验注意事项

实验所用氢氧化钠溶液具有腐蚀性,使用时注意戴手套,防止溶液洒出。

8.2 超高真空技术培训实验

8.2.1 实验目的

了解真空的获得技术,并熟悉各种真空泵的原理及使用方法。

8.2.2 实验原理

表面探测对样品的表面清洁度有很高的要求,因此为了保证实验的准确性和可靠性,在表面实验研究中,实验系统的真空度需要维持在 10^{-8} Pa 以上,这就需要所谓的超高真空环境。真空泵是对真空容器进行抽气的工具,是构成真空系统不可缺少的组成部分。真空泵可以分为外排型真空泵(涡轮分子泵、机械泵),即将气体排出泵体以外,以及内吸型真空泵(溅射离子泵、钛升华泵),即真空泵和被抽容器组成一个封闭的系统。

机械泵是利用机械的方法吸入气体,并将其排出腔外,可分为油泵和干泵。油泵价格稍低,但由于泵内是真空,油外是大气压,泵停止工作后,泵油受大气压作用,可能会回流到抽气管道和真空室。干泵是通过周期性地改变回型定子和转子之间的空间将气体赶出腔外。两种机械泵都可以独立作为涡轮分子泵的前级真空泵。机械泵一般可以使整个腔体真空度达到 10^{-1} Pa。

涡轮分子泵采用多组超高转速叶片驱使气体分子定向排出,其工作范围一般是分子自由程远大于容器尺寸的状态,即分子流状态,需要使用机械泵作为前级泵。

离子泵是气体反应型真空泵。工作时在阴极和阳极之间加 3~7 kV 的高压,产生潘宁放电(Penning discharge),配合永磁体产生的磁场,电子产生螺旋形运动,可将腔内残余气体分子有效电离,电离后的气体分子不断向阴极加速最终吸附在阴极上。由于潘宁放电即使在很低的气压下也可进行,所以离子泵可以达到更高的真空度(10^{-9} Pa)。

钛升华泵一般与离子泵组合在一起,作为离子泵的辅助泵出现,主要利用金属钛对气体强烈且稳定的化学吸附能力。它在工作时,利用很大的电流加热金属钛丝,使其升华在泵壳上形成一层新鲜的高活性钛膜。新鲜的钛膜表面活性很强,会强烈地吸收气体,从而快速地提高腔体的真空度,一般在生长样品前后或为腔内物品除气后,用来迅速恢复背景真空。

真空度的测量:测量真空度的量具称为真空规或真空计。热阴极真空电离计(简称电离规)是最常用的真空计,测量范围为 $10^{-9}\sim10^{-2}$ Pa。其工作原理是,热阴极的灯丝发射电子将周围腔体中的气体分子电离,再利用收集极收集电离产生的离子,形成离子电流,进而通过探测离子电流计算气体分子的密度,从而测得真空气压。在电离规开启前要确保系统达到其正常工作所要求的真空度,否则过高的气压可能会对处于高温、通电状态的真空计造成损坏。

8.2.3 实验基本要求

(1) 查阅真空获得的相关资料,了解各种真空泵的工作原理;
(2) 对实验中出现的各种现象要细心观察、认真分析,并做好实验记录。

8.2.4 实验仪器和材料

真空腔体、机械泵、分子泵、真空规管。

8.2.5 实验内容

(1) 讲解真空泵的工作原理;
(2) 介绍仪器操作步骤并进行实验演示。

8.2.6 实验步骤

(1) 将机械泵、分子泵用波纹管和卡箍连接到真空腔体上,检查接口是否拧紧;

（2）开启机械泵，记录此时真空计上的示数和工作时间，总结真空度和时间的关系；

（3）20 min 后，开启分子泵，待分子泵转速稳定后，经过 20 min，开启电离规，记录此时的真空度和分子泵工作时间。

8.2.7　实验结果与数据处理

（1）记录开启机械泵后各个时间段系统的真空度；

（2）记录开启分子泵前后系统的真空度。

8.2.8　实验注意事项

各个法兰和接口一定要拧紧后再开启真空泵。

8.3　扫描隧道显微镜成像及扫描隧道谱实验

8.3.1　实验目的

（1）学习和了解 STM 的基本原理和结构；

（2）了解 STM 的样品制备过程、设备操作和调试；

（3）学会使用 Nanonis 控制软件及数据处理软件。

8.3.2　实验原理

本实验主要培训超高真空 STM 系统的基本原理及使用方法。超高真空 STM 主要由快速进样腔、生长腔和 STM 腔三部分组成。

快速进样腔用于完成实验样品在外界大气环境和仪器的超高真空环境的交换传输。其腔体上主要有与超高真空腔相连的手阀、与大气连接的玻璃窗口、储样台、传样杆、皮拉尼（Pirani）真空计，并通过一个超高真空角阀连接在一套机械泵-分子泵上。生长腔主要包括蒸发源、低能电子束衍射系统、氩离子枪等，可以对样品进行清洁、加热、沉积。在该腔室的中心是一个样品操纵台（manipulator），用于在实验中放置和传输样品。整个腔体由一套机械泵-分子泵-离子泵构成的三级泵组维持在 10^{-8} Pa 的超高真空。STM 腔中是一台 STM，可以在低温下对样品的结构进行原子级表征，获取样品的形貌及原子结构信息。

作为纳米领域中一种极为重要的表征手段，STM 最早于 1981 年由瑞士的 Binning 和 Rohrer 等研制成功。STM 的诞生开启了纳米领域研究的崭新时代，使人们首次在实空间中观测到了单个原子、分子在物质表面的排列状态。与其他表面表征手段相比，STM 具有显著的优势：首先，它具有原子级的超高分辨率，可以直观地观测样品的原子结构；其次，可以利用 STM 针尖与样品表面的原子或分子相互作用，对其结构进行直接操纵；最后，通过改变 STM 针尖的隧穿电压和隧道电流实现的扫描隧道谱技术，可获得表面不同位置的局域电子态结构。以上各种优势使 STM 成为对各种低尺度体系物理研究的重要工具。

当两个物体相互之间非常接近时，二者电子的波函数会产生交叠，使真空势垒两端的电子可以互相隧穿。对 STM 而言，当扫描探针尖端接近样品时，在针尖和样品之间施加一

个偏压 V,针尖与样品之间便会产生隧道电流。当偏压被控制在较小的范围时,隧道电流 I 符合如下公式:

$$I \propto V \rho_{s}(E_{F}) e^{-2kz}$$

式中,$\rho_{s}(E_{F})$ 为样品费米面上的电子态密度;z 为针尖样品间距;$k = \sqrt{2m\Phi/h}$,这里 Φ 为样品功函数。上式表明,隧道电流随针尖与样品间距离的减小而呈指数形式增加。利用这一特点,通过测量隧道电流的变化就能得到样品表面的高低起伏。

　　STM 系统主要由机械系统与控制系统两大部分构成。机械系统主要由针尖、压电陶瓷扫描头和粗进针系统组成。压电陶瓷扫描头由 6 个压电陶瓷构成,其中周围的 4 个压电陶瓷控制针尖在 x 和 y 方向的移动,还有两个压电陶瓷在前段内、外壁调节针尖 z 方向的移动。通过将这一压电系统与控制系统中的反馈电路相连,就可以实现 z 方向压电陶瓷长度的自动控制(图 8-3)。

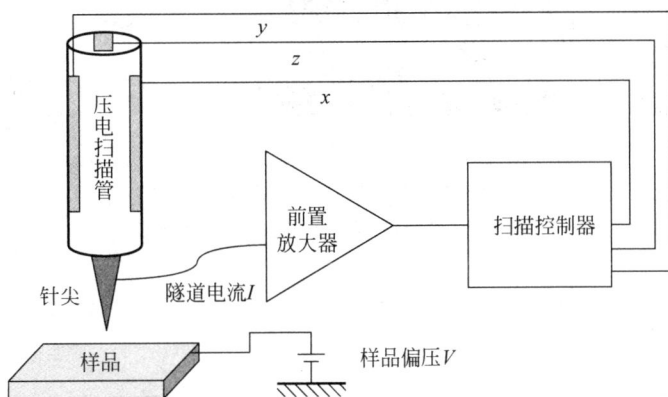

图 8-3　STM 系统示意图

　　控制系统主要由前置放大器、进针单元以及扫描控制系统组成。它依靠反馈控制回路控制机械系统。隧道电流经过前置放大器放大后传输给扫描控制系统,后者根据隧道电流大小调节压电陶瓷的电压,从而实现完整的反馈控制。如前所述,针尖样品间距与隧道电流成指数关系,因此只要保持隧道电流恒定,就能使针尖与起伏样品保持相同的间距,此时只要测量压电陶瓷在 z 方向的伸缩就能获得样品表面的形貌,这便是 STM 最常使用的恒流模式。

　　隧道电流 I 关于扫描偏压 V 的微分 dI/dV 对应着该偏压相应能量下样品的局域电子态密度。利用这一原理,就可以通过隧道电流关于偏压的变化趋势探测样品的电子结构信息,这种方法称为扫描隧道谱。在实际操作中,由于隧道电流非常弱,且在实际实验中会受到各种外界因素的扰动而引入噪声,因而直接求导的方法获得的 dI/dV 往往误差较大。因此,人们通过锁相放大技术从隧道电流中直接提取 dI/dV 信号。在具体的操作中,首先在直流的扫描偏压 V 上附加上一个很弱的交流偏压,记为 $\Delta V = V_{m}\cos\omega t$,此时对产生的隧道电流 I 作泰勒展开后可表示如下:

$$I(V+\Delta V) = I(V) + \frac{dI(V)}{dV}V_{m}\cos\omega t + \frac{d^2 I(V)}{dV^2}V_{m}^2\cos^2(\omega t) + \cdots$$

从上式可以看出,I 的各阶导数对应着各个不同频率的信号的强度。其中第二项,即频

率为 ω 的信号,其强度对应偏压 V 处的 dI/dV。如此一来,只需要从隧道电流中提取该频率的信号就能得到偏压 V 处的 dI/dV。在实验上,实现提取这种特定频率信号的设备为锁相放大器。这种提取 dI/dV 信号的手段的优势在于具有极强的抗干扰能力,测量到的信号有着极高的信噪比,也意味着它能够获得样品表面更为精细的电子结构信息。在测量过程中,需要关闭控制器的反馈控制,使针尖和样品的相对位置保持不变,通过改变偏压 V,记录 dI/dV 随 V 的变化。图 8-4 为 Au(111) 的表面和 Au(111) 的扫描隧道谱。

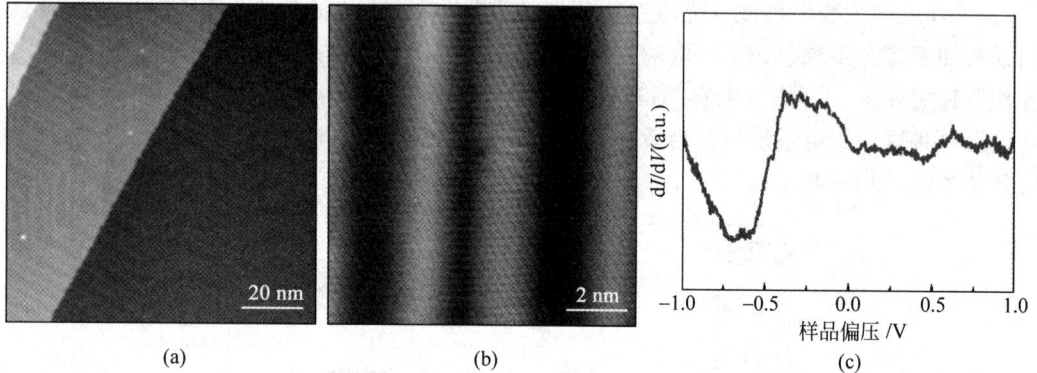

图 8-4　Au(111) 的 STM 成像图
(a) 表面结构图;(b) 原子分辨图;(c) 扫描隧道谱

8.3.3　实验基本要求

(1) 实验前查阅资料,了解 STM 的基本原理;
(2) 熟练掌握 STM 的操作及 STS 的分析。

8.3.4　实验仪器和材料

STM、Au(111) 衬底。

8.3.5　实验内容

(1) 讲解 STM 系统各部件的原理;
(2) 介绍仪器操作步骤并进行实验演示;
(3) 学生上机操作。

8.3.6　实验步骤

将 Au(111) 样品装入准备腔,并对其进行除气操作。待除气完成后,打开 P 腔和 STM 腔之间的闸板阀,将样品传入 STM 腔内等待样品降温。此时可以先进行粗进针,在 CCD 上找到样品和针尖后,使扫描管 z 方向移动,直至在样品表面看到针尖的倒影,这时候减慢进针速度,小心缓慢地进针。当针尖和样品之间的距离很小时,停止手动进针。

待样品降温后,将扫描头调整至扫描位,开始自动进针。此时注意不要去碰仪器,否则很容易造成撞针。自动进针完成后,可以设置扫描参数开始扫描成像。隧道电流设为

1 nA,偏压设为 1 V,扫描范围设为 100 nm,像素设为 512×512。首先扫描样品找到 Au(111)表面的台阶,测量出台阶的高度。Au(111)单晶通常用来处理 STM 针尖,其表面具有 $22 \times \sqrt{3}$ 的"鱼骨"形重构条纹。随后在台阶的旁边找到一块干净平整的区域进行原子分辨的扫描,扫描范围设为 5 nm,隧道电流设为 1 nA,针尖偏压设为 500 mV。待针尖稳定后,再微调各种参数,可以得到比较理想的 Au(111)原子排列图像。待针尖的状态稳定时,将针尖移到需要测量的位置,设定好隧穿参数(参考电压约 5 mV,参考频率 401 Hz 左右),关闭 STM 反馈回路,保持针尖和样品的间隙恒定,进行 STS 测量。

8.3.7 实验结果与数据处理

(1) 将得到的扫描图像保存后,用离线软件进行处理,如图 8-4 所示;

(2) 总结实验过程中扫描参数对 Au(111)表面形貌图像的影响;

(3) 总结如何得到样品的准确扫描隧道谱。

8.3.8 实验注意事项

(1) 在各个腔体中传递样品时要特别小心,防止样品掉落;

(2) 在进针时要缓慢操作,防止针尖撞在样品上。

第 9 章
X射线显微镜的测试技能及数据处理方法

毛鹏程　编

　　X射线三维显微分析技术又称作微米计算机断层扫描(computed tomography,CT)技术,该技术利用X射线显微镜(X-ray microscopy,XRM)对样品进行高分辨率无损三维内部成像。X射线显微镜属于高精密科研类仪器设备,在材料科学、生命科学、增材制造、半导体检测、石油地矿等诸多领域有着广泛的应用。本实验旨在培训学生了解X射线显微镜的基本工作原理和测量方法;掌握该设备使用的基本安全规程;掌握三维数据分析和处理的基本技术技能;培养学生的动手实践能力和对科研的兴趣。

　　本开放实验项目为大型仪器设备培训型课题,依托北京理工大学分析测试中心微纳加工平台的X射线显微镜(Zeiss Xradia 520 Versa)进行开展。主要内容包含以下三个方面。理论培训主要包括辐射类装置使用安全培训,X射线显微镜基本工作原理,三维数据处理软件的基本使用方法。通过8学时的理论课程让学生对X射线三维成像有概念上的理解,对 X 射线显微镜的应用场景和对样品的限制条件有所了解。上机操作部分 16 学时,主要包括 X 射线显微镜基本结构观摩,X 射线显微镜与光学显微镜结构对比,测试样品的制备方法,了解实测标准样几何放大与光学放大的基本原理,样品测试的基本操作步骤,完成课程规定样品的实际测试,最终完成投影到三维数据的重构。软件实操 8 学时,包括三维数据查看软件的使用方法,数据处理软件的实操,实际测试样品的数据处理。

9.1   实验目的

(1) 通过标准样品的测试了解 X 射线显微镜的基本结构;
(2) 掌握用于显微 CT 装置的样品的制备方法、流程;
(3) 基本掌握 X 射线显微镜的操作方法和调节步骤,了解射线管电压和滤片选择的基本原理;
(4) 可独立完成样品测试,获得三维重构数据切片。

9.2   实验原理

X 射线三维显微分析技术又称作微米 CT 技术,其特色在于实现对样品内部三维结构的无损分析。这一性能是利用了高能 X 射线对样品的穿透特性。X 射线穿透物体的同时也会被物体吸收,根据被穿透物密度和厚度的差异,当 X 射线透过不同物质时,被吸收的程度不同,经过显像处理后即可得到不同的影像。常见的 X 光片即利用人体骨骼及不同组织对 X 射线吸收率不同而得到的衬度成像。X 射线显微镜由射线源、样品台、探测器三个基本部分组成。射线源可近似认为是一个点光源,它发出的 X 射线穿过待测样品后打在探测器上,光源与样品和光源与探测器组成一对相似三角形,调整光源、样品、探测器三者的位置关系即可改变几何放大率。探测器前端为对 X 射线敏感的碘化铯闪烁体,它被 X 射线照射后会产生光子,光子经过高分辨率显微物镜进行第二级放大后在 CCD 相机上得到图像。经过两级放大,X 射线穿过样品形成的吸收衬度图像被记录。

X 射线虽然可以穿透被测样品,但是单次拍摄得到的吸收衬度图像是整个样品的射线吸收结果,样品沿着 X 射线传播方向各层的吸收均叠加在一张图片之上,无法给出三维的结构信息。CT 设备获得物体的三维结构图像还要经过以下步骤。首先,旋转物体,在不同的角度暂停并采集二维投影图像,原始的二维(2D)图像通常称为投影(projections)或者视图(views)。样品旋转,停留在不同角度采集的二维投影图像中包含了不同方向的样品吸收信息。计算机在采集到足够多方向的投影图像后,通过反投影或其他重建方法将收集到的 2D 投影重建为 3D 的重构体,重构的图像通常称为虚拟切片(virtual slices)或者 3D 体层摄影图片(tomograms)。很显然,拍摄的投影张数越多则得到的重构图像的信息越精细,图像的分辨率也就越高。医用 CT 设备为了降低生物体活动对拍摄的影响和控制辐射剂量,往往使用多射线源多探测器环形排布、同时拍摄的方式在短时间内获取更多的投影,工业 CT 设备为提高检测效率也往往采用较少的拍摄张数(几十张到几百张)。显微 CT 设备往往用于精细的科学研究,对极致分辨率的要求高于对成本的控制,通常为了获取高质量图像需要拍摄几千张投影图片,整个拍摄过程持续几个小时,获得的最终数据大小通常在几 GB 至几十 GB。由于拍摄时间很长,对于易失水变形的生物类样品,往往需要将其脱水固定处理后才能进行拍摄。

显微 CT 技术是一种 X 射线吸收对比成像技术,实际测试过程中需要针对每个样品优化 X 射线能量以最大化吸收系数的对比。由于每一张投影图片都属于吸收衬度图像,X 射线透过率太高时样品内部的细节差异将被忽略,而透过率太低时又无法穿透样品获得内部图像。根据特定样品调整仪器的参数设定获得合适的透过率,可以保证良好的投影图片质量以用来进行三维重构成像。我们通常通过射线管电压高低的控制以及射线滤片厚度的变化控制样品整体的透过率。实验室显微 CT 设备使用射线管作为 X 射线源,不同材料的射线管产生不同的特征谱线,通过调节加速电压也可产生不同频段宽频谱的射线(韧致辐射)。射线管常用靶材料包括钨、铜、钒、铬、钼等。Xradia 520 Versa X 射线显微镜使用钨靶射线管,发射呈连续状宽谱分布,能量范围从十几 keV 到 150 keV。设备的管电压范围为 30~160 kV,对应的 X 射线输出功率在 2~10 W(新一代 Xradia 620 Versa 在 160 kV 时输出功率已提高至 25W)。所加管电压越低,则低能 X 射线占比越高,更适合拍摄低密度材料;所加管电压越高,则高能 X 射线占比越高,更适合拍摄高密度材料。除了调整管电压,还可以通过射线滤片调整 X 射线的能量分布。射线滤片为一组厚度逐渐增大的射线均匀吸收材料,可以通过吸收低能 X 射线,使高能 X 射线的占比增大,提高透过率,测试样品的密度越高选取的滤片越厚。滤片及管电压的配合调整控制了样品的整体透过率,保证了不同种类样品的成像效果。通常将样品透过率调整到 20%~35% 可以得到最优质的三维图像。当低密度材料和高密度材料无法调整到此区间时,也应调整管电压和滤片使透过率尽可能接近此范围。对于高密度材料测试,还需要注意背景过曝光的问题。Xradia 520 Versa 使用 CMOS 传感器相机,当单个像素探测到的光子数大于 60 000 时像元饱和。常规投影图拍摄需要中心点记录的光强达 5000 以上,当使用最高的管电压和最厚的滤片而样品透过率仍小于 8.3% 时,正常拍摄投影就会出现背景饱和的情况,此时应参考背景的饱和值适当降低曝光时间。当样品透过率小于 3%~5% 时,射线几乎无法穿透样品,重构无法给出样品的内部信息。

由于各方向投影的最终重构结果是一个三维的圆柱体,对于可切割取样的样品,圆柱体切割相较于长方体切割,得到的旋转半径更小,视野利用率更高,是最佳的样品切割方式。投影图的拍摄为穿透式成像,相差 180° 的两张投影呈镜像关系,样品旋转 ±90° 即可得到完整的拍摄信息。对于无法长时间拍摄的生物类样品、图像质量要求不高的样品,可以使用 ±90° 拍摄代替 ±180° 拍摄以缩短测试时间。

9.3 实验基本要求

实验地点为超净间,实验过程中全程穿着洁净服,不得在超净间饮食,制样过程中需佩戴一次性手套。电子束蒸发镀膜设备为贵重仪器设备,学生进行实验需得到指导教师的允许,并在指导教师在场的情况下完成样品蒸镀。

9.4　实验仪器和材料

X射线显微镜（Zeiss Xradia 520 Versa）、3D打印样品、金属样品和树脂-碳纤维样品。

9.5　实验内容

1. X射线显微镜测试技术学习

（1）X射线显微镜基本结构观摩；

（2）测试样品制备；

（3）样品测试的基本操作步骤学习；

（4）样品测试实操；

（5）重构获得三维数据切片。

2. 三维数据分析和处理

（1）三维数据显示软件的使用；

（2）数据处理软件的实操；

（3）实际测试样品的数据处理。

9.6　实验步骤

1. 基本步骤

（1）"样品/sample"——设置样品的名称和数据存储的文件夹，打开已有的或者创建新的ROI(s)（感兴趣区域）测试规程（recipe）；

（2）"加载/Load"——加载样品并且使用可见光摄像头对ROI进行粗略的对中；

（3）"定位/Scout"——定位样品，寻找希望扫描的ROI，确定使用X射线成像的参数；

（4）"扫描/Scan"——为测试规程/recipe设置三维扫描的参数；

（5）"运行/Run"——运行测试规程并开始获取断层扫描数据。

2. 细节步骤

（1）打开Scout-and-scan™控制系统。

（2）选择数据将要保存的目录，输入样品名字。选择一个存在的测试规程或者单击"加号"按钮增加一个新的目录。点击"右向箭头"按钮进入"加载/Load"步骤。

（3）点击"双向箭头"按钮，移开和探测器的位置（保持一个对于常见样品安全的距离）。

（4）设置样品台的位置为 $X=0, Y=0, Z=0, \theta=0°$。

（5）加载样品，在样品控制操作页面，使用可见光摄像头（VLC）的红色的十字线分别在 $0°$ 和 $-90°$ 对样品进行粗略的对中。关闭舱门。点击"右向箭头"按钮进行"定位/Scout"步骤。

（6）在"获取/Acquisition"页，设置源起始能量为 80 kV/7 W 或者 140 kV/10 W（视样品而定），曝光时间/exposure(sec)=1，Binning=2，物镜/objective=0.4×或4×（与样品尺寸匹配），点击"应用/Apply"。

（7）使用"旋转箭头"按钮将样品转到 $\theta=0°$。点击"摄像"按钮开始连续拍照。

（8）使用鼠标双击 ROI 的中心位置。ROI 会在样品的 X 轴和样品的 Y 轴方向粗略居中。停止连续扫描。

（9）使用"旋转箭头"按钮将样品转到 $\theta=0°$。点击"摄像"按钮开始连续拍照。

（10）使用鼠标双击 ROI 的中心位置。ROI 会在样品的 Z 轴方向粗略居中。停止连续扫描。

（11）切换希望使用的物镜。如果是 20× 或者 40× 物镜，可以切换到 Binning＝4 获取更清晰的图像。（但是在设置最终扫描参数的时候需要切换回 Binning＝2。）

（12）在 0°和－90°分别精调 ROI 位置（依据需要可重复第（7）～（10）步）。

（13）在－180°和＋180°之间旋转位置寻找样品距离源最近的位置。

（14）在第（13）步确定的角度将源的位置调整到距离样品最近的位置。

（15）将探测器调整到一个不会撞击到的位置。调整探测器的位置达到想要的体素分辨率。

（16）达到理想的体素分辨率之后（主要是 0.4× 和 4× 物镜），需要检查 cone angle 是否能满足要求 cone angle＜10°。如果此时 cone angle＞10°，则需要同时移近或移远光源和探测器的位置，保证体素不变的情况下，同时将 cone angle 调节到 10°以下。针对一些特别大的样品，cone angle 也可以到 12°。

（17）确定滤色片是什么。

（18）点击"曝光"按钮确定图像采集时间。最佳成像质量需要 Counts＞5000（Counts 数和曝光时间成正比，注意样品和背景不要过于曝光，尽量控制背景 Counts＜40 000 为佳）。点击"右向箭头"按钮进入"扫描/ Scan"步骤。

（19）依据视场（FOV）情况改变投影数量、扫描取样数量，如全视场 1601 张可获得高质量图像。对于内部断层扫描通常使用大于 2001 张的投影；对于其他的扫描可使用默认的参数。

（20）点击"右向箭头"按钮进入"运行/Run"步骤。点击"开始/Start"按钮开始断层图像扫描。通常即便是 20×/40×，单个扫描的时间一般不要超过 20 h。如果出现超时情况，请把样品切小。

9.7　实验结果与数据处理

实验数据分析部分要求学生将扫描标准样获得的三维数据切片导入 Avizo 或 Dragonfly 三维数据处理软件，对测试样品进行阈值分割、孔隙提取、孔隙率分析。本实验按数据分析的完整度和准确度综合评定给出成绩。

9.8　实验注意事项

CT 技术利用 X 射线穿过样品后得到的吸收图像进行重构，几乎任何种类的样品都可以测试。样品对射线的吸收率和样品的密度呈近似的正比关系，试样中的高密度金属掺杂对射线强吸收，而结构中的孔隙、裂纹几乎不吸收射线。显微 CT 设备样品的筛选只要求样品存在需要被观测的内部细节且几何尺寸合适,对于高密度样品,由于射线穿透能力有限而往往需要把样品做到更小的尺寸。显微 CT 测试过程中拍摄图片张数多、持续时间长,为获得高分辨率的三维重构图像,则样品与旋转台之间的固定至关重要。旋转过程中样品的抖动以及微小的形变,均会影响最终三维重构数据的质量。对常规的块状固体样品,我们通常直接将其粘在铝制或钢制金属样品杆的顶端进行拍摄;对容易失水变形的生物组织,在使用固定液固定的同时要尽可能地缩短测试时间;对高分辨率要求的生物组织,可以按照电子显微镜制样的处理方式进行锇酸染色树脂包埋处理;对粉末状样品,可以使用较细的吸管或小号移液枪头填装,并用拉伸过的 Parafilm 封口膜压实,防止旋转过程中颗粒移动。Parafilm 封口膜密度很低,对 X 射线的吸收较小,拉伸并压实后有一定的结构强度,是固定纤维、粉末、生物类样品的理想材料。

CT 装置属于二类辐射装置,射线的操作需要由有操作资质的教师完成,本实验学生主要学习软件设置、样品制备和数据处理,不得独立操作设备。

第 10 章
双束扫描电子显微镜的微纳艺术

华　泽　　王雨禾　编

　　双束扫描电子显微镜(dual-beam scanning electron microscope，dual-beam SEM)是一种集成了扫描电子显微镜和聚焦离子束(focused ion beam，FIB)技术的先进仪器，广泛应用于材料科学、半导体制造、生物学以及纳米技术等领域。其主要特点在于能够同时利用电子束和离子束对样品进行成像和加工，从而在科学研究和工业应用中具有独特的优势。双束扫描电子显微镜的工作原理基于电子束和离子束的协同作用。SEM 利用电子束扫描样品表面，通过检测二次电子、背散射电子或其他信号，获得样品的高分辨率表面形貌。FIB则利用聚焦的离子束(通常是加速氩离子或镓离子)，通过溅射作用对样品进行精密切割、刻蚀或沉积。这两种束流的结合，使双束扫描电子显微镜不仅能够进行高分辨率的成像，还能够对样品进行纳米级别的加工和修复。

　　双束扫描电子显微镜的主要功能与应用有以下 5 方面。

1. 高分辨率成像

SEM 部分负责样品表面的高分辨率成像,能够展示出样品的微观结构。通过控制电子束的加速电压和束流强度,可以获得从几纳米到微米级别的图像,这对于材料的表面分析和结构表征具有重要意义。由于其成像精度高,双束扫描电子显微镜在材料科学研究中被广泛用于观察晶粒结构、相界、微裂纹等微观特征。

2. 精密样品制备

FIB 技术通过控制离子束的定位和强度,可以对样品进行精确的刻蚀和加工,可用于制备样品的截面,例如在半导体器件中,FIB 可以切开晶圆以暴露内部结构,从而进行进一步的分析。此外,FIB 还可以进行纳米尺度的加工,例如在微电子器件上刻蚀通道或修复断裂的导线,具有制备 TEM 样品等功能。

3. 材料分析

双束扫描电子显微镜通常配备有能谱仪(EDS)和电子背散射衍射仪(electron backscatter diffraction,EBSD),可以提供样品的元素组成和晶体结构信息。EDS 利用电子束激发样品中的 X 射线,通过分析这些射线的能量分布,确定样品中的元素种类和浓度。EBSD 则通过分析背散射电子的衍射花样,确定晶体的取向和相位分布。EDS 和 EBSD 联用,使双束扫描电子显微镜既能获得样品的形貌信息又能得到其化学和晶体学信息,全面表征材料特性。

4. 三维重建

通过 FIB 逐层切削样品,并结合 SEM 对每一层进行成像,可以获得样品的三维结构信息。此功能在研究样品内部结构(如多层半导体器件、复合材料内部缺陷)时非常有用。通过对切削过程的精确控制,双束扫描电子显微镜能够重建出样品内部的三维图像,为研究人员提供深入分析结构的工具。

5. 纳米加工与修复

双束扫描电子显微镜的纳米加工功能使其成为纳米技术领域的重要工具。通过控制 FIB 的扫描模式和能量,可以在样品表面进行纳米尺度的雕刻、钻孔或沉积。这在微电子器件的制造和修复中尤为重要。例如,在半导体制造过程中,FIB 可以用来修复缺陷或调整结构,以提高器件的性能和可靠性。此外,FIB 还可以用于制造纳米级别的结构,如量子点、纳米线等,推动纳米科技的发展。

综上所述,双束扫描电子显微镜通过整合电子束和离子束的优势以及和其他技术的联用,实现了成像、分析和加工功能的多样化、高效化和全面化。其高分辨率、灵活性和精密控制能力,使它在科学研究和工业应用中具有不可替代的地位。随着技术的发展,未来双束扫描电子显微镜可能会进一步提高分辨率、增强自动化水平,并整合更多的功能模块,如实时原子层沉积(atomic layer deposition,ALD)和离子注入等,满足更广泛的应用需求。

10.1　硅基材料图像化加工实验

10.1.1　实验目的

(1) 使学生掌握 FIB 微纳加工技术;

(2) 使学生了解并使用 Nanobuilder 软件加工技术；

(3) 使学生发散思维,自行设计图形。

10.1.2 实验原理

FIB 系统是利用电子透镜将离子束聚焦成 4 nm 尺寸的切割束斑,目前 FIB 主要为液态金属离子源(LMIS),金属材质为镓。镓元素具有低熔点、低蒸气压及良好抗氧化性。FIB 系统的操作和扫描电子显微镜的工作方式相似。液态金属离子源加热的同时伴随一定的拔出电压,获得镓离子束,通过电子透镜精细聚焦的镓离子束,在束偏转线圈的作用下,形成扫描光栅。离子束的能量分散约为 5 eV,为了降低像差,在离子束光轴上设置光阑;为了消除像散,使用八级线圈作为像散消除器。离子束通过溅射对样品局部进行刻蚀、局部沉积、表面成像。

由于离子质量较大,高能离子束对样品具有破坏性刻蚀作用。利用高能离子束的这种特性进行表面及内部的微纳加工,一般加工尺寸范围在 200 μm～50 nm。其截面分析实验过程中,通过 FIB 刻蚀、抛光,使得截面光滑平整,利用电子束的形貌表征分析内部结构。

10.1.3 实验基本要求

(1) 提前自行设计 BMP 格式位图;

(2) 熟练掌握 FIB 的使用技巧;

(3) 学习掌握 Nanobuilder 软件的基本操作。

10.1.4 实验仪器和材料

Helios G4 UC,电子束-离子束双束扫描电子显微镜(赛默飞世尔(Thermo Fisher)公司生产),电子束加速电压为 350 V～30 kV,离子束加速电压为 500 V～30 kV,硅片。

10.1.5 实验内容

(1) 设计加工图形方法及样品预处理;

(2) 讲解 Nanobuilder 软件的使用;

(3) 学生自主上机操作。

10.1.6 实验步骤

(1) 样品装载:将硅片用玻璃刀割开,并用无尘布或无尘纸蘸无水乙醇擦拭硅片表面。使用导电银胶将硅片与样品台对粘;待银胶完全凝固后,开舱将样品与固定器固定。

(2) 样品调试:真空降到 3×10^{-3} Pa 以下后,在电子束下聚焦清楚并将样品工作台升至工作距离 4 mm;转角 52°,寻找特征点进行电子束-离子束共点位调节;离子束焦距调试。

（3）图片导入：将自行设计好的位图或者应用 Nanobuilder 软件绘制好的图形导入。导入后分别在 $1~\mu m$、$10~\mu m$、$50~\mu m$ 的尺寸下加工。

（4）加工成功后，角度调回 $0°$，关闭电子束、离子束，取出样品。

10.1.7　实验结果与数据处理

分别在 $1~\mu m$、$10~\mu m$、$50~\mu m$ 的尺寸下加工自行设计的图形，并得到清晰的扫描图像。

10.1.8　实验注意事项

（1）样品进出样时要严格控制高度；

（2）全程操作佩戴丁腈手套；

（3）设置实验条件时请认真思考，确保参数合理，严禁未经允许操作仪器；

（4）注意离子束束流的选择；

（5）注意样品台倾转和旋转的角度，防止误撞极靴。

10.2　硅基材料的透射样品制备实验

10.2.1　实验目的

（1）使学生掌握透射样品制备技巧；

（2）了解硅基样品内原子排布；

（3）掌握纳米机械手的提、取、焊接功能。

10.2.2　实验原理

基于 FIB 的材料去除和精密加工能力，结合 TEM 的要求，制备超薄、平整且均匀的样品薄片，使得电子束能够透过样品获得高分辨率的内部结构图像。FIB 技术利用聚焦的高能离子束（通常是镓离子束）对样品进行加工。离子束撞击样品表面时，会传递能量给样品原子，导致样品表面材料的溅射（sputtering）效应。溅射效应是离子束去除材料的主要机制，即通过撞击将样品表面原子逐层击出，从而实现对材料的精密去除。在 FIB 加工过程中，样品可能会受到离子束的损伤，包括晶格缺陷、应力引入、表面沉积等。因此，FIB 制备 TEM 样品的一个关键原则是通过适当的技术手段来最小化这种损伤。

10.2.3　实验基本要求

（1）掌握 TEM 样品制备及相关参数选择；

（2）严格遵守实验室安全制度，保证设备人员安全；

（3）实验结束后，认真填写实验报告。

10.2.4　实验仪器和材料

Helios G4 UC，电子束-离子束双束扫描电子显微镜（赛默飞世尔（Thermo Fisher）公司生产),电子束加速电压为 350 V～30 kV,离子束加速电压为 500 V～30 kV,硅片。

10.2.5 实验内容

(1) 讲解透射样品制备流程;

(2) 上机实验演示;

(3) TEM 原子像实验演示。

10.2.6 实验步骤

(1) 样品装载,在样品台 52°下实现电子显微镜电子束和离子束共点位调节;

(2) 离子束沉积 10 μm×2 μm×1 μm 的铂保护层;

(3) 采用大束流在保护层长边两侧未沉积区域进行矩形刻蚀,切换小束流对保护层长边两侧刻蚀区域进行精修;

(4) U 形切:将样品台调节至 0°,将保护层短边两侧及样品底部区域切断;

(5) 使用纳米机械手将 U 形切后样品提取,并转移到铜载网上;

(6) 将样品台重新调回 52°,对铜载网上的样品双侧逐级减薄,直至低能电子束能穿透样品。

整体流程如图 10-1 所示。

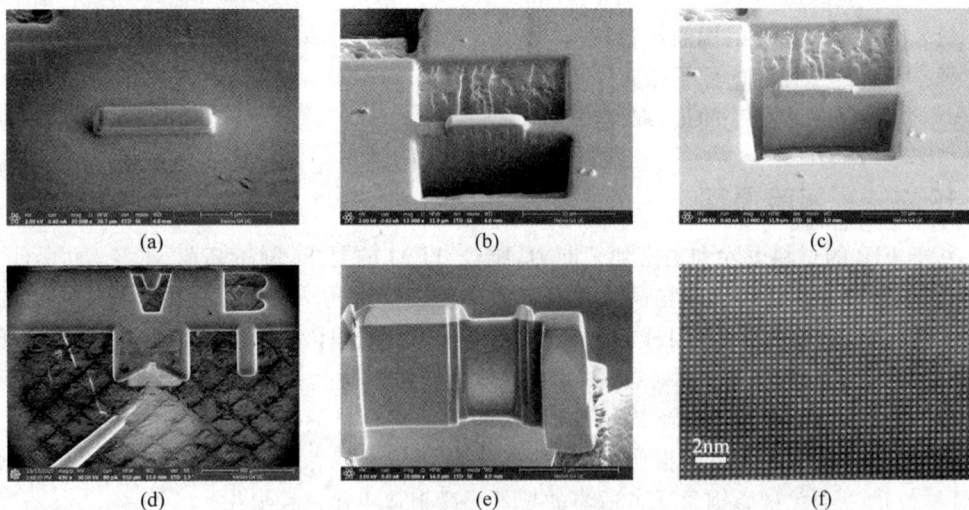

图 10-1　TEM 样品制备过程

(a) 沉积金属铂保护层;(b) 样品双侧矩形刻蚀;(c) U 形切;(d) 纳米机械手提取焊接;
(e) 样品双侧减薄;(f) TEM 原子像表征

10.2.7 实验结果与数据处理

TEM 原子像过滤处理。

10.2.8　实验注意事项

（1）样品进出样时要严格控制高度；

（2）全程操作佩戴丁腈手套；

（3）设置实验条件时请认真思考，确保参数合理，严禁未经允许操作仪器；

（4）注意离子束束流的选择；

（5）注意样品台倾斜和旋转的角度，防止误撞极靴。

10.3　三维纳米加工剪纸实验

10.3.1　实验目的

（1）掌握三维纳米剪纸加工技术；

（2）掌握离子束加工剂量；

（3）掌握离子束的加工效果。

10.3.2　实验原理

FIB 系统中液态金属离子源产生的离子经过高压抽取和加速后，可通过电子透镜和偏转透镜照射到样品表面的指定位置，在撞击过程中可剥离样品表面的原子而达到切割或研磨的目的，最终实现微纳米结构的加工。基于 FIB 纳米剪纸的主要工具是标准的 FIB 刻蚀系统，即一台双光束 FIB/SEM 系统（FEI Helios G4 UC），其液态离子源为镓离子，加速电压为 2～30 kV，束流为 24～80 pA（实际上，纳米剪纸的必要条件是获得一定形式的应力分布，在具体设备方面具有通用性）。实验结果表明，对于其他形式的离子源，FIB 作为一种纳米加工手段，在使用的过程中往往伴随着残余应力、表面损伤、离子注入等难以避免的现象。而纳米剪纸方法却正是充分利用这种由镓离子和金膜碰撞而产生的"不希望的"残余应力来改变样品的表面形貌，实现微纳米结构的直接无掩模加工。

10.3.3　实验基本要求

（1）掌握前面实验的离子束刻蚀加工工艺；

（2）利用 Nanobuilder 软件进行复杂二维纳米剪纸结构模型参数设定；

（3）对二维纳米剪纸结构进行离子束辐照，并控制离子束辐照剂量，实现三维纳米剪纸结构的制作。

10.3.4　实验仪器和材料

实验仪器同 10.1.4 节，材料为氮化硅薄膜。

10.3.5　实验内容

（1）介绍三维纳米剪纸的原理及应用；

（2）介绍仪器操作注意事项及操作演示；

（3）学生上机操作实验。

10.3.6　实验步骤

（1）样品装载，以及样品台 52°下电子束和离子束共点位调节；

（2）将加工文件导入 Nanobuilder 软件，并进行参数设置，加工二维图形；

（3）控制离子束辐照剂量，将二维图形转化为三维结构；

（4）将样品台回转至 0°，关闭电子束与离子束；

（5）点击"Vent"键将样品取出。

10.3.7　实验结果与数据处理

（1）按照指导教师提供的加工文件进行三维剪纸结构加工；

（2）控制离子束剂量以实现不同弯折角度的三维结构。

10.3.8　实验注意事项

（1）样品进出样时要严格控制高度；

（2）全程操作佩戴丁腈手套；

（3）设置实验条件时请认真思考，确保参数合理，严禁未经允许操作仪器；

（4）注意离子束束流的选择，注意样品台倾斜和旋转的角度，防止误撞极靴。

第 11 章
原子力显微镜在定量纳米力学中的操作及应用

郗淑萌　编

原子力显微镜(atomic force microscope,AFM)为扫描探针显微镜家族的一员。它利用探针和样品间原子作用力的关系获得样品的表面形貌以及力学、电学等表面物理性质,具有纳米级的分辨能力,是目前研究纳米科技和材料分析的最重要的工具之一。本实验指导书从原子力显微镜的工作原理及定量纳米力学的应用操作进行讲解,并利用原子力显微镜观察材料表面形貌,结合定量纳米力学功能表征材料的纳米力学性质。

本实验指导书包括3个实验的设计,通过实验内容的实践,学生可以掌握原子力显微镜的基本构造、原理,以及表面形貌和定量纳米力学表征操作方法,为学生从事纳米科学研究打下基础。

11.1 原子力显微镜的基本原理及探针安装

11.1.1 实验目的

（1）掌握原子力显微镜的基本结构及原理；

（2）了解原子力显微镜的探针类型；

（3）掌握原子力显微镜的探针选择和调试。

11.1.2 实验原理

原子力显微镜主要由为反馈光路提供光源的激光系统、进行力-距离反馈的探针微悬臂系统、执行光栅扫描和 z 轴定位的压电扫描器、接收光反馈信号的光电探测器四大核心构件组成（图 11-1）。原子力显微镜的工作原理是基于探针针尖和样品表面之间的作用力会使探针悬臂梁弯曲或偏转，这种作用力非常微弱，主要是范德瓦耳斯力。在扫描时，压电扫描器会带动微悬臂系统在样品表面起伏运动，以维持探针针尖和样品表面之间作用力的恒定，记录微悬臂系统的运动轨迹，而后通过计算机进行后处理，最终可获得样品表面形貌的信息。

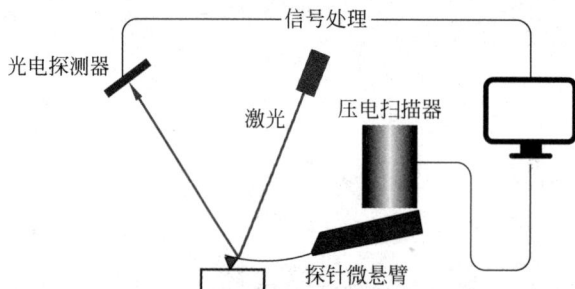

图 11-1 原子力显微镜结构示意图

11.1.3 实验基本要求

（1）掌握原子力显微镜的基本结构及原理；

（2）了解原子力显微镜的探针类型；

（3）掌握原子力显微镜的探针安装。

11.1.4 实验仪器和材料

Dimension Icon 原子力显微镜（Bruker 公司产）、原子力显微镜专用探针。

11.1.5 实验内容

（1）介绍原子力显微镜的四大核心构件；

（2）介绍原子力显微镜的基本工作原理；

（3）讲解原子力显微镜专用探针的基本参数以及选择依据；

（4）讲解实验注意事项以及演示实验操作步骤；

（5）学生上机操作实验。

11.1.6　实验步骤

（1）从扫描器上取下探针夹；

（2）将探针安装到探针夹上；

（3）将探针夹重新装回到扫描器上；

（4）调整悬臂激光；

（5）调整四象限光电探测器反射光斑位置。

11.1.7　实验结果与数据处理

（1）通过软件判断探针安装的效果，如图 11-2 所示；

（2）总结不同类型探针的选择依据。

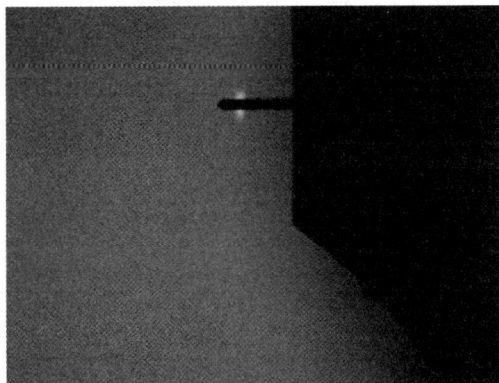

图 11-2　探针安装后的光学显微镜图像

11.1.8　实验注意事项

（1）扫描器轻拿轻放，安全握住扫描器，避免与其他物体发生碰撞；

（2）将探针夹安装在扫描器上时，不要用力过大；

（3）将扫描器放回燕尾槽时一定要放到底，谨防掉落。

11.2　三维表面形貌观察实验

11.2.1　实验目的

（1）理解原子力显微镜不同成像模式的工作原理；

(2) 掌握原子力显微镜形貌成像的基本操作。

11.2.2 实验原理

以 Dimension Icon 设备为例,根据针尖和样品之间作用力的形式,原子力显微镜的表面形貌成像工作模式可以分为接触模式、轻敲模式、峰值力轻敲模式。三种工作模式下,为确保探针精确地跟踪样品表面形貌,需要不断地将检测信号与设定值进行比较。如果它们不相等,则将相应的电压加到扫描器上,以使探针接近或远离样品表面,从而将差值信号恢复到零。三种工作模式下作为成像反馈信号的物理量见表 11-1。

表 11-1 三种工作模式下作为成像反馈信号的物理量

工 作 模 式	反馈信号/检测信号
接触模式	悬臂梁弯曲度
轻敲模式	悬臂振幅
峰值力轻敲模式	峰值力

11.2.3 实验基本要求

(1) 理解三种成像模式的工作原理;
(2) 掌握原子力显微镜形貌成像的基本操作。

11.2.4 实验仪器和材料

Dimension Icon 原子力显微镜、原子力显微镜专用探针、氧化钒薄膜(基底为抛光硅片)。

11.2.5 实验内容

(1) 讲解原子力显微镜不同成像模式的工作原理;
(2) 介绍表面形貌成像操作步骤并进行实验演示;
(3) 学生上机操作。

11.2.6 实验步骤

(1) 安装样品;
(2) 安装合适的探针;
(3) 选择一个成像模式并进入;
(4) 使用光学显微镜聚焦到样品表面;
(5) 设置初始参数,进针扫描;
(6) 调整参数,保存图像;
(7) 退针;
(8) 取出样品,关闭仪器。

11.2.7 实验结果与数据处理

（1）保存测试结果，如图 11-3 所示；

（2）使用 Nanoscope Analysis 软件对图像进行处理和分析。

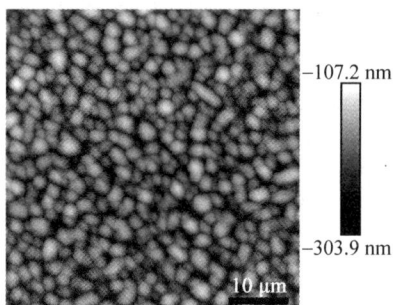

图 11-3 氧化钒纳米颗粒原子力显微镜图像

11.2.8 实验注意事项

（1）样品必须平整，牢牢固定在样品台上；

（2）扫描器轻拿轻放，安全握住扫描器，避免与其他物体发生碰撞；

（3）在 XY 方向移动样品台之前，一定要将扫描器 Z 方向提升到安全高度；

（4）在初始化样品台之前一定要清理大理石平台，以防止发生碰撞；

（5）将探针夹安装在扫描器上时，不要用力过大；

（6）将扫描器放回燕尾槽时一定要放到底，谨防掉落；

（7）切勿在大理石平台上放置任何物体。

11.3 定量纳米力学实验

11.3.1 实验目的

（1）掌握定量纳米力学成像的原理及基本操作；

（2）掌握力曲线的分析，获得杨氏模量。

11.3.2 实验原理

定量纳米力学成像是基于峰值力轻敲模式的一个重要应用，可以对材料进行纳米尺度的力学性质分析，包括模量、黏附力、压入深度和能量耗散等。原子力显微镜通过记录探针与样品的一次接触过程中作用力的变化，来表征样品的力学性质，如图 11-4 所示。横轴代表探针相对于样品的运动，随着扫描管 z 方向的伸长，探针朝下向样品运动。探针与样品的距离逐渐减少，在软件的力曲线窗口中，显示为从右往左的蓝线。随着扫描管 z 方向的收缩，探针远离样品，探针与样品的距离逐渐增大，在力曲线中显示为从左往右的红线。由于针尖尖端部分尺寸在纳米量级,因此原子力显微镜所表征的通常是材料纳米微区的力学性质。

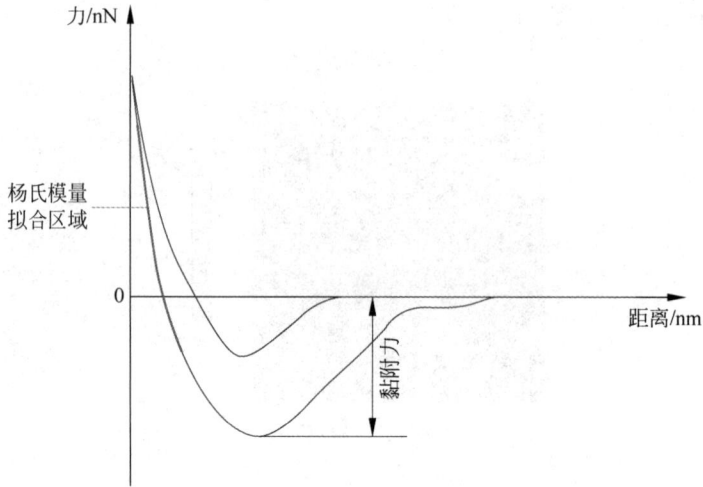

图 11-4 力曲线示意图

11.3.3 实验基本要求

(1) 掌握定量纳米力学成像的基本操作;

(2) 分析样品的力曲线,获得杨氏模量。

11.3.4 实验仪器和材料

Dimension Icon 原子力显微镜、原子力显微镜专用探针、钙钛矿薄膜(基底为氧化铟锡(ITO)导电玻璃)。

11.3.5 实验内容

(1) 讲解定量纳米力学的原理;

(2) 介绍不同接触模型拟合杨氏模量;

(3) 介绍仪器操作步骤并进行实验演示;

(4) 学生上机操作。

11.3.6 实验步骤

(1) 安装合适的探针;

(2) 使用标准样品校准探针力学参数;

(3) 安装待测样品;

(4) 设置初始参数,进针扫描;

(5) 调整参数,保存图像;

(6) 选择区域,单点测试并保存力曲线;

（7）退针；

（8）取出样品，关闭仪器。

11.3.7 实验结果与数据处理

（1）获取钙钛矿样品杨氏模量图像，如图 11-5 所示；

（2）使用 Nanoscope Analysis 软件对图像进行分析。

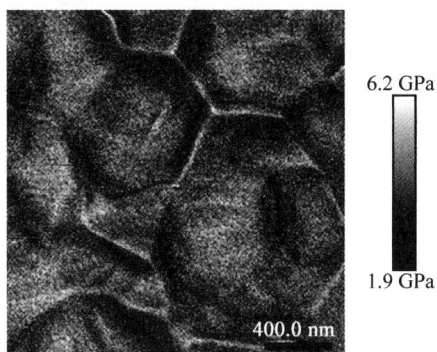

图 11-5 钙钛矿薄膜杨氏模量图像

11.3.8 实验注意事项

（1）选择与样品弹性性质相符合的探针；

（2）探针应进行多次校准，确保准确；

（3）样品必须平整，牢牢固定在样品台上；

（4）将扫描器放回燕尾槽时一定要放到底，谨防掉落；

（5）切勿在大理石平台上放置任何物体。

第 12 章
原子力显微镜在膜材料中应用

艾 惠 编

　　原子力显微镜(AFM)是通过原子之间的细微作用力进行成像,用微小的探针"摸索"样品表面来获得信息,可以分辨出其他显微镜无法分辨的极小尺度上的表面细节与特征,探测原子和分子的形状,确定物体的电、磁与机械特性。根据针尖与样品材料的不同以及针尖-样品距离的不同,针尖与样品之间的作用力可以是原子间斥力、范德瓦耳斯吸引力、弹性力、黏附力、磁力和静电力,以及针尖在扫描时产生的摩擦力。通过控制并检测针尖与样品之间的这些作用力,不仅可以高分辨率表征样品表面形貌,还可分析与作用力相应的表面性质。原子力显微镜适用于各种物品,如金属材料、高分子聚合物、生物细胞等,并且不会使样品发生变化,也不会使样品受破坏性的高能辐射作用。原子力显微镜凭借其高分辨率和多功能性,成为纳米科学研究的重要工具,推动了材料、生物、半导体等领域的技术突破。由于它的出现,人类在直接观测微观世界方面向前跨出了一大步。

铁电性是指晶体在无外加电场下而具有自发极化,自发极化是指晶胞中的正负电荷中心沿该方向存在相对位移而形成了电偶极矩,电偶极矩的两端分别是带正电和负电的束缚电荷。一种铁电体的自发极化取向有两种及两种以上的极化方向,并且极化方向在外电场作用下可发生改变。铁电体的极化强度与外加电场的关系呈回滞型曲线。由于铁电体具有电滞回线的特征,在零场下具有正负两种剩余极化状态,因此可作为"0"和"1"两种存储信号。并且,两种剩余极化状态在无电场下保持性强,具有非挥发性,与磁存储相比,铁电存储具有能耗低、擦写速度快的特点。

压电力显微镜(piezoresponse force microscope,PFM)是原子力显微镜众多功能之一,可以用于获取有关样品表面形状和铁电样品极化方向的信息,是铁电畴的表征方法之一。这种方法无需专门制样,无损样品,成像快,分辨率高。原子力显微镜利用探针针尖与样品表面原子间的作用力、磁力、静电力探测样品粗糙度、铁电畴、铁磁畴等信息。铁电体通常具有逆压电效应,当电场平行于铁电极化方向时,材料沿极化轴伸长;反之收缩。通过对样品施加激励电压就能判断极化方向,但是在几伏的直流电压下,薄膜样品的形变量仅在皮米量级,Z 扫描管难以从形貌信息中提取压电响应。所以在实际的压电力显微镜中,会在针尖上施加几伏的高频交流激励信号而使样品表面形貌产生十分微小的高频振动,从而使干涉光强除了携带形貌信息,还将叠加压电响应所产生的微小的高频交流信号。将反映干涉光强的电信号输入锁相放大器,锁相放大器则能够从中提取反映压电信息的高频交流信号,通过分析压电信号与激励信号的相位差来反映极化方向。采用光杠杆式,则探针悬臂的竖直形变和左右扭摆都可以通过激光在四象限光电二极管的移动来分析,因此可同时测出面外和面内极化方向。压电力显微镜广泛应用于材料开发和电介质研究。

本开放实验将仪器设备培训与科研团队的实验应用相结合,一方面,利用旋涂的方法制备不同条件下聚甲基丙烯酸甲酯(PMMA)膜,通过原子力显微镜表征其三维形貌及分析表面粗糙度;另一方面,结合压电力显微镜在铁电存储器件方面的应用,制备薄膜器件,通过压电力显微镜表征其畴结构翻转。通过开放实验,学生可以学会常用的制膜方法和膜表征手段,以及原子力显微镜及压电力显微镜模块的使用方法,了解原子力显微镜在膜材料中的具体应用,进一步拓宽对原子力显微镜应用领域的了解。

12.1 利用旋涂仪制备 PMMA 膜

12.1.1 实验目的

(1) 通过实验了解旋涂仪的组成、相应操作流程及安全注意事项;
(2) 利用旋涂仪制备 PMMA 膜。

12.1.2 实验原理

PMMA 是一种透明、硬质的有机聚合物材料,具有很好的化学稳定性和光学特性,广泛应用于航空、建筑、仪器设备等领域。PMMA 的光学性能优异,透光率可达 92%,具有优异的可见光透过率、低吸水性、力学性能和良好的室外耐候性。

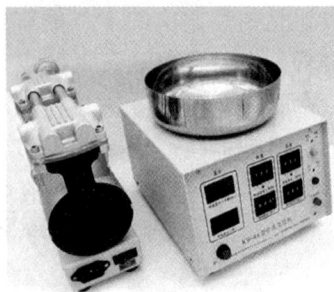

旋涂仪(spin coater,图 12-1)是一种用于制备薄膜的实验设备,常用于半导体、光电子和生物医学等领域的研究中。它的工作原理是将液体样品加在旋转的衬底表面,通过离心力使样品均匀分布在衬底表面,最终形成一层均匀的薄膜。旋涂仪通常由旋转台、控制系统、喷头和马达等组成。在操作时,使用者需要将样品倒在衬底上,将衬底放在旋转台上,然后控制旋转速度和旋转时间,使样品在旋转的同时均匀涂覆在衬底表面。通常情况下,旋转速度越高,薄膜的厚度就越薄。

图 12-1　旋涂仪示意图

12.1.3　实验基本要求

(1) 配制 PMMA 溶液;
(2) 通过实验了解旋涂仪的组成、相应操作流程及安全注意事项;
(3) 利用旋涂仪制备得到 PMMA 膜。

12.1.4　实验仪器和材料

KW-4A 旋涂仪、PMMA、乳酸乙酯、氯仿、硅片、玻璃片、镊子、表面皿、双面胶、电子天平、玻璃瓶、移液枪、称量纸、一次性滴管、镊子、记号笔、手套、护目镜、口罩、吹风机。

12.1.5　实验内容

(1) PMMA 溶液配制;
(2) 讲解旋涂仪的组成、相应操作流程及安全注意事项等;
(3) 上机操作利用旋涂仪制备 PMMA 膜样品。

12.1.6　实验步骤

1. 溶液配制
(1) 用电子天平称量 PMMA 固体至玻璃瓶中;
(2) 用移液枪量取相应体积溶液至玻璃瓶中;
(3) 在玻璃瓶中溶解 PMMA 固体,摇匀,得到无色透明溶液;
(4) 将配制好的溶液贴好标签待用。

2. 旋涂制样
(1) 打开旋涂仪开关、真空泵开关;
(2) 设置旋涂仪参数,即旋涂速度、加速度及旋涂时间;
(3) 将基片通过真空吸附固定到台盘上;
(4) 将准备好的 PMMA 溶液用滴管或移液枪滴至基片上;
(5) 启动旋涂仪,直到达到预定的速度;
(6) 涂覆时间完毕后,取下基片待用。

12.1.7 实验结果与数据处理

（1）旋涂得到不同条件下的 PMMA 薄膜。

（2）在滴胶前，胶质需经过亚微米级别的过滤处理，否则薄膜有可能形成彗星图、星状图，产生气泡。滴胶阶段是将胶质溶剂沉积在基片中心位置的过程。滴胶过程采用静态滴胶方式，即在基片旋转之前将胶质滴加沉积在基片中心。

（3）氯仿溶剂挥发性很强，如果基片没有在短时间内稳定快速地加速到设定的速度，胶质中的溶剂就会快速挥发，导致胶质的黏性迅速增强，从而影响对涂层厚度的控制。加速旋转阶段，基片以一定的加速度旋转，胶质溶剂开始向基片边缘扩散，部分胶质开始被甩出基片。在加速初始阶段，胶质是以一定的高度堆积在基片表面，胶质的底部与基片表面粘在一起旋转。胶质上层由于惯性作用，其转速无法与基片同步，胶质形成螺旋状。随着胶质在离心力作用下持续向基片边缘扩散，螺旋状逐渐消失，胶质变薄为涂层，并覆盖基片表面，涂层和基片旋转速度完全同步。

（4）在匀速旋转阶段，胶质的黏性力和挥发作用是影响薄膜厚度不均匀性的重要因素。胶质溶剂在加速旋转至设定速度时，已经形成一定厚度的涂层。在匀速旋转过程中，由于胶体的黏性力仍小于所受到的离心力，涂层持续向基片边缘扩散，基片边缘的胶质不断被甩出，涂层厚度逐渐减小。由于涂层已覆盖整个基片表面，受基片上方快速流动的气流影响，溶剂的挥发速度加快，导致胶体的黏性力不断增加，开始形成难以流动的胶状物，胶质涂层所受到的各个方向的力达到平衡，涂层的厚度达到最终状态。

12.1.8 实验注意事项

（1）在操作前仔细阅读并熟悉操作规程；

（2）操作过程中需佩戴防护手套、护目镜及口罩等防护用品，避免因误操作导致受伤害；

（3）在操作旋涂仪过程中应避免皮肤、眼睛接触液体；

（4）若发现异常情况，应及时停止操作并进行检查处理。

12.2 利用智能扫描模式表征 PMMA 膜

12.2.1 实验目的

（1）通过智能扫描模式观测 PMMA 膜表面三维形貌；

（2）对比不同制膜条件下 PMMA 膜的表面粗糙度；

（3）了解原子力显微镜在膜材料中的应用。

12.2.2 实验原理

峰值力轻敲模式（peak force tapping mode）是布鲁克（Bruker）公司 Dimension Icon 系统最新的专利技术（图 12-2）。在峰值力轻敲模式下，探针会周期性地触碰样品，产生的皮牛（pN）级相互作用力可直接通过悬臂梁的弯曲量进行测量。测量系统在获取图像的每个像素处都会作一次力曲线，在作力曲线的过程中，探针施加给样品的力的最大值称为峰值力(peak force)。其优点是，可以控制成像时力的大小，使探针和样品间的相互作用很小，提高分辨率；对力的良好控制，使压入深度和侧向力很小，对探针和样品的损害很小；使用力直接作为反馈，在获取样品表面形貌图像的同时，可以直接定量得到表面的力学信息。

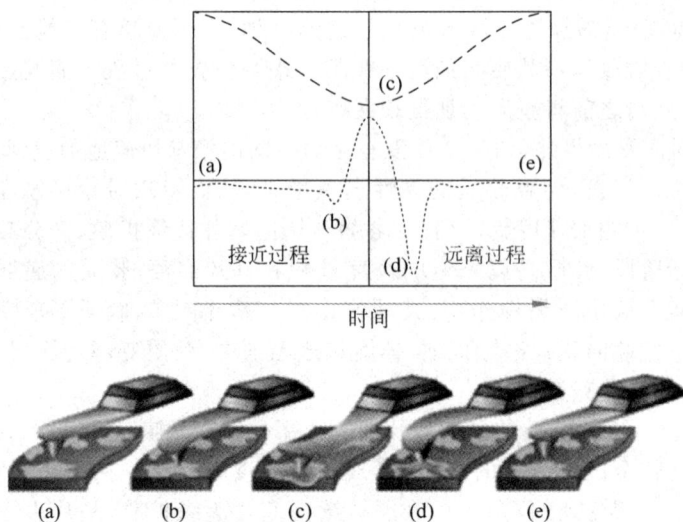

图 12-2　峰值力轻敲模式

智能扫描模式(ScanAsyst)基于峰值力轻敲模式(图 12-3)，采用 2 kHz 的频率在整个表面作力曲线，利用峰值力作反馈，通过扫描管的移动保持探针和样品之间的峰值力恒定，系统可自动优化参数并得到高分辨的图像，可在大气及液体环境下直接成像反映表面形貌。智能模式操作简单，关键参数可以通过软件自动优化，可获得高质量的扫描图像。它能保持轻敲模式的优点，但无需进行悬臂梁调谐，由于针尖与样品表面接触非常短暂，使它们之间的剪切力最小化，因此可以对非常软的样品成像，相对于轻敲模式具有更好的稳定性。

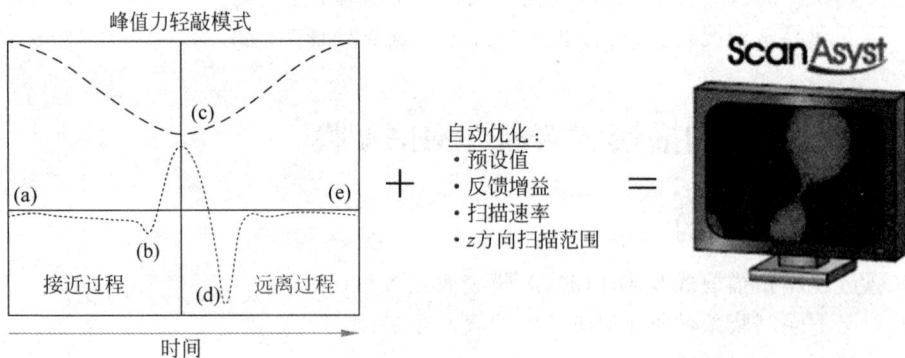

图 12-3　智能扫描模式(ScanAsyst)

12.2.3　实验基本要求

(1) 通过实验了解原子力显微镜的基本原理、智能扫描模式及相应操作流程；

(2) 了解智能扫描模式探针选型一般规则、原子力显微镜软件离线处理方法；

(3) 学会利用原子力显微镜表征膜的方法。

12.2.4 实验仪器和材料

Dimension XR 原子力显微镜(Bruker 公司)、探针(ScanAsyst-Air)、探针夹、PMMA膜、镊子、铁片、双面胶、防静电手套、剪刀。

12.2.5 实验内容

(1) 讲解智能扫描模式及相应操作流程、探针选型规则及安全注意事项等;
(2) 演示智能扫描模式操作流程;
(3) 上机操作利用智能扫描模式测试 PMMA 薄膜的表面形貌,并利用离线软件进行分析处理及结果讨论。

12.2.6 实验步骤

智能扫描模式操作流程:选择工作模式为 ScanAsyst;准备扫描头、探针和样品;校准激光和光电探测器;安装探针;聚焦样品表面;检查初始扫描参数;进针扫描图像。具体操作请扫描二维码观看视频。

12-1 原子力显微镜智能扫描模式操作流程

12.2.7 实验结果与数据处理

利用原子力显微镜智能扫描模式分别表征不同浓度 PMMA 薄膜的表面三维形貌(图 12-4),通过离线分析软件处理得到其相对应的表面粗糙度(表 12-1)。

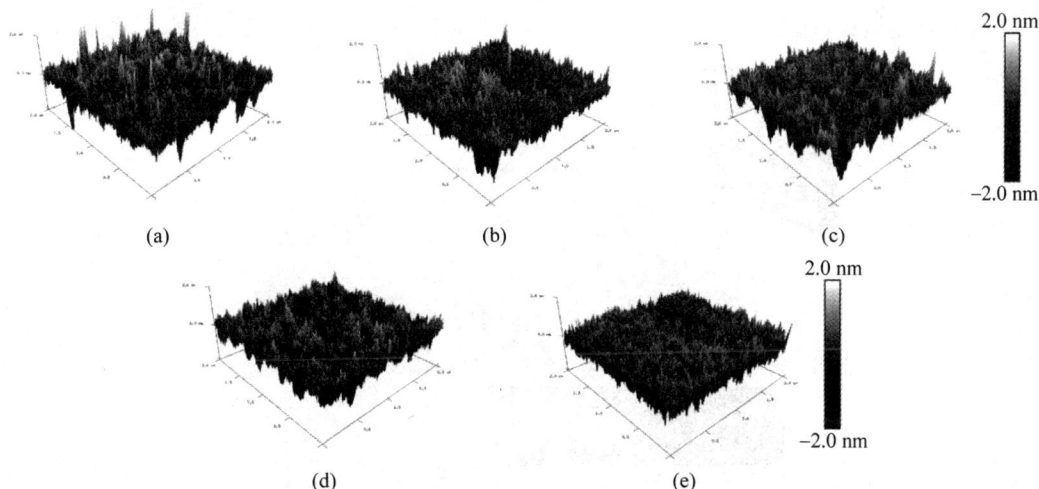

图 12-4 不同浓度 PMMA 氯仿溶液在玻璃基底上制膜得到的表面三维形貌图
(a) 2 mg/mL;(b) 4 mg/mL;(c) 6 mg/mL;(d) 8 mg/mL;(e) 10 mg/mL

表 12-1 不同浓度 PMMA 氯仿溶液在玻璃基底上制膜得到的表面粗糙度

浓度/(mg/mL)	Rq/nm	Ra/nm
2	0.45	0.32
4	0.40	0.27
6	0.37	0.28

浓度/(mg/mL)	Rq/nm	Ra/nm
8	0.37	0.28
10	0.32	0.25

12.2.8 实验注意事项

(1) 扫描头为 SiC 陶瓷,硬而脆,不能撞击,轻拿轻放;

(2) 更换探针需经培训通过方可操作,轻拿轻放,避免因震动导致针尖掉落;

(3) 调节激光光路时不要直视激光光源,否则可能造成对眼睛的伤害;

(4) 测试的所有数据只能用光盘复制,不能使用 U 盘;

(5) 测试完成后操作工具放回原处,保持实验室环境卫生整洁。

12.3 利用压电力显微镜表征铁电薄膜器件

12.3.1 实验目的

(1) 通过压电力显微镜模式观测铁电薄膜器件的铁电畴分布;

(2) 了解压电力显微镜在铁电材料中的应用。

12.3.2 实验原理

压电力显微镜(图 12-5)是一种在接触模式下表征样品形变的测试技术。通常探测样

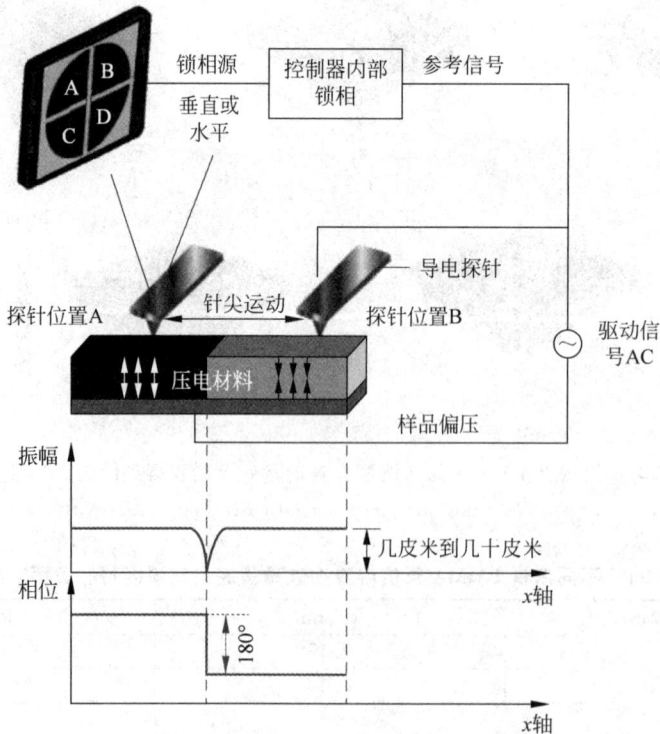

图 12-5 压电力显微镜测试原理示意图

品在面外方向对外加交流电的响应。压电力显微镜测试中,在探针上施加一个交流的驱动信号 AC,扫描时探针时刻与样品表面保持接触,在交流电的驱动下,样品会发生膨胀和收缩,从而带动探针产生相应的偏转。探针的偏转所对应的形变往往只有几皮米到几十皮米,需要用锁相放大器测量。四象限光电检测器检测到探针的偏转,并以此作为锁相放大器的输入信号。在锁相放大器中,参考信号为 AC 交流电信号。通过将探针偏转信号与参考信号进行对比,得到所需要的压电信息。

12.3.3 实验基本要求

(1) 通过实验了解压电力显微镜的基本原理、压电力显微镜模式及相应操作流程;

(2) 了解压电力显微镜模式探针选型一般规则、软件离线处理方法;

(3) 了解利用压电力显微镜表征铁电薄膜器件的方法。

12.3.4 实验仪器和材料

Dimension XR 原子力显微镜、探针(SCM-PIT-V$_2$)、探针夹、铁电薄膜器件、镊子、铁片、双面胶、防静电手套、剪刀。

12.3.5 实验内容

(1) 讲解压电力显微镜及相应操作流程、探针选型规则及安全注意事项等;

(2) 演示压电力显微镜的操作流程;

(3) 上机操作利用压电力显微镜表征铁电薄膜器件的畴结构,并利用离线软件分析处理及结果讨论。

12.3.6 实验步骤

压电力显微镜模式操作流程:

(1) 选择工作模式为 Piezoresponse—P-V/H;

(2) 准备扫描头、探针和样品;

(3) 校准激光和光电探测器;

(4) 安装探针;

(5) 聚焦样品表面;

(6) 检查初始扫描参数;

(7) 进针扫描图像,优化"drive frequency""drive amplitude"等参数得到面外和面内畴结构。具体操作可参考 12.2.6 节智能扫描模式操作流程视频。

12.3.7 实验结果与数据处理

测试得到铁电薄膜器件的面外和面内畴结构(图 12-6),利用离线分析软件处理得到面外和面内的极化方向。

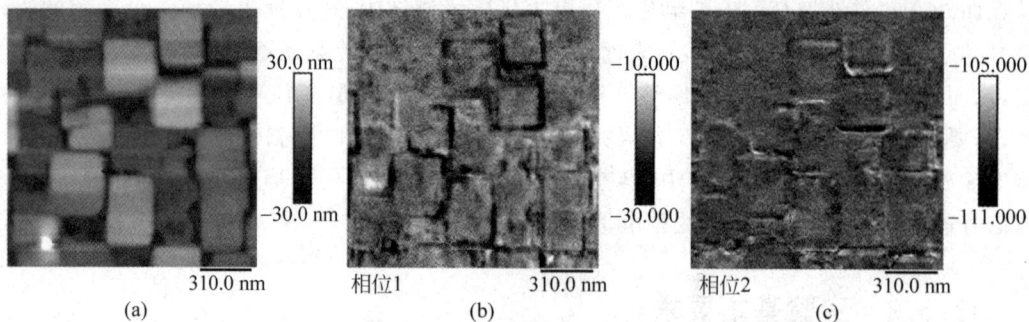

图 12-6 BiFeO₃ 薄膜三维形貌图及面内外相位图

(a) 高度图；(b) 面外相位图；(c) 面内相位图

12.3.8 实验注意事项

(1) 扫描头为 SiC 陶瓷，硬而脆，不能撞击，轻拿轻放；

(2) 更换探针需经培训通过方可操作，轻拿轻放，避免因震动导致针尖掉落；

(3) 选择导电探针，样品制备时注意导电；

(4) 调节激光光路时不要直视激光光源，否则可能造成对眼睛的伤害；

(5) 测试的所有数据只能用光盘复制，不能使用 U 盘；

(6) 测试完成后操作工具放回原处，保持实验室环境卫生整洁。

第 13 章
原子力显微镜在光盘信息存储中的应用

艾　惠　编

　　计算机中所有的数据都是以二进制的形式来存储的。光存储具有数据存储密度高、容量大、盘片可更换、携带方便、寿命长、功能多样化等特点。光盘借助激光把计算机转换后的二进制数据用数据模型刻在扁平、具有反射能力的盘片上,激光刻出的小坑代表 1,空白处代表 0。根据一开始记录的预设轨道宽度的不同,记录空量大小不同,每张光盘都有它的最大字节数,比如,700 M、3.6 G 等。数字通用光盘(DVD)的记录凹坑比只读存储光盘(CD-ROM)更小,存放数据信息的坑点非常小,且非常紧密,最小凹坑长度仅为 $0.4~\mu m$,每个坑点间的距离只是 CD-ROM 的 50 %,且轨距只有 $0.74~\mu m$,为数字视频光盘或数字多用途的光盘,可以满足人们对大存储容量、高性能的存储媒体的需求。

　　原子力显微镜是通过监测探针与样品间相互作用力的变化进行成像,获得样品表面形貌及性能信息,其基本成像模式有三种:接触模式、轻敲模式和峰值力轻敲模式。根据在检测过程中实时测量并反馈的物理量的不同,衍生于原子力显微镜的功能化原子力显微镜技术可细分为磁力显微镜、静电力显微镜、定量纳米力学测量、压电力显微镜、峰值力隧穿原子力显微镜及表面电势显微镜等。原子力显微镜工作模式众多,性能测试覆盖面广,能够在纳米尺度下表征材料的形貌结构、磁学、电学、力学、电学等特性。原子力显微镜适用于各种物品,如金属材料、高分子聚合物、生物细胞等,并且不会使试样发生变化,也不会使试样受破坏性的高能辐射作用。

通过以日常用品光盘为例,结合原子力显微镜的理论基础讲解和基本成像模式的操作使用开展实验教学,使学生掌握原子力显微镜的基本原理、仪器组成、常用工作模式及操作注意事项、探针的选择、分析软件的使用等;学会利用原子力显微镜智能扫描模式、轻敲模式测试得到不同光盘的微结构,对比不同工作模式测试的优缺点,以及分析不同光盘信息存储差异的原因;了解原子力显微镜在实验中的具体应用,进一步拓宽对原子力显微镜应用领域的了解。

13.1 利用智能扫描模式测试光盘表面形貌

13.1.1 实验目的

(1) 利用智能扫描模式观测不同光盘表面三维形貌;
(2) 对比不同光盘表面三维形貌差异,分析光存储特点;
(3) 了解原子力显微镜在材料中的应用。

13.1.2 实验原理

智能扫描模式(ScanAsyst)(图 13-1)采用 2 kHz 的频率在整个表面作力曲线,利用峰值力作反馈,通过扫描管的移动保持探针和样品之间的峰值力恒定,从而反映表面形貌。测量系统在获取图像的每个像素处都会作一次力曲线,探针施加给样品的力的最大值称为峰值力,因此可以同时获得样品表面的材料属性和力学信息。其优点是,保持轻敲模式的优点;可以控制成像时力的大小,保护探针和样品;由于对力的良好控制,可以使用较高的扫描速度;在获取样品表面形貌图像的同时集成定量纳米力学成像和力曲线分析功能。

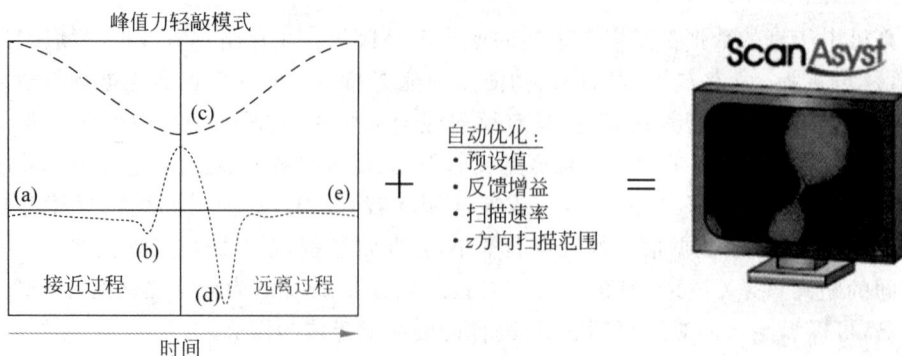

图 13-1 智能扫描模式

13.1.3 实验基本要求

(1) 了解光存储原理,包括存储方式、工作原理及光存储特点等;

(2) 通过实验了解原子力显微镜的基本原理、智能扫描模式及相应操作流程;

(3) 了解智能扫描模式探针选型一般规则、原子力显微镜软件离线处理方法。

13.1.4 实验仪器和材料

Bruker Dimension XR 原子力显微镜、探针(ScanAsyst-Air)、探针夹、光盘(CD-ROM 和 DVD)、镊子、铁片、双面胶、防静电手套、剪刀。

13.1.5 实验内容

(1) 讲解光存储原理(存储方式、工作原理及光存储特点等)、原子力显微镜的基本原理、智能扫描模式及相应操作流程、探针选型规则及安全注意事项等;

(2) 进行光盘样品的制备;

(3) 上机操作利用智能扫描模式测试不同光盘的表面形貌,并利用离线软件进行分析处理及结果讨论。

13.1.6 实验步骤

(1) 样品的准备:分别将 CD-ROM 和 DVD 光盘用剪刀剪下 2 cm×2 cm 大小的方块,用双面胶将样品直接粘在铁片上。

(2) 智能扫描模式操作流程:选择工作模式为 ScanAsyst;准备扫描头、探针和样品;校准激光和光电探测器;安装探针;聚焦样品表面;检查初始扫描参数;进针扫描图像。具体操作可参考 12.2.6 节智能扫描模式操作流程视频。

13.1.7 实验结果与数据处理

CD-ROM 和 DVD 的表面三维形貌如图 13-2 所示。CD-ROM 的平均凹坑深度为 80 nm,

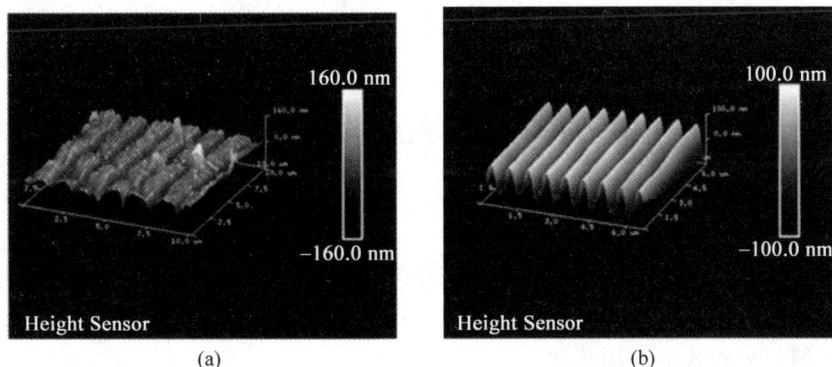

(a)   (b)

图 13-2 光盘的表面三维形貌图

(a) CD-ROM;(b) DVD

沟槽间距为 1.593 μm；DVD 的平均凹坑深度为 120 nm，沟槽间距为 0.817 μm（图 13-3）。从图中可以看出，DVD 光盘的道间距比 CD-ROM 较窄，仅是 CD-ROM 光盘的一半，信息存储密度更大。由于 DVD 采用了更短波长的激光以及先进的调制、编码技术，其数据存储量是 CD-ROM 的 7 倍以上，目前常用单层 DVD 最多可保存 4.7 G 数据，而 CD-ROM 只可保存 0.68 G 数据。

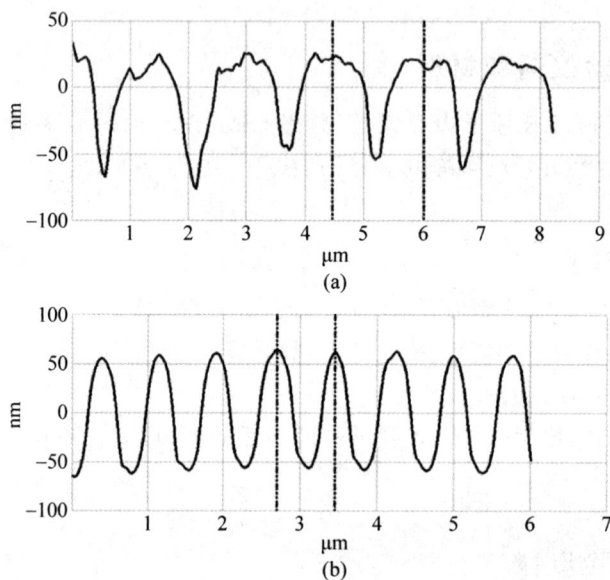

图 13-3　光盘表面的剖面
（a）CD-ROM；（b）DVD

13.1.8　实验注意事项

（1）扫描头为 SiC 陶瓷，硬而脆，不能撞击，轻拿轻放；
（2）更换探针需经培训通过方可操作，轻拿轻放，避免因震动导致针尖掉落；
（3）调节激光光路时不要直视激光光源，否则可能造成对眼睛的伤害；
（4）测试的所有数据只能用光盘复制，不能使用 U 盘；
（5）测试完成后操作工具放回原处，保持实验室环境卫生整洁。

13.2　利用轻敲模式测试光盘表面形貌

13.2.1　实验目的

（1）利用轻敲模式观测不同光盘表面三维形貌；
（2）对比智能扫描模式与轻敲模式的测试区别；
（3）了解轻敲模式的应用范围。

13.2.2 实验原理

轻敲模式(tapping mode,图 13-4)是指以一种恒定的驱动力使探针悬臂以一定的频率振动,振动的振幅可以通过检测系统检测。当针尖刚接触到样品时,悬臂振幅会减小到某数值。在扫描样品的过程中,反馈回路维持悬臂振幅在这一数值。当针尖扫描到样品凸出区域时,悬臂共振受到的阻碍变大,振幅减小;反之,悬臂共振受到的阻碍变小,振幅增大。悬臂振幅的变化经检测器检测并输入控制器后,反馈回路调节针尖和样品的距离,使悬臂振幅保持恒定。轻敲模式工作时,悬臂以其固有共振频率相对于样品表面上下振动,同时沿样品表面来回扫描,通过记录压电陶瓷管的移动而得到样品表面形貌图。

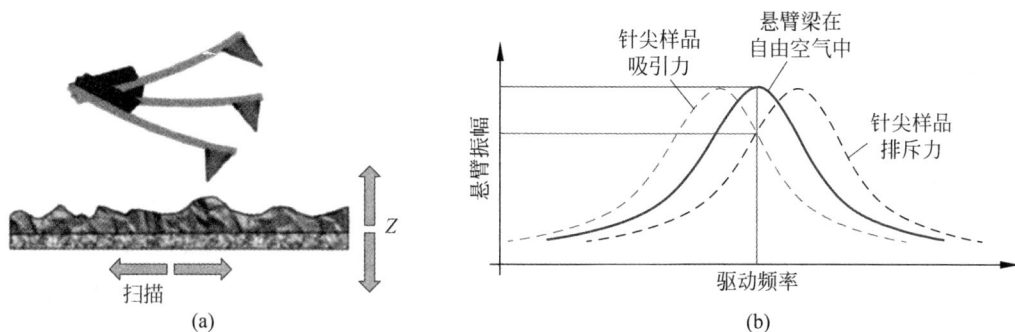

图 13-4 轻敲模式工作原理示意图
(a) 工作原理;(b) 悬臂的振荡,振幅频率曲线

13.2.3 实验基本要求

(1) 掌握原子力显微镜的基本原理、轻敲模式及相应操作流程;
(2) 掌握轻敲模式探针选型一般规则、原子力显微镜软件离线处理方法。

13.2.4 实验仪器和材料

Dimension XR 原子力显微镜、探针(NCHV)、探针夹、光盘(CD-ROM 和 DVD)、镊子、铁片、双面胶、防静电手套、剪刀。

13.2.5 实验内容

(1) 讲解轻敲模式的基本原理及相应操作流程、探针选型规则及安全注意事项等;
(2) 上机操作利用轻敲模式测试不同光盘的表面形貌,并利用离线软件进行分析处理及结果讨论。

13.2.6 实验步骤

轻敲模式步骤为:选择工作模式为"Tapping Mode";安装探针并调节激光;聚焦探针;寻找探针的共振频率;聚焦表面;扫描参数设置;进针扫描图像。具体操作可参考

12.2.6 节智能扫描模式操作流程视频。

13.2.7　实验结果与数据处理

同 13.1.7 节。

13.2.8　实验注意事项

（1）扫描头为 SiC 陶瓷,硬而脆,不能撞击,轻拿轻放;

（2）选择矩形悬臂梁探针,装好探针后需要寻找探针的共振频率;

（3）调节激光光路时不要直视激光光源,否则可能造成对眼睛的伤害;

（4）测试的所有数据只能用光盘复制,不能使用 U 盘;

（5）测试完成后操作工具放回原处,保持实验室环境卫生整洁。

第 14 章
便携式拉曼光谱仪在珠宝鉴定方面的应用

王珊珊　编

拉曼散射效应是 1928 年印度物理学家拉曼(C. V. Raman)通过实验发现的。拉曼光谱(Raman spectra)作为一种鉴定物质结构的分析手段而被广泛应用。拉曼光谱和红外光谱同属于分子的振动光谱,二者相辅相成、各有所长,可以提供更多的分子结构分析方面的信息。尤其是 20 世纪 60 年代之后,激光的引入、微弱信号检测技术的提高,使得拉曼光谱在很多分析领域取得了很大进展。

作为一种无损检测的鉴定方法和手段,拉曼光谱越来越受到科技界的重视并得到普及,便携拉曼光谱仪除了具有大型拉曼光谱仪检测无损、快速、准确的特点,同时具有体积小、质量轻、可现场检测的特点,广泛应用于材料、化工、医药、文物、宝石鉴定和法庭科学等领域。

本实验指导书从便携式拉曼光谱仪的实验原理、构造和组成进行讲解,并应用便携式拉曼光谱仪对各种常见珠宝进行鉴定。

　　本实验指导书包含 2 个实验的设计,通过实验内容的实践,学生可以掌握和熟悉实验原理、仪器结构及组成、实验流程、数据处理及注意事项等相关内容,激发学生对科学仪器的兴趣,增强学生解决实际问题的意识和能力。

14.1　便携式拉曼光谱仪鉴定钻石

14.1.1　实验目的

　　(1) 了解拉曼光谱的实验原理;
　　(2) 了解便携式拉曼光谱仪的仪器结构和组成;
　　(3) 了解便携式拉曼光谱仪的操作流程和参数设置方法;
　　(4) 了解便携式拉曼光谱仪的数据处理方法。

14.1.2　实验原理

　　分子运动包括整体的平动、转动、振动及电子的运动。分子总能量可近似为这些运动的能量之和,分别是分子的平动能、转动能、振动能和电子运动能。除平动能外,其余三项都是量子化的,统称为分子内部运动能。分子光谱产生于分子内部运动状态的改变。分子有不同的电子能级,每个电子能级又有不同的振动能级。而每个振动能级又有不同的转动能级。一定波长的电磁波作用于分子,引起分子相应能级的跃迁,产生分子吸收光谱。引起分子电子能级跃迁的光谱称为电子吸收光谱。电子能级跃迁伴有振动能级和转动能级的跃迁,引起分子振动能级跃迁的光谱称为振动光谱,振动能级跃迁的同时伴有转动能级的跃迁。红外吸收和拉曼散射光谱是分子的振动-转动光谱。

　　当一束频率为 ν_0 的单色光照射到某些物质上时,一部分光被透射,一部分光被反射,另外有一部分光将偏离原来的传播方向,向各个方向辐射,此现象称为光的散射。按频率特性,散射光可以分为两类:与入射光频率 ν_0 相同的散射光称为瑞利散射(弹性碰撞:无能量交换,仅改变方向),而与入射光频率不同的散射光称为拉曼散射(非弹性碰撞:方向改变且有能量交换)。瑞利散射的强度只有入射光的 10^{-3} 倍,而拉曼散射的强度比瑞利散射还要弱得多,是入射光强度的 $10^{-8} \sim 10^{-6}$ 倍。

　　拉曼散射是光子与物质分子发生非弹性碰撞,在碰撞过程中有能量的交换。光子不但发生方向的改变,而且能量也会减少或者增加。如果入射光的频率为 ν_0,则光子的能量为 $h\nu_0$。当光与物质发生非弹性碰撞后,如果发生能量(频率)变化,则可能有两种情况。第一种情况是分子处于基态振动能级,与光子碰撞后,从入射光中获得确定的能量达到较高的能级。若与此相应的跃迁能级有关的频率是 ν_1,那么分子从低能级跃迁到高能级时从入射光中得到的能量为 $h\nu_1$,那么散射光子的能量要降低到 $h(\nu_0 - \nu_1) = h\nu$,频率降为 $\nu_0 - \nu_1$。第二种情况是分子处于振动能级的激发态上,并且在与光子相碰撞的时候可以把 $h\nu_1$ 的能量传递给光子,形成一条能量为 $h(\nu_0 - \nu_1)$ 的谱线。无论哪种情况,散射光子的能量和频率都发生变化,我们把频率的位移量 ν_1 称为拉曼位移,并且把负的位移称为反斯托克斯位移,正的位移称为斯托克斯位移,正负拉曼位移的跃迁概率是一样的。由于反斯托克斯位移起源于受激发振动态,处于这种能态的粒子数量很少,所以反斯托克斯位移总比相应的斯托克斯位移的强度小。

拉曼光谱仪记录的是拉曼位移,即拉曼散射和瑞利散射入射频率的差值 ν。以拉曼位移为横坐标,以强度为纵坐标,并略去反斯托克斯线,便可以获得拉曼光谱图。拉曼光谱测量的是相对单色激发光频率的位移。同一种物质分子,随着入射光频率的改变,拉曼线的频率也发生改变,但是拉曼位移始终不变,因此拉曼位移与入射光的频率无关,而仅与物质分子的振动能级和转动能级有关。

钻石是唯一成分由单一元素碳组成的宝石,矿物学名称为金刚石。钻石属等轴晶系,晶体常呈八面体、立方体和棱形十二面体。晶型因环境因素、外力作用、表面溶剂等作用而常呈现不规则形态,晶面有纹理、三角凹坑及三角座等。我们平常见到的钻石都是经过切割、打磨等处理后的。钻石的颜色也丰富多彩,有无色、黄色、褐色、粉色、粉红色等,其可能是由杂质、辐照等引起的。天然钻石的拉曼特征峰出现在 $1332~\mathrm{cm^{-1}}$ 附近,属于由 C—C 单键引起的特征振动峰。

14.1.3　实验基本要求

(1) 掌握拉曼光谱的实验原理;
(2) 掌握便携式拉曼光谱仪的结构和组成;
(3) 熟练掌握便携式拉曼光谱仪的操作流程和参数设置方法;
(4) 掌握便携式拉曼光谱仪的数据处理方法。

14.1.4　实验仪器和材料

便携式拉曼光谱仪、一次性手套、镊子、天然钻石、无水乙醇。

14.1.5　实验内容

(1) 介绍拉曼光谱的实验原理;
(2) 介绍便携式拉曼光谱仪的结构和组成;
(3) 演示操作步骤、参数设置以及注意事项;
(4) 演示实验数据的基本处理方式;
(5) 学生进行便携式拉曼光谱仪的上机实践;
(6) 学生进行便携式拉曼光谱仪的实验数据处理。

14.1.6　实验步骤

实验主要包括开机、参数设置、背景采集、钻石置于合适采集位点、测试、数据保存等步骤,具体操作请扫描二维码观看视频。

14-1　便携式拉曼光谱仪鉴定钻石

14.1.7 实验结果与数据处理

将保存的 text 文档用绘图软件 Origin 打开,绘制拉曼光谱,横坐标为拉曼位移,纵坐标为拉曼信号强度(图 14-1)。

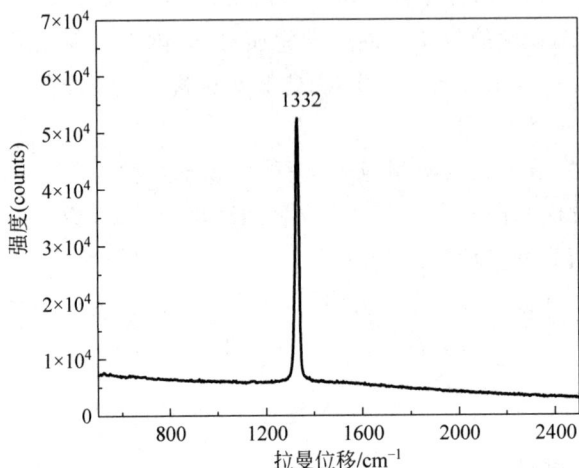

图 14-1 钻石的拉曼光谱分析

14.1.8 实验注意事项

(1)激发光使用前需要提前预热,同时注意拉曼探头的清洁;
(2)测试样品前要先进行背景采集,同时扣除背景。

14.2 便携式拉曼光谱仪鉴定有机物填充的类翡翠样品

14.2.1 实验目的

(1)熟练掌握便携式拉曼光谱仪的操作流程和参数设置方法;
(2)掌握便携式拉曼光谱仪的数据处理方法;
(3)掌握便携式拉曼光谱仪鉴定有机物填充的类翡翠样品的方法。

14.2.2 实验原理

从广义上讲,翡翠是指具有商业价值、达到宝石级的硬玉岩的商业名称,是各种颜色宝石级硬玉岩的总称。地质学称翡翠为硬玉矿物为主的辉石类矿物并主要是以铬为致色元素的硬玉岩。

辉石类矿物是组成翡翠的主体,主要矿物有硬玉、绿辉石、锥辉石和透辉石等,以及它们之间的过渡型辉石类矿物。单矿物形态均为斜方柱状。辉石是主要的造岩矿物,其化学组成为 $XY[Si_2O_6]$。其中 X 为钙离子、镁离子、二价铁离子、二价锰离子、钠离子、锂离子;

Y 为镁离子、铁离子、二价锰离子、铝离子、铬离子。

翡翠样品拉曼光谱的谱峰位置见表 14-1,其中 376 cm^{-1}、701 cm^{-1}、991 cm^{-1}、1040 cm^{-1} 四个最强拉曼峰是天然翡翠的鉴别特征峰,且都与具有共价键的氧四面体链有关。其中 1040 cm^{-1} 和 991 cm^{-1} 处的峰归属于 $[Si_2O_6]^{4-}$ 基团的 Si—O 键对称伸缩振动,701 cm^{-1} 处的峰归属于 Si—O—Si 的四个对称弯曲振动,376 cm^{-1} 处的峰归属于 Si—O—Si 的不对称弯曲振动。

表 14-1　翡翠特征拉曼光谱谱峰位置

品　　名	特征拉曼光谱谱峰/cm^{-1}
天然翡翠	206、311、329、376、434、524、701、991、1040

随着社会经济的发展,珠宝市场呈现出强大的吸引力。运用现代高科技手段加工制作的改善优化、染色、假冒样品在市场上大量流通,不仅造成了消费者的经济和精神损失,同时给鉴定、识别珠宝玉石带来困难。使用无色油或者各种植物油对宝石进行处理,是一种古老而传统的方法,可以填充宝石中的裂缝,提高宝石色度和颜色的鲜艳程度。使用某些折射率与宝石相差不多的无色透明或者有色透明的物质注入或者填充宝石的裂隙和空隙,可增加宝石的透光度和透明度。在孔隙中注入部分固态物质可增加宝石的稳定性。填充处理常用的聚合物有油、蜡、胶(如石蜡、石蜡油、AB 胶、环氧树脂等)。拉曼光谱是鉴别经过有机材料填充的宝石的有效方法之一。

14.2.3　实验基本要求

(1)熟练掌握便携式拉曼光谱仪的操作流程和参数设置方法;

(2)掌握便携式拉曼光谱仪的数据处理方法;

(3)掌握便携式拉曼光谱仪鉴定有机物填充的类翡翠样品的方法。

14.2.4　实验仪器和材料

便携式拉曼光谱仪、一次性手套、镊子、类翡翠样品、无水乙醇。

14.2.5　实验内容

(1)学生利用便携式拉曼光谱仪测定类翡翠样品;

(2)学生对类翡翠样品拉曼光谱的实验数据进行处理。

14.2.6　实验步骤

实验主要包括开机、参数设置、背景采集、类翡翠样品置于合适采集位点、测试、数据保存等步骤,具体操作请扫描二维码观看视频。

14-2　便携式拉曼光谱仪鉴定有机物填充的类翡翠样品

14.2.7　实验结果与数据处理

将保存的 text 文档用绘图软件 Origin 打开,绘制拉曼光谱,横坐标为拉曼位移,纵坐标为拉曼信号强度(图 14-2)。

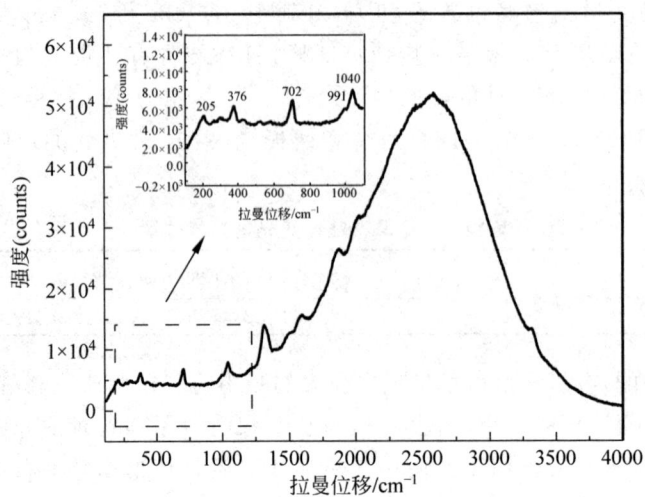

图 14-2　类翡翠样品的拉曼光谱分析

14.2.8　实验注意事项

(1)拉曼光谱仪开机后,光纤探头出射激光不能对准人;

(2)宝石易碎,轻拿轻放。

第15章
积木式自主搭建紫外光谱仪、拉曼光谱仪

杨柏枫　编

　　紫外-可见光谱仪的工作原理是利用物质对紫外光和可见光的吸收特性,通过测量样品对不同波长光的吸收程度,分析物质的组成、含量及结构。

　　拉曼光谱分析法是基于拉曼所发现的拉曼散射效应,对与入射光频率不同的散射光谱进行分析以得到分子振动、转动方面信息,并应用于分子结构研究的一种分析方法。

　　积木式自主搭建,可以让学生掌握紫外-可见光谱仪、拉曼光谱仪的构造和基本原理,包括光栅、凸透镜等光学元件的结构、光学参数,相比于上机按键操作性实验,可有效培养学生在高端科学仪器方面的创造力。本实验指导书包括紫外-可见光谱仪、拉曼光谱仪2个自主搭建实验。实验所用的教学版组装式吸收光谱仪、拉曼光谱仪,可将仪器内部结构拆解到最底层,实现反复拆装。通过积木式自主搭建实验的实施,学生可以掌握紫外光谱仪、拉曼光谱仪的工作原理、基本构造及操作方法,增强学生利用科学仪器进行科学实验探究的意识。

15.1 积木式自主搭建紫外光谱仪

15.1.1 实验目的

(1) 掌握紫外光谱仪的结构及原理；

(2) 了解紫外光谱仪各部分功能及器件构成；

(3) 掌握紫外光谱仪各器件的安装、调试以及测试软件调试全过程。

15.1.2 实验原理

紫外-可见光谱是分子(或离子)吸收紫外光或可见光(波长通常为 200～800 nm)后发生价电子跃迁所引起的,由于电子间能级跃迁的同时总是伴随着振动能级和转动能级间的跃迁,电子的跃迁可以用紫外-可见光谱仪测量。

电子对光子的吸收量用比尔-朗伯定律(Beer-Lambert law)计算:

$$A = \lg \frac{I_0}{I} = \varepsilon c l$$

式中,A 为吸光度；I_0 为入射光强；I 为透射光强；ε 为消光系数；c 为吸光分子浓度；l 为样品厚度。

紫外光谱仪检测到的原始数据是电信号。在检测器未被光饱和前,检测器产生的电信号可以近似认为与照在其表面的光强成正比。

仪器硬件及布置如图 15-1 所示,依据这些硬件与其功能,确定自主搭建紫外光谱仪的光路示意图(图 15-2)。并以此为模型,利用学生所熟悉的光学元件与分析化学知识,搭建在化学中广泛应用的分析仪器。

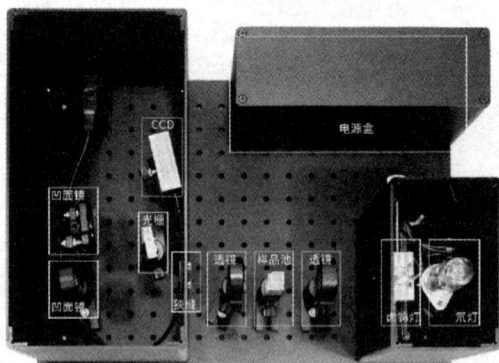

图 15-1 紫外光谱仪硬件构成

15.1.3 实验基本要求

(1) 掌握紫外光谱仪的基本原理、相关套件及装配注意事项；

(2) 掌握仪器原理图、仪器组成部件、光路图及测试原理；

（3）掌握相关实验用仪器部件具体功能、搭建过程中注意事项等,学生根据教师的讲解及所掌握的知识,通过查找必要的资料,以自行探索搭建为主,教师指导为辅。

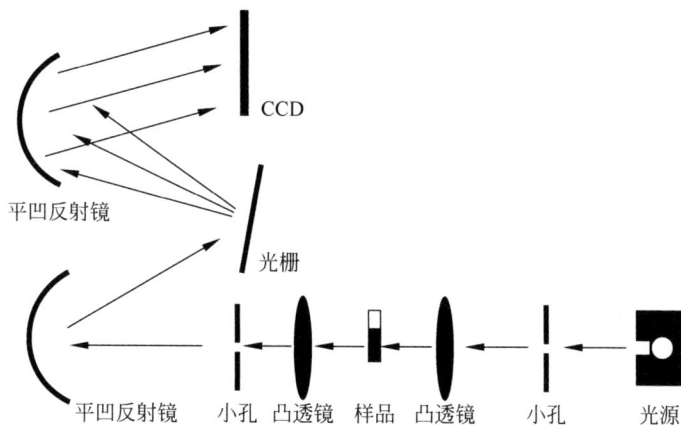

图 15-2 紫外光谱仪光路示意图

15.1.4 实验仪器和材料

（1）紫外-可见光吸收光谱仪自主搭建时,采用北京青木子科技发展公司的紫外光谱仪套件;

（2）试剂及耗材:去离子水、乙醇、比色皿、3,3-二乙基硫菁碘盐、3,3′-二乙基噻碳菁碘化物、3,3′-二乙基硫二羰花青碘、3,3′-二乙基硫杂三羰花青碘化物等。

15.1.5 实验内容

（1）学生在教师指导下自主搭建紫外-可见光光谱仪;

（2）利用自主搭建的紫外-可见光光谱仪,测量 3,3-二乙基硫菁碘盐、3,3′-二乙基噻碳菁碘化物、3,3′-二乙基硫二羰花青碘、3,3′-二乙基硫杂三羰花青碘化物等化合物的吸收光谱。

15.1.6 实验步骤

（1）在构建实验平台时,应将卤钨灯、氘灯光线透射的发光小孔所在平面视为工作平面,并确保其他光学元件中心始终处于这一平面之内,各个光学元件的中心高度与此工作平面的误差范围须在±0.5 mm 以内。

（2）将光学狭缝竖直安装在狭缝孔上,将带有狭缝孔的隔板安装固定后,点亮光源套组,光线沿水平方向向左穿过光学狭缝中心,将各光学元件与其相对应的支撑套件组装在一起,形成套组。

（3）将平凸透镜套组固定在发光小孔左侧约 50 mm 处,调整固定位置使透射光变为平行光且平行于光学平板面,在平凸透镜后适当位置固定样品池架。

（4）距狭缝前约 50 mm 处固定第二个平凸透镜套组而形成会聚光,使其焦点正好位于光学狭缝的中心;沿光线方向向左距狭缝约 100 mm 处,固定一个平凹反射镜套组,调节令光线照在中心,与镜面法线成一小的夹角,使反射光平行于光学平板面且近似平行光。

（5）沿反射光方向选取合适位置安装光栅套组,调节光栅与光线之间的夹角直至得到较强的一级衍射;调节一级衍射光线平行于桌面并固定第二个平凹反射镜套组,使平凹反射镜尽可能宽地接收一级衍射光。

（6）改用卤钨灯作为光源,确定反射光焦点位置,将 CCD 固定于此处,CCD 与镜面可微调的平凹反射镜套组的距离为 100 mm,调节 CCD 尽可能接收足够宽的波长范围。

（7）组装好遮光系统,并盖上盖板,完成自组装紫外光谱仪的搭建。

15.1.7　实验结果与数据处理

（1）保存测试结果,用测试数据作图并进行分析;

（2）利用计算化学软件,计算这些分子的尺寸与电子跃迁光谱,与实验结果比较,讨论两者的差别。

15.1.8　实验注意事项

（1）在自主搭建仪器前必须认真了解仪器的结构、工作原理,调节光学仪器时要耐心细致,切忌盲目动手。使用和搬动光学仪器时,应轻拿轻放,避免碰撞。光学元件使用完毕,应当放回光学元件盒内。

（2）保护好光学元件的光学表面,不能用手触及光学表面,以免印上汗渍和指纹。对于光学表面上附着的灰尘,可用脱脂棉球或专用软毛刷等清除。

（3）如发现汗渍、指纹污损,可用实验室准备的擦镜纸擦拭干净,对于有镀膜的光学表面上的轻微污渍,常用脱脂棉球蘸少量乙醇和乙醚混合液转动擦拭多遍。

（4）对于镀膜光学表面的严重污渍和光学表面起雾等现象,应及时送实验室专门处理,不要自行处理。

15.2　积木式自主搭建拉曼光谱仪

15.2.1　实验目的

（1）掌握拉曼光谱仪的结构及原理;

（2）了解拉曼光谱仪各部分功能及器件构成;

（3）掌握拉曼光谱仪各器件的安装、调试及测试软件调试全过程。

15.2.2　实验原理

拉曼散射是分子对光子的一种非弹性散射效应。当用一定频率的激发光照射分子时,一部分散射光的频率与入射光的频率相等,这种散射是分子对光子的一种弹性散射,只有分子和光子间的碰撞为弹性碰撞,没有能量交换时,才会出现这种散射;还有一部分散射光的频率与激发光的频率不等,这种散射称为拉曼散射。拉曼散射的概率极小,最强的拉曼散射也仅占整个散射光的千分之几,而最弱的甚至小于万分之一。

在拉曼散射中,散射光频率相对于入射光频率减少时,称为斯托克斯散射;反之,称为反斯托克斯散射。斯托克斯散射通常比反斯托克斯散射强得多,拉曼光谱仪通常测定的是斯托克斯散射,也统称为拉曼散射。

散射光与入射光之间的频率差 ν 称为拉曼位移。拉曼位移与入射光频率无关,只与散射分子本身的结构有关。拉曼散射是由于分子极化率的改变而产生的(电子云发生变化)。拉曼位移取决于分子振动能级的变化,不同化学键或基团有特征的分子振动,ΔE 反映了指定能级的变化,因此与之对应的拉曼位移也是特征的。这是拉曼光谱可以作为分子结构定性分析的依据。

拉曼光谱仪硬件构成见图 15-3,光路示意图见图 15-4。

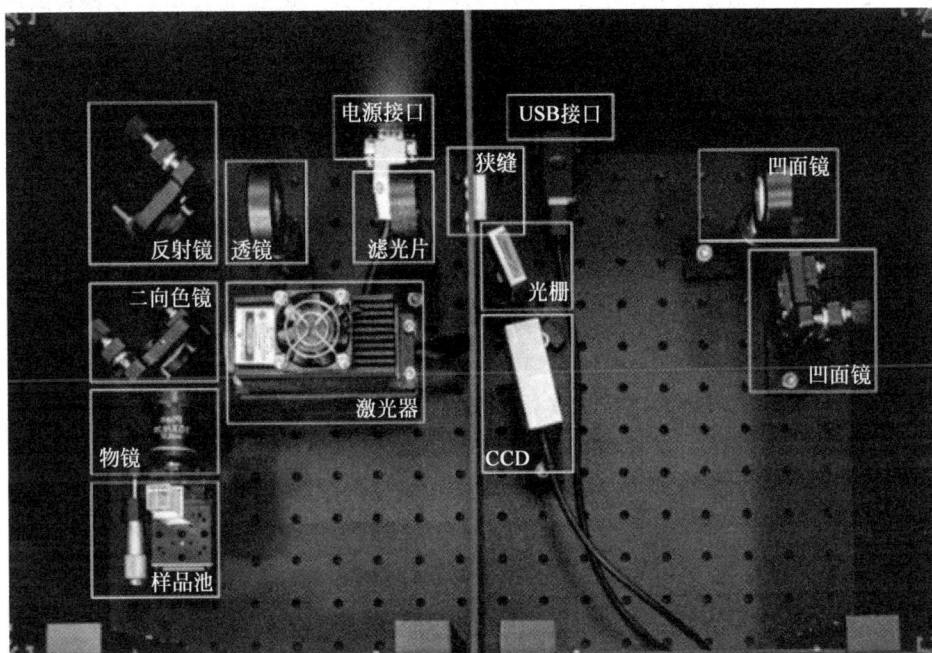

图 15-3　拉曼光谱仪硬件构成

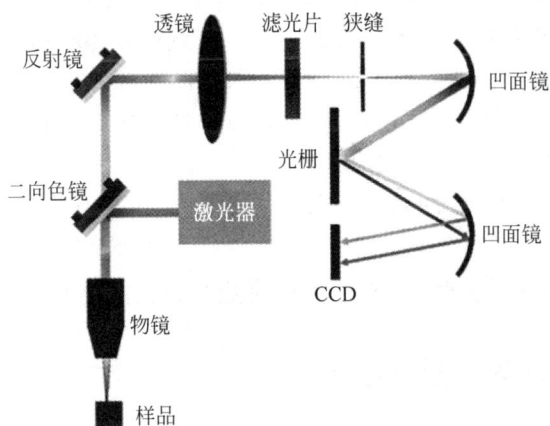

图 15-4　拉曼光谱仪光路示意图

15.2.3 实验基本要求

（1）掌握拉曼光谱仪的基本原理、相关套件及装配注意事项；

（2）掌握仪器原理图、仪器组成部件、光路图及测试原理；

（3）掌握相关实验用仪器部件的具体功能、搭建过程中注意事项等，学生根据教师的讲解及所掌握的知识，通过查找必要的资料，以自行探索搭建为主，教师指导为辅。

15.2.4 实验仪器和材料

拉曼光谱仪自主搭建时，采用北京青木子科技发展公司的拉曼光谱仪套件；试剂及耗材：去离子水、乙醇（酒精）、丙酮、小苏打、萘等。

15.2.5 实验内容

（1）学生在教师指导下自主搭建拉曼光谱仪；

（2）利用自主搭建的拉曼光谱仪，测量水、乙醇（酒精）、丙酮、小苏打、萘等试剂的拉曼光谱。

15.2.6 实验步骤

（1）首先将仪器箱体中垂直于水平面的 4 条铝型材用螺丝固定在光学底板上，并将狭缝竖直安装在内隔板上。

（2）将各光学元件与其相对应的支撑套件组装在一起，形成套组。

（3）将激光器光源套组固定在光学平板中间偏左的位置，激光出射方向水平向左，调节支杆，确定光路平面高度与狭缝中心高度一致；打开激光电源，将电流调至 0.3～0.5 A，确保可以看见光束但不至于太耀眼。

（4）将可调二向色镜套组固定在激光光源左侧约 50 mm 处，通过旋转镜架上的调节旋钮，使激光照在二向色镜的正中，与镜面成 45°夹角，且反射光平行于桌面。

（5）沿反射光方向固定物镜套组，形成会聚光，将样品池架固定于此处；沿穿过二向色镜的透射光方向固定可调平面镜套组，在水平距离狭缝中心 100 mm 处，固定凸透镜套组；沿狭缝右侧顺激光方向 150 mm 处，固定一个不可调凹面镜套组。

（6）沿凹面镜反射光方向安装光栅套组，调节光栅与激光之间的夹角可得到较强的一级衍射，沿此方向固定可调凹面镜套组。

（7）确定可调凹面镜反射光焦点位置，将 CCD 固定于此，用 USB 线将 CCD 与计算机连接。

（8）组装好遮光系统其他侧板，盖上盖板，完成自组装拉曼光谱仪的搭建。

15.2.7 实验结果与数据处理

（1）保存测试结果，用测试数据作图并进行分析；

（2）根据实验测试数据，选取合适的振动峰，如水的 O—H 化学键拉伸振动峰，计算化学键的力学常数,计算振动峰对应振动所要吸收光子的波长等。

15.2.8 实验注意事项

1. 激光使用安全事项

在任何情况下,禁止直接用肉眼对准激光束及其反射光束,禁止用肉眼直接校准激光器。

进行激光操作前,须除去所佩戴的任何可能反射激光的镜面物品,包括首饰、手表、徽章等;使用激光时,应当佩戴相应激光波长的防护眼镜,以避免眼睛受到伤害。

2. 光学镜片使用须知

佩戴防护手套,以免手上有酸、碱、盐等物质腐蚀或毁损镜片表面;镜片应当放置于柔软干净的表面上,禁止将镜片直接置于玻璃、金属、脏纸或实验台上;如果镜片上落有灰尘,使用吹气球将其吹除,用蘸有乙醇或丙酮的擦镜纸擦净表面(光栅表面由于其特殊的构造,不能用镜纸擦拭,只能用吹气球吹除)。

保藏时,要用干净的电容纸或擦镜纸包装,放在温度(以 20℃左右为宜)、湿度(40%以下)适中的环境中,有条件的话放在干燥柜中。

第 16 章
稳态瞬态荧光光谱仪测试荧光谱图及寿命技能培训

白鹏昊　编

在吸收紫外光和可见电磁辐射的过程中,分子受激发跃迁至激发电子态,大多数分子将通过与其他分子的碰撞以热的方式散发这部分能量,部分分子以光的形式放射这部分能量,放射光的波长不同于所吸收辐射的波长。这种以光的形式放射能量的过程称作光致发光。

分子发光包括荧光、磷光、化学发光、生物发光和散射发光等。基于化合物的荧光测量而建立的分析方法称为分子荧光光谱法。

荧光光谱仪(fluorescence spectrometer)是测定材料发光性能的基本设备。通用荧光光谱仪大致可分为 3 种:

(1) 基本型,在 200～800 nm 波段的紫外-可见波段的稳态光谱仪;

(2) 扩展型,覆盖 200～1700 nm 波段的紫外-可见-近红外稳态光谱仪;

（3）综合型，覆盖上述两个波段，同时可测瞬态光谱的光谱仪。

荧光分析就是基于物质光致发光而产生荧光的特性，通过荧光强度对物质进行定性和定量的分析方法。目前，荧光分析也广泛地作为一种表征技术来研究体系的物理、化学性质及其变化情况，例如对生物大分子构象及性质的研究。

通过瞬态荧光光谱，可以得到荧光寿命和量子产率等信息。其中，通过荧光寿命分析可以直接了解所研究体系发生的变化。荧光现象多发生在纳秒级，这正是分子运动所发生的时间尺度，因此利用荧光技术可以"看"到许多复杂的分子间作用过程，例如超分子体系中分子间的簇集、固液界面上吸附态高分子的构象重排、蛋白质高级结构的变化等。荧光寿命分析在光伏、法庭科学、生物分子、纳米结构、量子点、光敏作用、镧系元素、光动力治疗等领域均有应用。

16.1　稳态瞬态荧光光谱仪测试荧光光谱

16.1.1　实验目的

通过本实验内容的实践，使学生掌握稳态瞬态荧光光谱仪（steady-state and transient fluorescence spectrometer）测试常温荧光谱图的基本功能、工作原理、操作方法等，并能初步了解设备的应用领域。

16.1.2　实验原理

某些物质吸收辐射能后会发射比所吸收光波长更长的光——光致发光（二级光），其中受光激发的分子从第一激发单重态的最低振动能级回到基态所发出的辐射为荧光，从第一激发三重态的最低振动能级回到基态所发出的辐射为磷光。

荧光光谱仪是一种精密的科学仪器，用于分析荧光物质在特定波长激发光照射下所发出的荧光特性。该仪器通过单色器将荧光信号分离成单色光，然后利用光电倍增管检测并记录荧光强度。荧光光谱仪通常配备双单色器系统，这使得它能够分别测量激发光谱和发射光谱，为研究分子的电子结构和动力学提供重要信息。

16.1.3　实验仪器和材料

1. 仪器

稳态瞬态荧光光谱仪（爱丁堡 FLS1000，英国爱丁堡公司产）。

稳态瞬态荧光光谱仪主要由氙灯光源、微秒灯、激光器、紫外-可见光检测器、近红外检测器、低温附件及积分球部件构成。

2. 样品及要求

（1）固体粉末样品要提前混合均匀，在常温样品池中装样时最好均匀铺平至少 1/3；

（2）薄膜样品建议长宽尺寸在 1~2 cm；

（3）液体样品建议吸光度小于 0.1。

3. 实验耗材

石英片、样品勺、一次性丁腈手套等。

16.1.4　实验步骤

常温下,稳态瞬态荧光光谱仪测试荧光光谱的简要步骤如下:

（1）将样品装入样品池,再放入样品仓;

（2）选择氙灯光源及 PMT-900 检测器;

（3）通过调节 Ex 和 Em 狭缝使 Emission 值在 30 万左右;

（4）选择合适的发射光谱波段,勾选 Ex 和 Em 校正,即可开始测试。

16.1.5　实验结果和数据处理

1. 实验结果

稳态瞬态荧光光谱仪测试样品时,由于不同样品的性质差别很大,在测试前应该根据现有文献或类似物质对所测样品的激发波长、发射波长峰值和发射谱图形状进行大致的预测,实际测试样品后再与预测比对是否一致,差别是否很大,并分析原因。

对于有的样品,改变激发波长并不会改变其发射波长的峰值及谱图的整体形状。但也有一些样品,一旦激发波长改变,不但发射波长峰值发生改变,甚至谱图的形状也会发生改变。

2. 数据处理

测试结束后的数据均可保存为 txt 格式,再导入专业作图软件进行分析及作图。

16.1.6　实验注意事项

仪器的检测器非常灵敏,测试过程中严禁使信号饱和或过饱和,防止损伤检测器。

16.2　稳态瞬态荧光光谱仪测试荧光寿命

16.2.1　实验目的

通过本实验内容的实践,使学生掌握稳态瞬态荧光光谱仪测试常温微秒级荧光寿命的基本功能、工作原理、操作方法等,并初步了解设备的应用领域。对于荧光类样品,培训后学生可以掌握如何测试荧光寿命,并将该测试技术熟练用于材料科学、化学化工、环境科学等领域的科研创新活动。

16.2.2　实验原理

荧光寿命(τ)是描述荧光物质在激发态时的平均存在时间,定义为荧光强度从其最大值下降到 $1/e$ 所需的时间。荧光寿命的测量对于理解分子的激发态特性至关重要。稳态瞬态荧光光谱仪在测量荧光寿命时,主要采用时间相关单光子计数(TCSPC)技术。TCSPC技术通过同步信号源驱动激光器产生光脉冲,照射样品后,产生的荧光信号由光子探测器捕捉。这些信号在软件中被分配到对应的时间窗口,并在多次重复测量后累积形成荧光寿命曲线。通过分析这些数据,可以得到荧光衰减曲线,从而准确测定荧光物质的荧光寿命,这对于研究分子的物理化学性质和生物过程具有较高的科学价值。

16.2.3　实验仪器和材料

1. 仪器

稳态瞬态荧光光谱仪(爱丁堡 FLS1000,英国爱丁堡公司产)。

稳态瞬态荧光光谱仪主要由氙灯光源、微秒灯、激光器、紫外-可见光检测器、近红外检测器、低温附件及积分球部件构成。

2. 样品及要求

(1) 固体粉末样品要提前混合均匀,在常温样品池中装样时最好均匀铺平至少 1/3;

(2) 薄膜样品建议长宽尺寸在 1~2 cm;

(3) 液体样品建议吸光度小于 0.1。

3. 实验耗材

石英片、样品勺、一次性丁腈手套等。

16.2.4　实验步骤

常温下,稳态瞬态荧光光谱仪测试荧光寿命的简要步骤如下:

(1) 选择光源为微秒灯,选择检测器为 PMT-900;

(2) 调节信号至空白信号基础上 2000~3000 cps;

(3) 在 τ 中选择合适的荧光衰减时间范围,开始测试;

(4) 测试完成,进行数据拟合。

16.2.5　实验结果和数据处理

扫描完成后,点击"Analysis"下拉框中的"Exp. Tail fit…",在 $\tau 1$ 中输入估计的荧光寿命值,初始可输入 2000,点击"Apply"。

最终得到的相关系数 X^2 在 1.0~1.3 为宜。

如果相关系数和残差不合适,有可能存在一个以上的荧光寿命,继续在 $\tau 2$ 甚至 $\tau 3$、$\tau 4$ 中输入估计值,直到 X^2 在 1.0~1.3。一般 $\tau 4 > \tau 3 > \tau 2 > \tau 1$。

第 17 章
制备色谱提取植物中的营养成分

尹晅 编

　　制备色谱(preparative chromatography)又称为制备型高效液相色谱,是指利用色谱技术对样品进行分离,并收集一定量达到足够纯度的化合物,以用于后续实验的色谱方法。制备色谱是分离科学中最有效的制备性分离技术,也是很多研究领域和生产中必不可少的分离手段。制备色谱可用于天然产物、药物、化学合成物的分离纯化等。

　　本实验通过使用制备色谱提取植物中的营养成分,使学生掌握制备色谱的基本组成、工作原理、操作规程、使用技巧等,并能清晰地了解设备的应用领域,熟悉样品的制备要求;在实际操作的过程中,能够根据样品性质进行操作条件的调整,分离得到所需组分;并将该制备技术熟练用于药物化学、生物化工、环境科学等领域的科研创新活动。

17.1 实验目的

(1) 掌握制备色谱的仪器组成及运行原理；

(2) 了解制备色谱的应用范围及制备色谱方法开发的一般流程；

(3) 掌握制备色谱的基本操作流程；

(4) 利用制备色谱分离提纯天然产物中的营养成分。

17.2 实验原理

液相色谱法是最常见的分离方法之一，是利用不同物质在液相中与固定相(填料)的相互作用力(吸附、分配、离子吸引、排阻、亲和)不同，实现物质的分离。在液相色谱法中，样品首先通过进样装置被引入流动相中，然后进入色谱柱，在色谱柱中，样品成分受到固定相(填料)的作用力影响，不同组分在色谱柱中停留的时间不同，再经检测器分析后，将不同组分分开收集，从而实现对物质的分离纯化。

本实验使用的仪器是沃特世(Waters)公司的质谱引导的自动纯化系统。该设备的配置与一般高效液相色谱系统相同，但增加了馏分收集器和质谱检测器。样品混合物经由样品管理器的进样装置引入流动相中，然后送至制备色谱柱。制备色谱柱根据组分特有的化学或物理性质对其进行分离，分离后的组分一部分分流至质谱检测仪或紫外检测仪进行检测，当检出所需组分时，由样品管理器进行收集并用于后续实验。收集操作既可由分析人员在组分洗脱时通过简单的手动方式完成，也可以通过软件设置收集参数，进行全自动收集。在自动收集操作中，检测器信号会触发馏分收集器将液流输送至收集容器中。输送至收集容器的馏分纯度取决于分离过程中化合物与其他邻近洗脱杂质的分离度。仪器工作原理如图 17-1 所示。

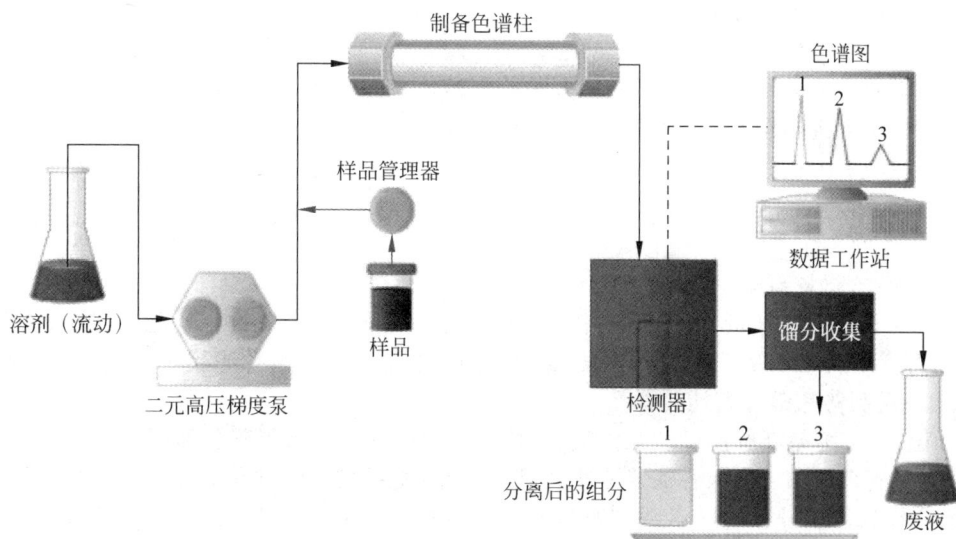

图 17-1 制备色谱工作原理示意图

本实验拟利用制备色谱提取藏红花中的有效成分。藏红花为鸢尾科植物番红花（*Crocus sativus*）的干燥柱头，又名西红花、番红花。藏红花是著名的天然香料、食用染料，也是名贵的中草药。近年来，国内外对藏红花进行了多方面的研究，发现其具有相当广泛的药理作用。其主要活性成分是西红花苷（crocin），即一种水溶性胡萝卜素类化合物西红花酸与不同糖结合而成的一系列酯苷，包括西红花苷-1、西红花苷-2 等成分。本实验利用制备色谱分离提取藏红花中的西红花苷-1、西红花苷-2，以用于进一步的实验研究。

17.3　实验基本要求

采用制备色谱分离纯化样品时，应该对现有样品的性质有一个大致预测，以选择合适的溶剂、流动相和色谱柱进行分离，必要的情况下需要用分析型液相色谱进行预实验，对所提纯样品的出峰顺序、紫外最大吸收峰、质谱信号进行大致的判断，以便进行纯化参数的设定。

质谱引导的制备色谱对样品有以下要求：

（1）溶剂和流动相必须为色谱纯（LC），且溶剂及样品必须过膜（$0.45~\mu m$）；

（2）样品不含有非挥发性的盐和酸。

17.4　实验仪器和材料

（1）仪器：质谱引导的制备色谱；

（2）试剂：藏红花粗提取物溶液、纯水、乙腈、甲醇、甲酸等；

（3）其他材料：试管、烧杯、移液枪、量筒等。

17.5　实验内容

（1）介绍制备色谱的工作原理、设备的结构及功能；

（2）讲解实验注意事项及实验操作步骤；

（3）对样品进行预处理；

（4）利用制备色谱对样品进行纯化；

（5）学习查看谱图，分析不同液相方法的分离效果；

（6）学生上机操作实验，探索理想的分离条件。

17.6　实验步骤

1. 样品的制备和预处理

取已干燥藏红花适量，置于研钵中，研细，取 10 mg 置于 50 mL 容量瓶中，加入乙醇和水 1∶1 定容至刻度，超声处理 20 min，摇匀，离心，取上清液过微孔滤膜（$0.45~\mu m$），即得。

2. 使用制备色谱分离纯化样品

（1）开机：配备新鲜流动相和清洗液，按操作规程依次开启仪器各部分。

（2）运行前设置：确保各流路液相充足，开始灌注系统。将样品过滤至试管中，置于进样架上。在软件上设置进样参数和收集参数。进样参数包含样品名称、进样位置、进样体积、液相方法、质谱方法；收集参数包含制备收集方法、触发收集条件设置、收集阈值等。

（3）运行：选中进样列表中即将进样的一行，首先导入液相方法，待初始比例的流动相充满流路,且系统压力稳定后,点击"开始",执行进样及收集操作。

(4) 查看数据:选择需要查看的进样行,点击"Chromatogram"(色谱图)可查看谱图信息。

(5) 完成收集:根据收集参数的设置,将分离提取的组分收集到收集架的试管中。根据谱图显示的试管位置,挑选出所需的组分,以便进一步研究。

3. 学习查看谱图,并了解制备色谱方法开发的一般流程

如果收集情况不理想,可以通过调整液相方法的时间和梯度参数、改变收集阈值等设置优化收集方法,见图 17-2。

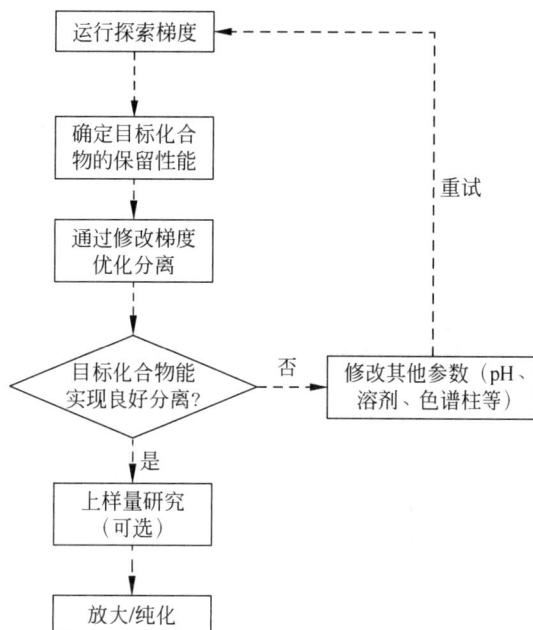

图 17-2　制备色谱方法开发一般流程

4. 独立操作练习

学生利用已处理好的样品进行独立操作练习,并能够将之前课程教授的内容融会贯通,根据样品性质选择正确的分离条件,完成实验报告所需要的样品测试和数据收集。

17.7　实验结果与数据处理

运行设备系统后,各个组分将根据设定的参数收集在不同的试管中,可以通过查看色谱图和质谱图对采集结果进行分析。如果收集效果不够理想,则调整收集参数重新运行。将分离提纯得到的样品进行干燥,得到最后纯品并称重。

17.8　实验注意事项

(1) 确保所有溶剂都是色谱级;

(2) 所有样品在进样前都要经过微孔滤膜过滤;

(3) 对样品性质有所了解,比如溶剂的选择,以及是否有质谱信号等。

第18章
色谱带领优秀"分子"突破重围

张 妞 编

　　色谱法(chromatography)又叫作层析法,是分离、纯化和鉴定化合物的重要方法之一,因其具有分离效能高、分析速度快、样品用量少、灵敏度高等优点,被认为是现有的最强大且通用的分离分析技术;若与不同功能的柱后高灵敏度检测方法相结合,可同时实现复杂混合物中各组分的分离与检测,而后对从色谱柱分离出的优秀"分子"分别进行准确的定性和定量分析。鉴于上述优势,色谱法已被广泛应用到生物、化学、食品分析、医药研究、环境分析、石油化工产品等领域。

　　色谱法种类多样,但每种类型都有其特异的分离检测原理和应用范围。其中应用较多的是气相色谱(gas chromatography,GC)和液相色谱(liquid chromatography,LC),该开放实验主要从这两种技术着手给学生阐释不同色谱法分离技术的差异。授课教师拟充分利用平台大型仪器设备(GC、LC),通过集中讲解、培训和演练的方式最大限度地发挥北京理工大学分析测试中心的技术资源优势,培养本科生的实践动手能力,同时帮助他们摆脱在科研初期遇到的部分困境。

气相色谱-质谱联用仪(gas chromatography -mass spectrometry,GC-MS)是一款集分离与检测技术于一体的大型联用仪器,是能否成功分析和判断未知化合物的先导手段。它兼有色谱的分离效率高、定量准确,以及质谱的选择性高、鉴别能力强、可提供丰富的结构信息及便于定性等特点,适宜分析小分子、易挥发、热稳定、能汽化的化合物。而液相色谱恰好可以弥补气相色谱的不足,不受样品挥发度和热稳定性的限制,非常适合分析中高分子量、难汽化、不易挥发或对热敏感的物质。通过对二者对比性的理论学习和实践操作,使学生可以充分理解掌握不同色谱技术在不同方面的实际应用范围。

本实验指导书包括两个实验仪器的设计:气相色谱-质谱联用仪和液相色谱,使学生对不同色谱仪的工作原理、仪器构造、实验条件和结果有基本的了解,用科学实验的方法解决生活中的疑惑,积极培养本科生的实践动手能力,为深入学习奠定基础。

18.1 气相色谱-质谱联用仪测定未知物的成分和含量

18.1.1 实验目的

(1)掌握气相色谱-质谱联用仪的基本原理;
(2)了解气相色谱-质谱联用仪的结构及操作方法;
(3)对实验输出数据和简单谱图分析方法有初步的了解;
(4)能够根据生活中涉及的知识了解该仪器的应用范围。

18.1.2 实验原理

气相色谱-质谱联用仪是气相色谱仪与质谱仪联用的仪器。它结合了气相色谱仪利用物质的沸点、极性或吸附性能的差异来实现混合物的分离的能力与质谱仪的组分鉴定能力。它兼有色谱的分离效率高、定量准确,以及质谱的选择性高、鉴别能力强、可提供丰富的结构信息及便于定性等特点,适宜分析小分子、易挥发、热稳定、能汽化的化合物。用电子电离方式(electron ionization,EI)得到的谱图可以与标准谱库对比,进而可以确认化合物的结构信息,是一种分离分析复杂有机混合物的有效手段。

气相色谱-质谱联用仪的工作原理是采用载气作为流动相携带样品中的若干组分,通过装有固定相的色谱柱,由于样品中各组分的沸点、极性或吸附性能不同,那些性能结构相近的组分的分子在两相间反复多次分配或吸附平衡来实现混合物的分离,从而使混合样品中的各组分得到完全分离;分离出来的样品中各组分进入质谱仪中的离子源,受电子轰击发生离子化,在电场或磁场的作用下由质量分析器按离子的质量和质荷比、空间的位置、时间的先后或轨道的稳定与否进行分离,以便得到按质荷比大小顺序的排列,最后由检测器记录分离出来的离子信号而形成质谱图。

该联用仪主要包括(图 18-1 为气相色谱端结构图,图 18-2 为质谱端结构图):机械泵、载气、进样系统、色谱柱、程序升温箱、质谱端离子源、质量分析器、检测器、真空系统和数据记录系统等。

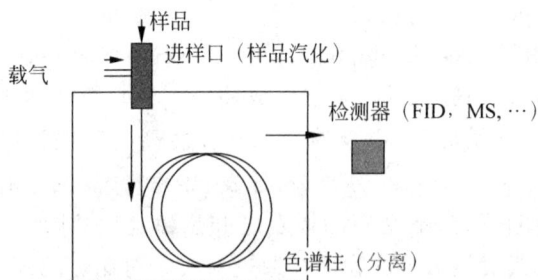

图 18-1 气相色谱结构示意图

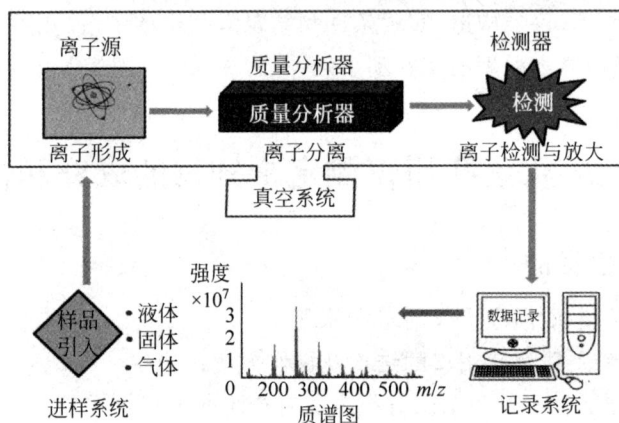

图 18-2 质谱检测器流程图

18.1.3 实验基本要求

（1）了解气相色谱-质谱联用仪的基本理论知识；

（2）掌握气相色谱-质谱联用仪的结构及操作方法；

（3）了解实验数据和谱图解析方法。

18.1.4 实验仪器和材料

Agilent 890A/5975C 气相色谱-质谱联用仪（安捷伦（Agilent）公司产）、电子分析天平、移液器、毛细管色谱柱、色谱级甲醇、色谱级异丙醇、未知物、进样瓶、钥匙、容量瓶。

18.1.5 实验内容

（1）介绍安捷伦气相色谱-质谱联用仪的原理及结构；

（2）讲解实验注意事项、样品制备，以及演示实验操作流程；

（3）开机并检查仪器状态，调谐校正仪器和设置分离参数；

（4）程序优化并测试样品，以及进行数据解析；

（5）学生自主测试。

18.1.6　实验步骤

实验主要包括样品前处理、仪器参数调试、测试方法编辑以及采集数据等步骤,具体操作如下所述。

1. 数据采集方法编辑

(1) 编辑完整方法:从"方法"菜单中选择"编辑完整方法"项,选中除"数据分析"外的两项,点击"确定",进入下一画面。之后参数无需改变。

(2) 在分流-不分流进样口:模式要选择"分流"及分流比。

(3) 柱温箱温度参数设定:根据样品性质选择升温速率及温度(不要超过300℃)。

(4) 或者从"方法"中"调用方法",改变参数后另存为自己的方法。

(5) 选择数据路径、文件名、样品瓶编号等,最后确定无误后,点击"确定并运行方法"。

2. 编辑扫描方式及质谱参数

(1) 设置溶剂延迟时间(根据所使用溶剂而定);

(2) 选择全扫描或者提取离子扫描模式;

(3) 最后命名并保存方法到"methods"文件夹中。

3. 采集数据

在"method"菜单中选择"运行方法",选择数据保存路径和文件名;点击"确定并运行"即将自动完成数据的采集。

注意,当工作站询问是否取消溶剂延迟时,回答"NO"或不选择。如果回答"YES",则质谱开始采集,容易损坏灯丝。

18.1.7　实验结果与数据处理

1. 运用测试软件对数据进行分析

(1) 点击桌面上"MSD"的"Data Analysis",点击"文件"菜单,选择所要处理的数据文件,然后点击"确定";

(2) 用鼠标右键在目标化合物 TIC 谱图区域内拖拽可得到该化合物在所选时间范围内的平均质谱图,双击右键则得到单点的质谱图;

(3) 选择谱库:点击"谱图"菜单,之后选择"谱库搜索",浏览选择所需的谱库,点击"确定";

(4) 在总离子流图的峰位置双击右键得到该保留时间的质谱图(图18-3);在得到的质谱图区域任意位置双击右键,即可得到该谱图在所选谱库中的检索结果。

2. 根据质谱图数据解析定性定量未知化合物

3. 将分析测试结果保存

18.1.8　实验注意事项

(1) 溶解样品的溶剂不能含水,最好使用易挥发的低沸点有机溶剂;

(2) 使用前仔细阅读色谱柱附带说明书,注意柱子类型、适用温度范围等;

(3) 样品需过滤处理,确保样品中不含固体颗粒;

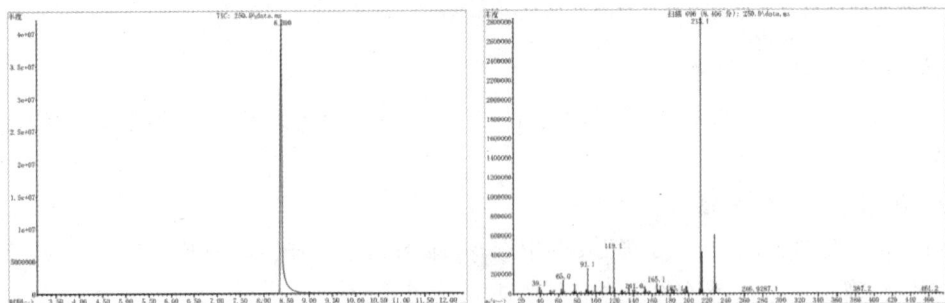

图 18-3　GC-MS 检测双酚 A（BPA）的谱图

（4）针头要经常清洗，防止黏稠物质的长时间积累，固定的螺丝要拧紧。

18.2　高效液相色谱法分离测定药物的有效含量

18.2.1　实验目的

（1）掌握高效液相色谱仪（HPLC）的基本原理；

（2）了解高效液相色谱仪的结构及操作方法；

（3）对实验输出数据和简单谱图分析方法有初步的了解；

（4）能够根据实际的需要设计合理的实验方案，选择合适的分离条件而得到可靠的实验数据。

18.2.2　实验原理

高效液相色谱仪系统由储液器、高压输液泵、进样器、色谱柱、检测器、记录仪等组成（图 18-4）。储液器中的流动相被高压泵泵入系统，样品溶液经进样器进入流动相，被流动相载入色谱柱（固定相）内；由于样品溶液中的各组分在两相中具有不同的分配系数（K），在两相中作相对移动时，经过反复多次的吸附-解吸的分配过程，各组分在移动速度上产生

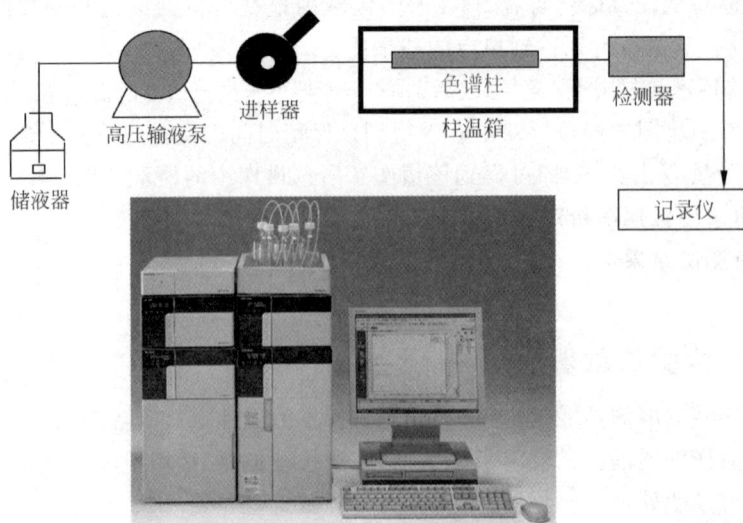

图 18-4　高效液相色谱仪简易流程图

较大的差别,被分离成单个组分依次从柱内流出(图18-5);通过检测器时,样品浓度被转化成电信号传送到记录仪,数据以谱图形式显示,根据样品在色谱图中的保留时间 t_R 可以进行定性分析,由谱峰的强度(面积或峰高)可确定组分的含量。

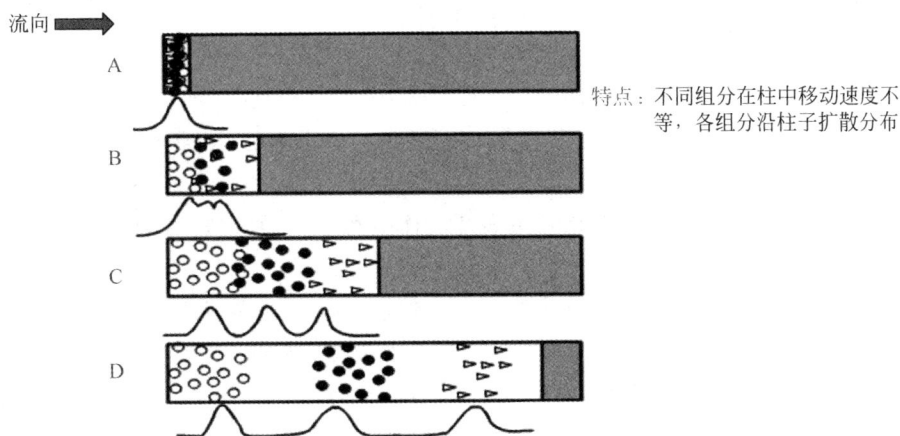

图 18-5 液相色谱分离过程

18.2.3 实验基本要求

(1)了解高效液相色谱仪的基本理论知识;
(2)掌握高效液相色谱仪的结构及操作方法;
(3)初步了解色谱分离条件选择的依据;
(4)初步了解实验数据和谱图解析方法。

18.2.4 实验仪器和材料

日本岛津(Shimadzu)公司产 LC-20A 高效液相色谱仪附紫外-可见光(UV-Vis)检测器、电子分析天平、移液器、pH 计、缓冲盐、ODS C18 色谱柱、色谱级乙腈、高纯水、色谱级异丙醇、布洛芬标样、布洛芬颗粒、液相进样瓶、容量瓶。

18.2.5 实验内容

(1)介绍岛津 LC-20A 高效液相色谱仪的结构及原理;
(2)讲解实验注意事项,以及演示实验操作步骤;
(3)对照品、样品液制备,以及流动相溶剂纯化;
(4)色谱分离条件的探索;
(5)样品测试,以及实验结果分析。

18.2.6 实验步骤

一般样品分析流程的仪器操作步骤如下所述。
(1)准备好流动相,A 泵为水相,B 泵为有机相,C 瓶为洗针用甲醇,各流动相需为色谱纯试剂并过滤、超声后使用,将配好的样品溶液置于样品瓶中,放入进样器 SIL-20A,色谱柱接入柱温箱 CTO-10AS 中。

(2)开机:打开主电源开关,依次打开两个泵 LC-20AD、进样器 SIL-20A、检测器 SPD-20A、柱温箱 CTO-10AS、总控制器 CBM-20A、计算机。

(3)联机:打开计算机主界面上工作站 LCsolution,点击"分析 1",会有"嘀"的一声提示音,提示整个系统已由计算机控制。

(4)泵放气:分别拧松("OPEN")两个泵上的"Drain"按钮,按面板上"Purge"键放气,大约 3 min 后"Pump"灯灭(直到脱气自动停止,切换通道继续"Purge",直到所有要用通道脱气自动停止,每次新换溶剂后如果泵头离开液体接触空气,则需进行脱气),放气完毕,拧紧("CLOSE")"Drain"按钮。

(5)进样器放气:按进样器面板上"Purge"键放气 25 min,界面会提示放气剩余时间。

(6)分析:开始编辑完整方法,从"File"菜单中选择"Method"选项,弹出"open…"项,在打开的"Method"中添加方法的参数设定信息,编辑"时间程序""泵""检测器""柱箱"等项目参数,在"Pumps"栏目下的"B"处输入流动相的比例。若 B 为 0,则默认输入为 A 流动相为 100%。"Flow"处输入流量,如 1 mL/min;在"spd-10AVvp"栏目下的"Wavelength"处设置波长。在"Pressure Limits Max"处输入柱子的最大耐高压,以保护柱子。此液相色谱仪一般设置最大耐高压为 20~25。

编辑完成后,点击"下载",并将方法另存到自己的方法文件夹中。点击界面上方"泵开/关"开泵,等待泵压力稳定(两个泵压力基本不变)并且绘图中基线平稳,点击"单次运行"或"批处理",在对话框中填写样品名(数据文件保存路径)和对应进样瓶位置,点击"确定"后进行实验。

(7)在上述步骤(6)仪器操作过程中,打开仪器后要首先用流动相平衡色谱柱,而后根据样品分离情况优化分离条件,即主要从流动相比例、缓冲液 pH 改变、改性剂的加入、流速、柱温等得到最好的分离条件。

(8)后处理:实验完毕,若实验中流动相为含盐流动相,则先用 85%水-15%有机相冲柱子 10 min,待基线平稳后用 100%乙腈(或甲醇)-0%水冲柱子至基线平稳;若为不含盐流动相,则直接用 100%乙腈(或甲醇)-0%水冲柱子至基线平稳即可。

(9)关机:关闭工作站界面上的泵,然后依次关闭总控制器 CBM-20A、柱温箱 CTO-10AS、检测器 SPD-20A、进样器 SIL-20A、两个泵 LC-20AD、计算机。

(10)关闭主电源开关。

18.2.7　实验结果与数据处理

(1)数据软件处理:首先会以图形的方式显示收集到的谱图。谱图的横坐标为保留时间,即每一个组分出现的位置。纵坐标为每一个组分对应色谱峰的强度。图 18-6 是一张典型的色谱分离图。

(2)在选定优化后的分离条件下作标准工作曲线:准确移取不同量的标准布洛芬溶液,以峰面积定量,线性回归方程为 $Y=AX+B$。方程中,Y 是相对信号强度,X 为布洛芬标样的不同浓度(μmol/L),得到 A 和 B 的值以及线性范围和检测限,而后利用线性回归方

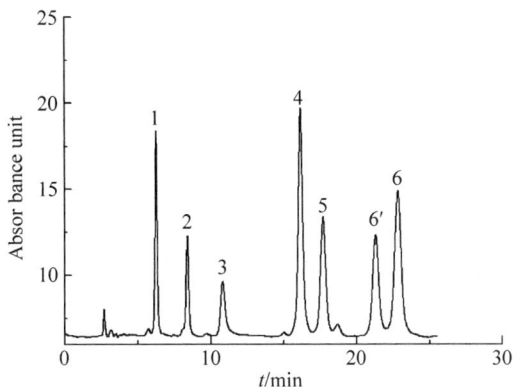

图 18-6　典型色谱分离图

程得到样品中布洛芬的含量。

18.2.8　实验注意事项

（1）实验前要检查仪器是否存在漏液现象、压力是否稳定、柱子是否安反。

（2）有机流动相应选用色谱级试剂，水相流动相如含有酸、碱液或缓冲盐需过滤后再使用，过滤时注意区分水系膜和油系膜的使用范围。

（3）水相流动相要尽量现配现用，防止长菌变质。

（4）样品采用过滤或离心方法处理，确保样品中不含固体颗粒。

（5）尽量用流动相溶解样品：①减少溶剂峰，尤其是组分峰靠近溶剂峰时尤为重要；②保证样品在流动相中的溶解度，避免样品在系统中尤其是在柱中产生沉淀。

（6）使用前仔细阅读色谱柱附带说明书，注意适用范围，如 pH 范围、流动相类型等。

（7）如所用流动相为含盐流动相，则反相色谱柱使用后，先用水或低浓度甲醇水（如5％甲醇水溶液）冲洗，再用甲醇冲洗。

（8）若色谱柱不使用时则应用甲醇冲洗，取下后紧密封闭两端保存。

（9）不要高压冲洗柱子。

第 19 章
高效液相色谱-串联质谱在兴奋剂筛查中的应用

李 兰 编

　　液相色谱-质谱联用仪(liquid chromatography-mass spectrometer,LC-MS)作为实验室常用大型分析仪器,结合了液相色谱仪对复杂样品优越的分离性能,以及质谱仪高准确性、高灵敏度的定性能力,是一种分离分析复杂有机混合物的有效手段。受给药方式、代谢途径、药物自身的化学性质等因素影响,兴奋剂检测是一种 ppm 浓度级别的定性分析工作。LC-MS 分析具有对样品前处理要求简单、适用药物种类范围广等优点,成为目前兴奋剂检测的主要方法。

　　本实验指导书主要包含三部分:①化学、生物样品的前处理,离心、萃取、蛋白沉淀等;②标准品与实际样品的上机测试,包括定性和定量测试;③数据结果的分析处理。这些过程不仅涉及基础化学、生物实验的基本操作,更重要的是包含 LC-MS 这一具备优越定性和定量功能的大型仪器的使用。学生通过参与这些实验与仪器操作过程,能够更加牢固、深入地掌握基础实验技能,学习并了解一般生物基质样品的分析流程,对相关学科的实际应用有更清晰的认识。

19.1　认识液相色谱-质谱联用仪

19.1.1　实验目的

(1) 掌握液相色谱-质谱联用仪的结构及原理;

(2) 了解建立液相色谱-质谱联用仪的方法。

19.1.2　实验原理

液相色谱-质谱联用仪中,样品经自动进样器进样后通过色谱柱实现分离,各组分依次被离子化,质谱的质量分析器将离子碎片按质荷比分开。整个过程中,液相是仪器的样品分离及进样系统,质谱则是仪器的检测器。

19.1.3　实验仪器和材料

Q Exactive HF-X 组合式四极杆 Orbitrap 液相色谱-质谱联用仪、维拉帕米(1 ppm)、乙腈(色谱纯)、去离子水。

19.1.4　实验步骤

(1) 介绍液相色谱各组成部分,包括溶剂系统、输液泵、自动进样器、色谱柱、检测器。

(2) 介绍质谱各组成部分,包括气路、离子源、质量分析器、检测器。

(3) 配制流动相,打开"purge"阀,对各管路进行排气和清洗。将液相色谱-质谱联用仪由待机状态切换为工作状态,结合仪器软件认识不同模块的作用和调节方式。

(4) 调谐校准仪器,建立液相方法和质谱方法。

(5) 采集维拉帕米样品的谱图。

19.1.5　实验结果与数据处理

用分析软件打开谱图,扣除背景后寻找维拉帕米的理论质荷比 455.2904 的目标峰。

19.2　血液样品的前处理

19.2.1　实验目的

(1) 了解生物样品的存储条件;

(2) 掌握生物样品的前处理方法。

19.2.2 实验原理

血液样品一般需要保存在 $-20℃$ 以下冷冻环境中,在进行实验之前取出冷冻血样解冻,且避免反复冻融。为了提取其中的小分子药物,先用有机溶剂沉淀出血液中的蛋白,然后离心出上层清液。

19.2.3 实验仪器和材料

$-20℃$ 冰箱、涡旋仪、离心机、1.5 mL 离心管、乙腈(色谱纯)、羊血。

19.2.4 实验步骤

取出冷冻羊血,室温解冻。各取 500 μL 血样,加入相应体积的呋塞米、睾酮、维拉帕米标准溶液,配制成不同浓度梯度的基质样品,各组分含量见表 19-1。

取 100 μL 各浓度的基质样品置于 1.5 μL 离心管中,按照体积比 1∶3 的比例加入 300 μL 色谱纯乙腈,涡旋,充分提取。将离心管放入高速离心机中离心 5 min 后,各取 200 μL 上清液置于新的离心管中,用低温浓缩仪浓缩至干燥。

表 19-1 配制的基质样品中各组分含量

组 分	浓 度	组分类型
呋塞米/睾酮	0、100 ppb、200 ppb、500 ppb、1 ppm、2 ppm、5 ppm、10 ppm	样品
维拉帕米	1 ppm	内标

19.2.5 实验结果

收集浓缩后的样品,置于冰箱中冷冻保存。

19.3 血液中兴奋剂组分含量的测定

19.3.1 实验目的

(1) 掌握建序列自动采集多个样品的数据;
(2) 掌握内标法标准曲线的建立;
(3) 掌握实际样品中兴奋剂组分浓度的计算。

19.3.2 实验原理

根据谱图中各浓度下目标组分和内标物色谱峰峰面积比值的不同,绘制峰面积比相对于浓度的标准曲线。通过标准曲线,依据未知浓度样品中各组分的峰面积响应计算样品浓度。

19.3.3 实验仪器和材料

Q Exactive HF-X 组合式四极杆 Orbitrap 液相色谱-质谱联用仪、C18 色谱柱、提取浓缩后的基质样品、乙腈(色谱纯)、去离子水。

19.3.4 实验步骤

(1) 将提取浓缩后的样品用液相初始比例的流动相复溶;
(2) 编辑标准品测试序列,由低浓度到高浓度依次进样;
(3) 编辑样品测试序列,每个样品至少 2 个平行样;
(4) 运行序列,采集数据。

19.3.5 实验结果

(1) 睾酮、呋塞米、维拉帕米三种物质的离子对见表 19-2。

表 19-2 睾酮、呋塞米、维拉帕米的离子对

化　合　物	母　离　子	子离子 1	子离子 2
呋塞米	329.00	204.98	285.01
睾酮	289.22	97.07	109.07
维拉帕米	455.29	165.09	303.21

(2) 睾酮、呋塞米、维拉帕米的二级离子质谱图分别如图 19-1~图 19-3 所示。

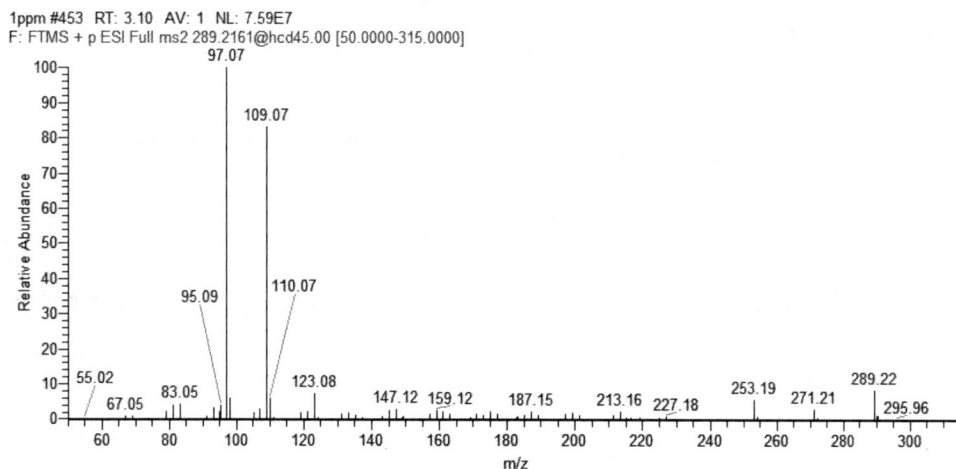

图 19-1 睾酮的二级离子质谱图

(3) 分别以睾酮、呋塞米与内标维拉帕米的峰面积比值(Y)对浓度(X)进行线性回归,得到两条线性标准曲线:

睾酮 $Y = 0.000\,215\,886 + 0.121\,027 * X (R = 0.9997)$;
呋塞米 $Y = -0.002\,893\,97 + 000\,797\,685 * X (R = 0.9811)$。

5ppm #234 RT: 1.64 AV: 1 NL: 1.87E7
F: FTMS - p ESI Full ms2 331.0150@hcd20.00 [50.0000-355.0000]

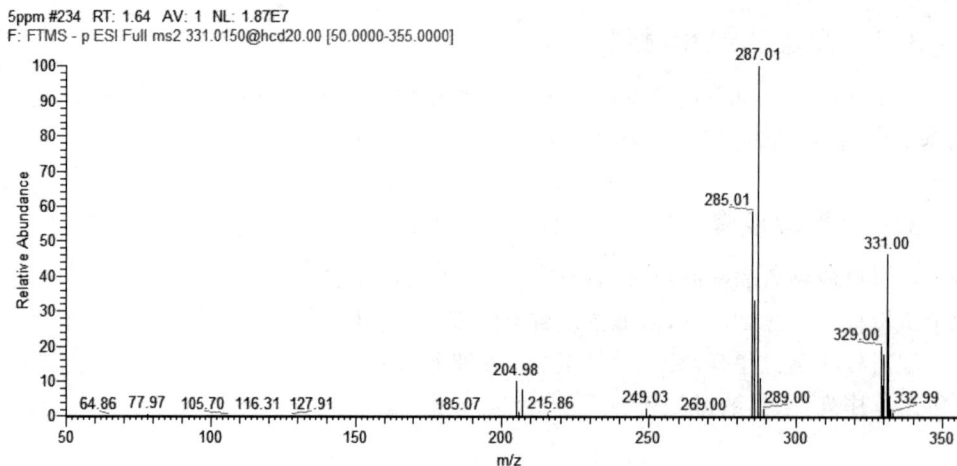

图 19-2 呋塞米的二级离子质谱图

5ppm #275 RT: 1.91 AV: 1 NL: 8.76E6
F: FTMS + p ESI Full ms2 455.2904@hcd35.00 [50.0000-485.0000]

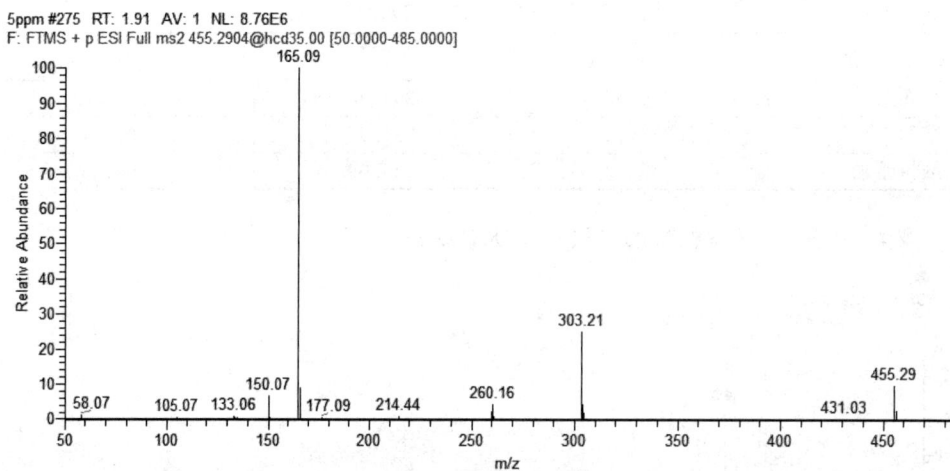

图 19-3 维拉帕米的二级离子质谱图

(4) 根据实际样品的峰面积响应,代入标准曲线计算其中睾酮、呋塞米两种兴奋剂的浓度。

第 20 章

手性拆分——液质联用识别化合物的"左右手"

李 兰 编

    不对称合成在药物合成和天然产物合成中具有重要意义,也是当前有机化学领域最为活跃的研究方向之一。液相色谱-质谱联用仪(LC-MS)作为合成化学中辅助的重要表征方法,结合手性色谱柱优异的分离效果,能够快速直观地表征所合成手性化合物的光学纯度,并比较不同手性底物、手性催化剂的不对称合成效率。

    由于手性化合物分子极性相同,因此常规 C8 或 C18 反相色谱柱无法对其实现有效分离,而需要键合或涂覆了具备手性识别位点固定相的手性柱进行分离。在这一过程中,不仅可以快速地测定对映体纯度(ee 值),而且也可以用于拆分光学异构体。学生通过参与这些实验与仪器操作过程,能够更加牢固、深入地掌握基础实验技能,学习并了解不对称化学的研究过程,激发学生在不对称合成领域的兴趣,对相关研究方向有更清晰的认识。

20.1　C18 色谱柱分离对映异构体

20.1.1　实验目的

（1）掌握一般液相分离的条件；
（2）理解 C18 色谱柱能够实现化合物分离的结构要求。

20.1.2　实验原理

C18 色谱柱的分离是通过样品中各个组分与固定相上的 C18 官能团相互作用，以及利用化合物的极性差异，实现不同组分的分离。因此化合物在结构上的极性差异决定了它们能否在色谱柱上被分开。

20.1.3　实验仪器和材料

Agilent Q-TOF 液相色谱-质谱联用仪、C18 色谱柱、亮氨酸（外消旋体）、去离子水、乙腈（色谱纯）。

20.1.4　实验步骤

（1）建立液相色谱-质谱联用方法：梯度洗脱、正模式采集。
（2）采集亮氨酸（外消旋体）的色谱分离及质谱数据。

20.1.5　实验结果

亮氨酸（外消旋体）在 C18 色谱柱上无法实现对映体的分离，在质谱总离子流图上只能看到一个 $m/z=132.10$ 的峰，如图 20-1 所示。

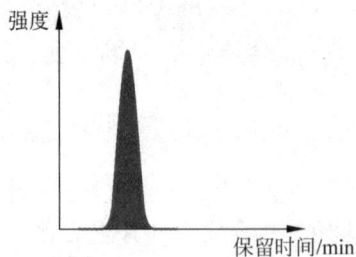

图 20-1　亮氨酸（外消旋体）在 C18 色谱柱分离后的质谱总离子流示意图

20.2　多糖衍生物正相涂覆型手性色谱柱分离对映异构体

20.2.1　实验目的

（1）掌握一般液相分离的条件；

（2）理解对映异构体实现分离的要求。

20.2.2　实验原理

多糖衍生物正相涂覆型手性色谱柱（OD柱）具备多个手性中心，通过引入手性环境使对映异构体呈现物理特征的差异，从而达到拆分光学异构体的目的。

20.2.3　实验仪器和材料

Agilent Q-TOF 液相色谱-质谱联用仪、OD 手性色谱柱、亮氨酸（外消旋体）、D-亮氨酸、L-亮氨酸、去离子水、乙腈（色谱纯）。

20.2.4　实验步骤

（1）建立液相色谱-质谱联用方法：梯度洗脱、正模式采集。
（2）采集亮氨酸（外消旋体）的色谱分离及质谱数据。
（3）分别采集 D-亮氨酸、L-亮氨酸两种单一构型的化合物的色谱分离及质谱数据。

20.2.5　实验结果

亮氨酸（外消旋体）在 OD 手性色谱柱上可以实现对映体的分离，在质谱总离子流图上能看到两个峰面积大致相同的 $m/z=132.10$ 的峰，分别对应着亮氨酸（外消旋体）中 D-亮氨酸和 L-亮氨酸两种单一构型的结构，如图 20-2 所示。

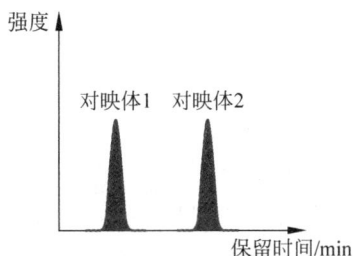

图 20-2　亮氨酸（外消旋体）在 OD 手性色谱柱分离后的质谱总离子流图

根据 D-亮氨酸、L-亮氨酸两种单一构型化合物的保留时间，确定亮氨酸（外消旋体）在 OD 手性色谱柱分离后两个对映体的归属。

第 21 章
高分辨质谱仪操作培训及在精准医学领域应用

李一岚　编

质谱仪(mass spectrometer,MS)被称作分子水平上的天平。它是一种根据不同物质质量差异,实现对物质定性和定量分析的仪器。由于它具有超高的灵敏度和分辨率,在化学化工、生命科学、食品科学等多个领域具有广泛的应用。随着科技的发展,质谱与液相色谱联用实现复杂样品的快速、高覆盖定性定量分析成为主流。本实验指导书从质谱仪的发展历史、分类、构造、工作原理、上机操作、数据采集分析方法等方面进行系统讲解,并应用于与精准医学领域相关的实际样品分析中。

本实验指导书包括 2 个实验设计,通过实验内容的实践,学生可以掌握高分辨质谱仪的基本构造、工作原理及使用方法,增强学生动手能力,提升创新意识。

21.1　基于高分辨质谱的血浆蛋白质组分析

21.1.1　实验目的

(1) 掌握高分辨质谱仪的工作原理及使用方法；
(2) 掌握纳升液相色谱仪与质谱仪联用的操作及各个参数的设置；
(3) 了解蛋白质组样品的预处理流程；
(4) 学会蛋白质组的数据检索及分析方法。

21.1.2　实验原理

蛋白质是执行生命活动的重要分子。蛋白质组是指一个细胞、组织或生物体在特定时间和特定条件下表达的所有蛋白质的总和。对蛋白质组的分析，在疾病发生发展机制研究、潜在生物标志物发现、药物作用靶点筛选以及疾病精准诊疗等方面具有重要意义。

基于质谱自下而上(bottom-up)鸟枪法技术的快速发展，为高通量、高灵敏度、高准确度的蛋白质组分析提供了强大的技术支撑。其分析原理主要包括蛋白质组样品制备、液相质谱分析、数据分析等步骤(图 21-1)。

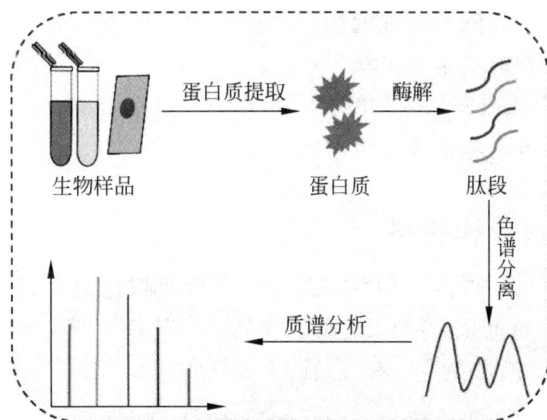

图 21-1　基于高分辨质谱的蛋白质组研究过程

蛋白质组样品制备是决定分析结果至关重要的一步。基本流程通常包括蛋白质提取、蛋白质消化酶解、肽段除盐。即采取合适的提取试剂从细胞、组织或体液等样本中提取蛋白质；利用蛋白酶对蛋白质进行酶解，生成适合质谱检测的肽段；进一步利用反相色谱柱等去除肽段中的盐类和其他杂质，得到纯化后的肽段，进入液相色谱质谱仪中分析。在本实验中，所采用的为反相色谱柱。色谱柱的固定相填料为将全多孔或薄壳微粒硅胶载体经酸活化处理后与含烷基链(C_4、C_8、C_{18})或苯基的硅烷化试剂反应，生成表面具有烷基(或苯基)的材料。反相色谱柱根据样品极性不同进行分离。极性弱的组分与固定相表面的烷基基团相互作用强，极性强的组分与固定相表面的烷基基团相互作用弱。因此，极性弱的组分后流出，极性强的组分先流出。

液相色谱仪中分离的物质经过接口进入质谱仪中进行分析。质谱仪包括三个主要部件：

离子源、质量分析器、检测器。本实验所用仪器采用电喷雾电离(electrospray ionization,ESI)方式。ESI是一种软电离技术,能够将溶液中的带电离子在大气压下经电喷雾的过程转变成气相离子,再进入质谱仪中进行分析,适用于电离极性强、热不稳定的生物大分子。ESI源接口上装有高压电源,加电后,水溶液样品被喷雾为带电荷的微液滴,在电场作用下朝着质量分析器真空腔入口飞行。飞行过程中微液滴与补助气接触,使得溶剂快速蒸发,微液滴体积会不断地缩小,导致分布于液滴表面的电荷密度逐渐增加。当电荷密度达到某个临界值时,液滴分裂形成较小的带电荷液滴;上述的液滴分裂的现象会反复发生多次,产生体积越来越小的液滴,这一连串反应称为库仑分裂。这一过程使得液滴不断缩小,最后将溶剂去除。此种现象是带电荷微液滴去溶剂化的过程。随着溶剂蒸发减少,最后会产生完全不含溶剂分子的气体被分析物离子,离子产生后,借助喷嘴与锥孔之间的压力差和电位差而穿过取样孔进入质量分析器。

轨道阱(orbitrap)质量分析器是一个轴对称质量分析器。它包含一个纺锤形中心电极,该中心电极被一对钟形外部电极围绕。在轨道阱质量分析器中,稳定的离子轨迹结合了围绕轴向中心电极的旋转与沿 z 轴产生的谐波振荡。沿 z 轴的这些谐波振荡的频率与离子的质荷比(m/z)有关,将所有的离子提取到质量分析器进行图像电流检测,获得离子的 m/z 信息,最终得到样品的定性和定量分析结果。

21.1.3　实验基本要求

(1) 了解蛋白质组样品的预处理流程;
(2) 了解高分辨质谱的基本理论知识;
(3) 掌握液相色谱-质谱联用仪的结构及操作方法;
(4) 学会实验数据分析和谱图解析的方法。

21.1.4　实验仪器和材料

超高分辨率液相色谱-质谱联用仪(U3000 纳升液相色谱仪、Q Exactive HF-X 质谱仪)、离心机、电子天平、色谱柱、移液枪、血浆样品、尿素、DL-二硫苏糖醇(DTT)、碘乙酰胺(IAA)、胰蛋白酶、甲酸(FA)、滤膜、水、乙腈。

21.1.5　实验内容

1. 实验前准备工作
(1) 介绍纳升液相色谱-质谱联用仪的结构及工作原理;
(2) 讲解及演示实验操作,蛋白质组样品的制备;
(3) 液相色谱流动相配制。

2. 上机操作样品测试
(1) 连接超高分辨率液相色谱-质谱联用仪;
(2) 仪器调谐与校正;
(3) 仪器参数设置;
(4) 数据采集;
(5) 谱图解析。

3. 蛋白质组数据检索软件的使用

4. 数据分析及撰写实验报告

21.1.6 实验步骤

1. 样品制备

(1) 取 1 μL 血浆样品,用 8 mol/L 尿素溶液稀释至 400 μL;

(2) 在稀释的血浆样品中加入终浓度为 10 mmol/L 的 DTT,在 60℃ 水浴中反应 1 h;

(3) 待样品放至室温后,加入终浓度为 20 mmol/L 的 IAA,室温避光反应 30 min;

(4) 反应结束后,使样品见光,并转移至截留分子量为 10 kDa 的滤膜上,14 000 g 离心至少 20 min 至滤膜上无液体;

(5) 用 50 mmol/L 碳酸氢铵溶液清洗滤膜三次,每次均 14 000 g 离心至少 20 min 至滤膜上无液体;

(6) 在滤膜上加入与血浆蛋白质量比为 1∶30 的胰蛋白酶,在 37℃ 下反应 16 h;

(7) 反应结束后,14 000 g 离心至少 20 min 至滤膜上无液体,并用 40 μL 的 50 mmol/L 碳酸氢铵溶液清洗滤膜,离心后合并溶液,在冻干机中冻干液体;

(8) 用 0.1% FA 复溶样品,并于 16 000 g 离心 20 min,转移至内衬管中,待进行质谱分析。

2. 液相质谱分析

(1) 质谱正离子模式校正;

(2) 连接好液相色谱-质谱联用仪,检查流动相、色谱柱连接,保证无问题;

(3) 设置液相色谱与质谱方法,编辑采集序列;

(4) 采集数据。

21.1.7 实验结果与数据处理

(1) 在采集数据设置的文件夹中查看采集数据的 raw 文件,检查谱图,如图 21-2 所示;

(2) 打开 Proteome Discoverer(PD)软件,设置搜库的方法,开始数据检索;

(3) 数据检索结束后,查看鉴定列表,基于鉴定到的蛋白质,分析血浆蛋白质组特点。

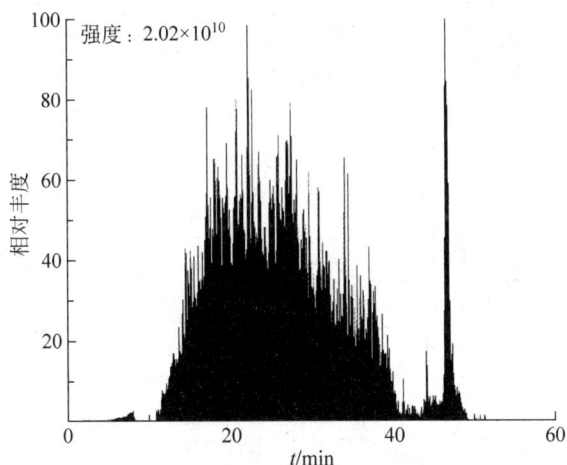

图 21-2 肽段的总离子流色谱图

21.1.8 实验注意事项

(1) 样品预处理过程要全程佩戴手套及口罩,穿好实验服;

(2) 样品上质谱仪前用离心机在 $16\,000\,g$ 离心至少 $20\,min$;

(3) 液相质谱分析前要检查仪器的流动相是否充足;

(4) 采集样品前确保色谱柱连接方向正确且不漏液,检查色谱柱压力;

(5) 质谱仪采集数据前要进行校正。

21.2 基于高分辨质谱的血浆代谢组分析实验

21.2.1 实验目的

(1) 掌握高分辨质谱仪的工作原理及使用方法;

(2) 掌握微升液相色谱仪与质谱仪联用的操作,以及各个参数的设置;

(3) 了解代谢组样品的预处理流程;

(4) 学会数据检索及分析方法。

21.2.2 实验原理

代谢组是指一个细胞、组织或生物体在特定时间和特定条件下表达的所有小分子代谢物的总和。基于高分辨质谱的代谢组研究,对于疾病诊断、药物研发、营养学评估等意义重大。其优势在于能够高通量、高灵敏度地分析生物样本中的代谢物,提供丰富的代谢信息,有助于揭示生物体的代谢状态和疾病机制。同时,质谱技术还具有分辨率高、准确性高等特点,能够实现对代谢物的精确鉴定和定量分析。

基于质谱的代谢组分析主要涉及样本预处理、代谢物提取、离子化、质谱分析以及后续的定性和定量分析等多个步骤(图 21-3)。

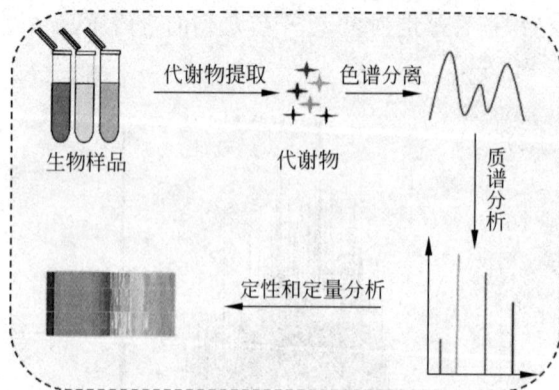

图 21-3 基于高分辨质谱的代谢组研究过程

在进行质谱分析之前,首先需要对生物样本(如血浆、尿液、组织等)进行预处理,以去除杂质、富集目标代谢物等。这通常包括蛋白质沉淀、固相萃取、超滤等步骤,以确保后续分析的准确性和灵敏度。处理后的样本中的代谢物会被提取,为后续的质谱分析做准备。提取的代谢物在质谱分析前需要被转化为带电粒子,即离子化。这一过程通常通过电离源实现,如电喷雾电离、大气压化学电离等。电离源将代谢物分子转化为带电离子,这些离子随后进入质谱仪进行质量分析。在质谱仪中,带电离子经过电场或磁场的作用,根据它们的质量-电荷比(m/z)进行分离。不同质量的离子会在不同的时间或空间位置上被检测器捕获,并转化为电信号进行记录。这些信号经过处理后,会形成质谱图。利用生物信息学软件将获得的质谱数据与代谢物数据库进行比对,鉴定出每个代谢物种类。此外,通过分析不同样本中代谢物的丰度差异,揭示代谢物表达的变化情况,进而推断相关生理或病理过程。分析代谢物之间的相互作用,将代谢物整合到代谢通路中,揭示代谢网络的变化情况等。

21.2.3　实验基本要求

(1) 了解代谢组样品的预处理流程;
(2) 了解高分辨质谱的基本理论知识;
(3) 掌握液相色谱-质谱联用仪的结构及操作方法;
(4) 学会实验数据分析和谱图解析的方法;
(5) 实验结束后,认真写实验报告;
(6) 实验中遇到问题,要及时告知指导教师。

21.2.4　实验仪器和材料

超高分辨率液相色谱-质谱联用仪(Vanquish 微升液相色谱仪、Q Exactive HF-X 质谱仪)、离心机、电子天平、色谱柱、移液枪、水、乙腈、甲酸(FA)。

21.2.5　实验内容

1. 实验前准备工作
(1) 介绍微升液相色谱-质谱联用仪的结构及工作原理;
(2) 讲解及演示实验操作;
(3) 流动相、所需溶液配制。

2. 上机操作样品测试
(1) 仪器调谐与校正;
(2) 连接液相色谱-质谱系统;
(3) 仪器参数设置讲解;
(4) 测试样品;
(5) 谱图解析。

3. 代谢组数据检索软件的使用

4. 数据分析及撰写实验报告

21.2.6 实验步骤

1. 样品制备

(1) 取 100 μL 血浆样品,加入 400 μL 乙腈,涡旋混合 30 s;

(2) 将样品于 4℃下静置 10 min;

(3) 样品于 15 000 g 离心 10 min,去除沉降物;

(4) 取上清液至新的离心管中,冻干,并用流动相 A 相复溶,待进行质谱分析。

2. 液相质谱分析

(1) 质谱正负离子模式校正;

(2) 连接好液相色谱-质谱系统,检查流动相、色谱柱连接,保证无问题;

(3) 设置液相色谱与质谱方法,编辑采集序列;

(4) 采集数据。

21.2.7 实验结果与数据处理

(1) 在采集数据设置的文件夹中查看采集数据的 raw 文件,检查谱图(图 21-4);

(2) 打开 Compound Discoverer(CD)软件,建立搜库方法,开始数据检索;

(3) 数据检索结束后,查看鉴定列表,基于鉴定到的代谢物,分析血浆代谢物的特点。

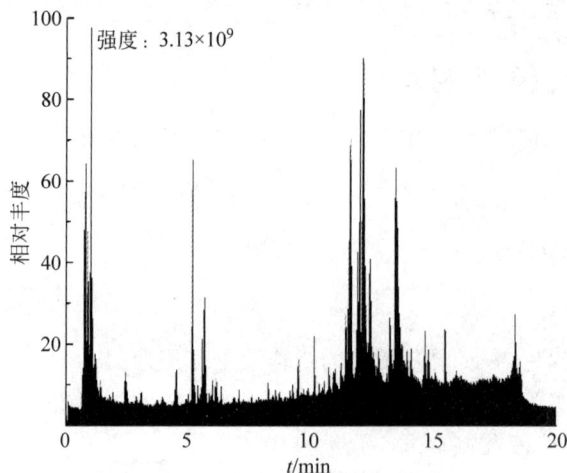

图 21-4 代谢物的总离子流色谱图

21.2.8 实验注意事项

(1) 样品预处理过程要全程佩戴手套及口罩,穿好实验服;

(2) 离心机使用时要配平;

(3) 液相质谱分析前要检查仪器的流动相是否充足;

(4) 采集样品前确保色谱柱连接方向正确且不漏液,检查色谱柱压力;

(5) 质谱仪采集数据前要进行校正。

第22章
分子结构鉴定之核磁共振

艾 惠 编

　　核磁共振(nuclear magnetic resonance, NMR)波谱学是一门发展非常迅速的学科。核磁共振波谱学是光谱学的一个分支,其共振频率在射频波段,相应的跃迁是核自旋在核塞曼能级上的跃迁,是进行有机化合物结构鉴定的一种有效工具,同时也是人们研究有机化学、探索反应机理、揭示生命奥妙和进行医学研究的有力工具。核磁共振是一门充满趣味和哲理的科学,其理论深邃,具有很强的吸引力,内容博大精深、涉及面广、实用性极强,与有机合成化学、生命科学以及有机新材料等学科的关系极其密切。

　　从学术方面讲,核磁共振的研究获得过多次最高成就,例如美国科学家布洛赫和珀塞尔因发现物质的核磁共振现象而获得1952年诺贝尔物理学奖;瑞士科学家恩斯特因为发明傅里叶变换核磁共振和二维核磁波谱技术而获得1991年诺贝尔化学奖;瑞士科学家维特里希因发展用核磁共振波谱测定溶液中生物大分子的三维结构而获2002年诺贝尔化学奖。从应用方面讲,核磁共振波谱仪在有机化学、药物化学、植物化学、石油化学、材料化学、生物化学、生命科学等领域均具有广泛的应用,是科研人员必须掌握的一种重要的工具,可以对各种有机和无机物的成分、结构进行定性分析或定量分析。

本实验指导书包括理论和实验部分。理论部分主要包含核磁共振波谱仪的发展,核磁共振基本原理,屏蔽常数及化学位移的计算,一维氢谱质子化学位移、质子-质子耦合及氢谱谱图解析,碳谱化学位移、碳谱中的各种去耦方法及谱图解析。实验部分包含模拟仿真系统、仪器组成及实验注意事项的介绍,样品的制备,标样的一维氢谱、碳谱、DEPT135、DEPT90、DEPT45 实验操作流程,Mestrenova 软件谱图处理的讲解。具体实验过程中,提供未知有机化合物,学生自主制样,按操作流程测试未知有机化合物一维氢谱、碳谱、无畸变极化转移增强(DEPT)谱,用 Mestrenova 软件处理相应谱图,并结合理论所学知识解析相应未知化合物结构,总结成实验报告,锻炼学生动手能力,以及分析、解决问题及总结的能力。

22.1 利用核磁一维氢谱鉴定有机化合物结构

22.1.1 实验目的

(1) 通过实验了解核磁共振的基本原理及一维氢谱操作流程;
(2) 了解核磁共振波谱仪的组成及自动进样器的使用方法;
(3) 了解一维氢谱谱图解析方法。

22.1.2 实验原理

^{1}H 为 $I=1/2$ 核,天然丰度为 99.99%,$\gamma=26.75\times10^7(\text{rad}\cdot\text{T}^{-1}\cdot\text{s}^{-1})$。无外磁场时,自旋核产生的核磁矩的取向是任意的,不产生能级分裂,处于简并状态。当自旋核处于磁场强度为 B_0 的外磁场中时,核磁矩就会与外加磁场平行或反平行,且平行方向多于反平行方向,即处于较低能级上的质子稍多一些。因此,在外磁场 B_0 的作用下,平行和反平行于 B_0 的核磁矩之间就产生了能级差,如图 22-1 所示。

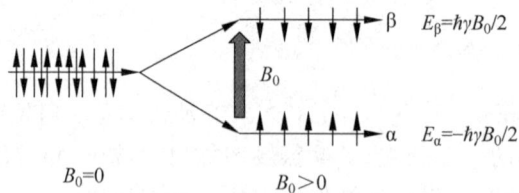

图 22-1 在外磁场 B_0 作用下产生能级差

原子核的能量与磁场强度大小成一定比例,与旋磁比和角动量在 Z 轴上的分量成正比。自旋量子数为 I 的原子核,其 $2I+1$ 个能级都是均匀分布的,由量子力学选择定则可知,只有 $m=\pm1$ 的跃迁才是允许的,所以相邻能级之间发生跃迁的能量差为

$$\Delta E = \gamma \hbar B \tag{22-1}$$

正向排列的核其能量较低,逆向排列的核其能量较高。它们之间的能量差为 ΔE。一

个核要从低能态跃迁到高能态,必须吸收 ΔE 的能量。让处于外磁场中的自旋核接收一定频率的电磁波辐射,当辐射的能量恰好等于自旋核两种不同取向的能量差时,处于低能态的自旋核吸收电磁辐射能跃迁到高能态,共振条件为

$$\Delta E = h\nu = \gamma \hbar B_0 \tag{22-2}$$

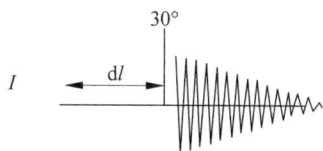

图 22-2　zg30 脉冲序列

自旋量子数为 I 的原子核有 $2I$ 个可能的跃迁,且都需要相同的能量。若提供与共振频率 ν 相当的能量,自旋粒子就会吸收能量并从低能级向高能级跃迁,产生核磁共振现象,其脉冲序列如图 22-2 所示。

核磁共振测试要用氘代溶剂,一方面是减少溶剂中质子的干扰,另一方面是锁场的需要。以氘代氯仿为溶剂,四甲基硅烷(TMS)为内标,不同基团上的质子的化学位移一般出现在 0～15 ppm 范围内,如图 22-3 所示。

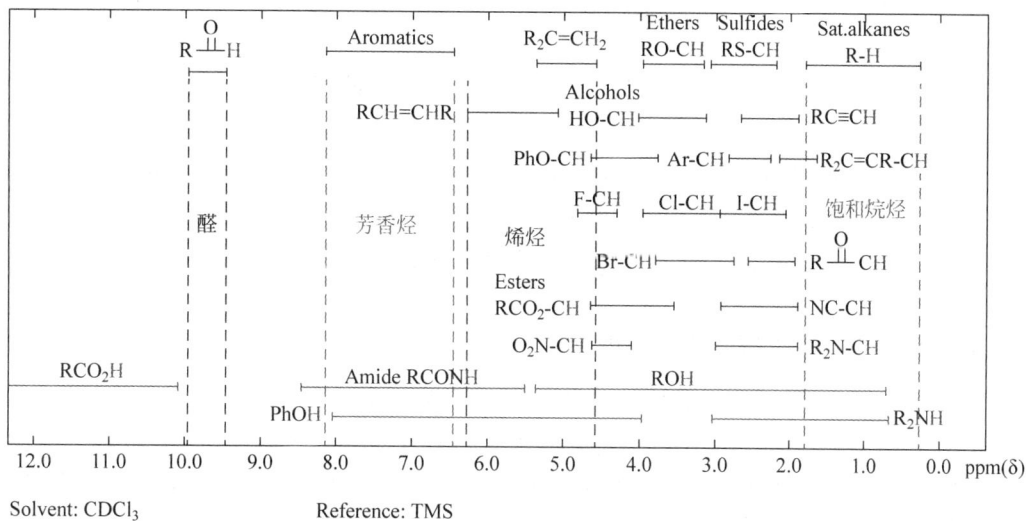

图 22-3　不同基团上的质子的化学位移

22.1.3　实验基本要求

(1) 了解质子化学位移,^{1}H 核磁共振信号强度与样品浓度的关系,以及质子-质子耦合相关知识;

(2) 掌握一维氢谱操作流程及谱图解析方法。

22.1.4　实验仪器和材料

Ascend Ⅲ HD 400M 核磁共振波谱仪(Bruker 公司产)、干净的样品管(直径 5 mm)、核磁帽、有机化合物(10% 乙基苯、邻溴苯甲酸乙酯、溴乙酸乙酯)、氘代氯仿(含 0.03% TMS)、移液枪、振荡器、标签纸、记号笔、封口膜、口罩、手套、鞋套。

22.1.5 实验内容

（1）讲解 10％乙基苯一维氢谱操作及谱图解析方法；

（2）进行未知有机化合物的一维氢谱测试及谱图解析（邻溴苯甲酸乙酯、溴乙酸乙酯）。

22.1.6 实验步骤

1. 样品的准备

用移液枪向 5 mm 样品管中加入 5 mg 的未知有机化合物,然后加入约 0.6 mL 的氘代氯仿溶液,盖上样品管帽,用封口膜密封样品管口,用标签纸标记样品名及溶剂,用振荡器将样品摇匀。

2. 试样测试（自动进样器）

（1）打开软件 topspin3.5pl5,输入命令"ICON",点击"Automation",进入 ICON NMR 程序；

（2）将样品管擦拭干净后插入转子中,放入量规中量好高度,放入自动进样器中"holder"位置；

（3）软件中双击"holder"位置,编辑实验名称为"日期＋姓名大写缩写"、溶剂为氘代氯仿（$CDCl_3$)、实验号为1、实验方法为 PROTON；

（4）点击"submit"提交实验,点击"start"开始实验。

22.1.7 实验结果与数据处理

利用 Ascend Ⅲ HD 400 MHz 核磁共振波谱仪测试得到 10％乙基苯氘代氯仿溶液的氢谱谱图,如图 22-4 所示。化合物分子式为 C_8H_{10},计算不饱和度为 4,说明结构中可能有苯环。用 Mestrenova 软件对其进行标峰和积分,分析谱图可知,除氘代氯仿溶剂残余峰

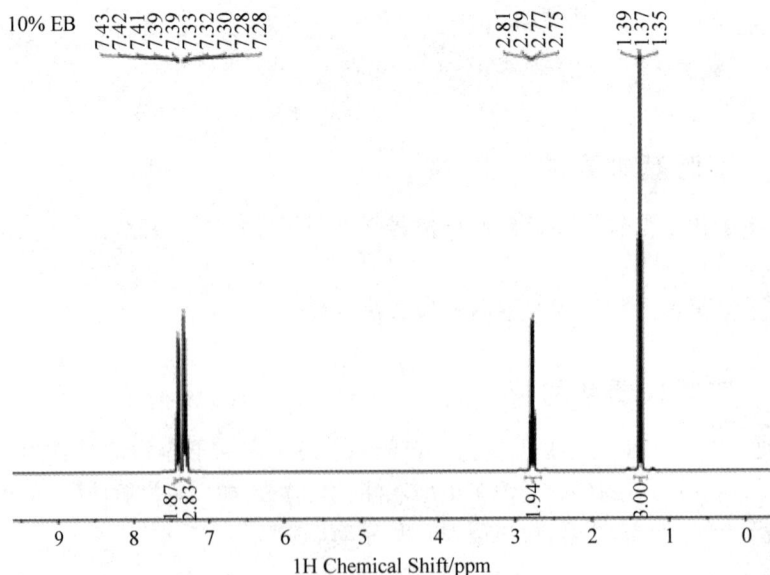

图 22-4 10％乙基苯氘代氯仿溶液的氢谱谱图

7.26 ppm,共出现四组化学位移峰,说明结构中可能有四种化学位移环境的氢存在。高场化学位移处两组峰(1.3 ppm 和 2.8 ppm 处)为脂肪烃上的氢,其中 1.3 ppm 处为三重峰,说明它相邻有 2 个氢,与 CH_2 相连;2.8 ppm 处为四重峰,说明它相邻有 3 个氢,与 CH_3 相连;且两者积分强度比为 2:3,说明 1.3 ppm 和 2.8 ppm 处分别为一个甲基和一个乙基。低场化学位移 7.2~7.4 ppm 处两组峰说明有苯环,且两组峰的总个数为 5,说明为单取代苯。综上分析,化合物结构式为 $C_6H_5CH_2CH_3$。

22.1.8 实验注意事项

(1) 所有操作在教师指导下完成,禁止擅动仪器,严格按照操作流程进行操作;

(2) 进入实验室前,应将可磁化物如机械手表、磁卡、银行卡、钥匙、硬币、铁具等放到实验室内指定位置,不得将其带入或靠近核磁共振波谱仪,尤其是探头区;

(3) 核磁管插入转子时,务必小心谨慎,切忌折断或碰碎造成事故;

(4) 样品管放入自动进样器前应用丝绸擦拭核磁管外部,以免污染探头;

(5) 核磁共振波谱仪的计算机不允许重新启动,核磁数据不允许在仪器工作站上进行处理,尤其不允许用 U 盘直接复制,以免导致计算机中毒。

22.2 利用核磁一维碳谱鉴定有机化合物结构

22.2.1 实验目的

(1) 通过实验了解核磁共振的基本原理及一维碳谱操作流程;

(2) 了解核磁共振波谱仪的组成及自动进样器的使用方法;

(3) 了解一维碳谱以及 DEPT 实验方法和解析。

22.2.2 实验原理

^{13}C 为 $I=1/2$ 核,天然丰度为 1.1%,$\gamma=6.73\times10^7$(rad·T^{-1}·s^{-1})($\gamma_C/\gamma_H=1/4$),普通 ^{13}C 谱是 ^1H 谱的灵敏度(信噪比(S/N))的 1/6400。加之 ^1H 对 ^{13}C 的耦合引起的 ^{13}C 的谱线分裂,^{13}C 谱的信噪比还要降低。^{13}C 谱可以在实际中得到广泛应用,要归功于两个重要技术的发展:①脉冲傅里叶变换技术;②异核去耦技术。前者使得 ^{13}C 的信号在时间域得以累加,极大改善了信噪比;后者去掉了所有质子与 ^{13}C 的耦合,不仅简化了 ^{13}C 谱图,同时也使与氢原子相连的 ^{13}C 信号的强度进一步提高。最常用的 ^{13}C 谱是质子宽带去耦谱(PBBD),又名噪声去耦,是一种双共振技术,采用异核双照射的方法,在用无线电射频 H1 照射各个碳核的同时,附加一个去耦场 H2,使其能够覆盖所有质子的回旋频率范围。它结合了上面的两个技术,分子中所有结构上不同的 ^{13}C 核在质子宽带去耦谱中都为单峰,如图 22-5 所示。

zgpg30 的脉冲序列如图 22-6 所示。

^{13}C 核磁共振谱学中一种重要的方法是 DEPT 谱,即采用极化迁移的无畸变增强谱。DEPT 谱主要用来区分 ^{13}C 核磁共振谱中的伯碳、仲碳、叔碳和季碳。DEPT 谱的技术特点

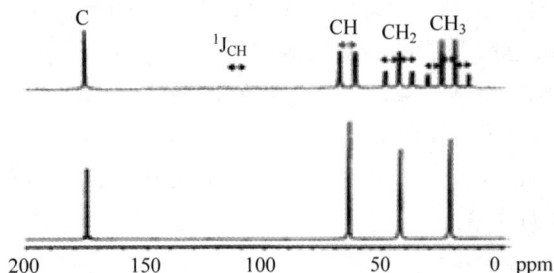

图 22-5　质子宽带去耦谱

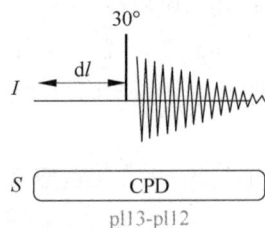

图 22-6　zgpg30 脉冲序列

是最后对质子的脉冲角度是可变的，只有与质子相连的碳才在 DEPT 谱中有信号，季碳不出现在 DEPT 谱中。DEPT 谱分为 DEPT135、DEPT90 和 DEPT45 谱。DEPT 谱与全去耦 ^{13}C 核磁共振谱比较，由于保留了 $^1J_{1H-13C}$ 耦合，有氢原子的参与使碳原子的纵向弛豫时间短，灵敏度高，容易给出信号，因此样品用量少，测试时间短。在 DEPT45 谱中，CH、CH$_2$、CH$_3$ 信号都为正峰，但无季碳信号。比较 DEPT45 谱与 PBBD，可以归属季碳。在 DEPT90 谱中，仅出现 CH 信号，可用于归属 CH。在 DEPT135 谱中，CH 和 CH$_3$ 信号为正峰，CH$_2$ 信号为负峰。

　　与 ^{1}H 核磁共振谱类似，^{13}C 核磁共振谱常用氘代溶剂锁场，TMS 作内标，并以 δ 作为化学位移的标度。屏蔽常数 σ_p 在 ^{13}C 核磁共振谱的化学位移中起主要作用，其化学位移范围远比氢谱宽，在 0～250 ppm，如图 22-7 所示。由于 ^{13}C 的天然丰度仅为 ^{12}C 的 1.1%，所以 ^{13}C 核磁共振谱的样品量要比 ^{1}H 核磁共振谱大一些，可在 100 mg 以上。^{13}C 核磁共振样品在仪器上的扫描次数也比 ^{1}H 核磁共振谱多得多。

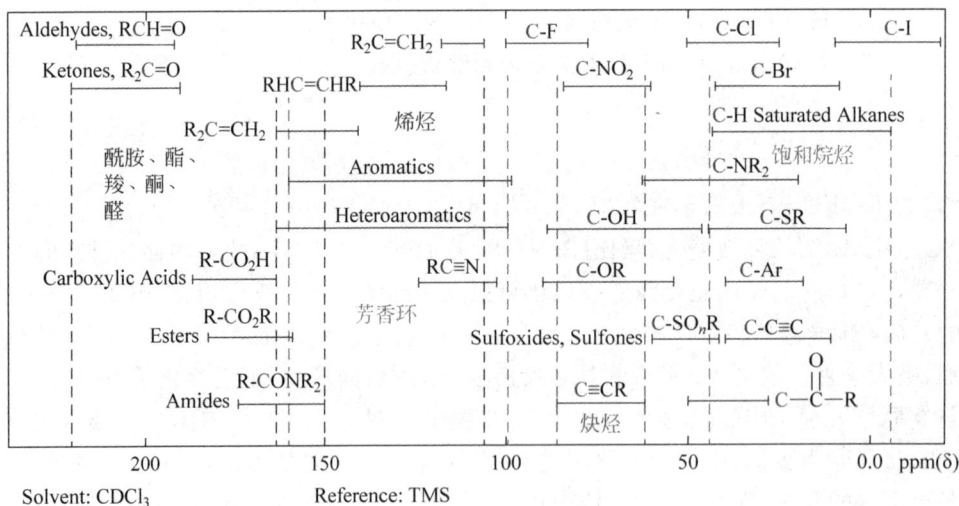

图 22-7　^{13}C 化学位移范围

22.2.3　实验基本要求

（1）了解 ^{13}C 化学位移范围、影响因素及各种去耦方法；

（2）掌握一维碳谱操作流程及谱图解析方法。

22.2.4　实验仪器和材料

Bruker Ascend Ⅲ HD 400M 核磁共振波谱仪、样品管（直径 5 mm）、有机化合物（10％乙基苯、邻溴苯甲酸乙酯、溴乙酸乙酯）、氘代氯仿（含 0.03％ TMS）、移液枪、振荡器、标签纸、记号笔、封口膜、口罩、手套、鞋套。

22.2.5　实验内容

（1）讲解 10％乙基苯一维碳谱、DEPT 实验方法操作流程及谱图解析方法；

（2）进行未知有机化合物的一维碳谱测试及谱图解析（邻溴苯甲酸乙酯、溴乙酸乙酯）。

22.2.6　实验步骤

1. 样品的准备

用移液枪向 5 mm 样品管中加入 20 mg 未知有机化合物，然后加入约 0.6 mL 的氘代氯仿溶液，盖上样品管帽，用封口膜密封样品管口，用标签纸标记样品名及溶剂，用振荡器将样品摇匀。

2. ^{13}C 及 DEPT 实验试样测试（自动进样器）

（1）打开软件 topspin3.5pl5，输入命令"ICON"，点击"Automation"，进入 ICON NMR 程序；

（2）将样品管擦拭干净后插入转子中，放入量规中量好高度，放入自动进样器中"holder"位置；

（3）软件中双击"holder"位置，编辑实验名称为"日期＋姓名大写缩写"、溶剂为 $CDCl_3$、实验号为 2、实验方法为 C13CPD；

（4）在"holder"位置点击"Add"添加实验，默认实验名称和溶剂，编辑实验号为 3，实验方法为 C13DEPT135；

（5）在"holder"位置点击"Add"添加实验，默认实验名称和溶剂，编辑实验号为 4，实验方法为 C13DEPT90；

（6）在"holder"位置点击"Add"添加实验，默认实验名称和溶剂，编辑实验号为 5，实验方法为 C13DEPT45；

（7）点击"submit"提交实验，点击"start"开始实验。

22.2.7　实验结果与数据处理

利用 Ascend Ⅲ HD 400 MHz 核磁共振波谱仪测试得到 10％乙基苯氘代氯仿溶液的 C13DEPT135 谱图，如图 22-8 所示。从谱图分析可知，C13DEPT135 谱图中有正峰和负峰，负峰为 CH_2 的峰，正峰为 CH_3 和 CH 的峰，说明结构中 29.0 ppm 处为 CH_2 基团。

利用 Ascend Ⅲ HD 400 MHz 核磁共振波谱仪测试得到 10％乙基苯氘代氯仿溶液的 C13DEPT90 谱图，如图 22-9 所示。因 DEPT90 谱图中只出现 CH 基团的峰，从谱图分析可知,化学位移 125.7~128.4 ppm 处的三组峰为 CH 基团。通过与 C13DEPT135 谱图比较可知,15.72 ppm 处的正峰为 CH$_3$ 基团。

10% EB of DEPT135

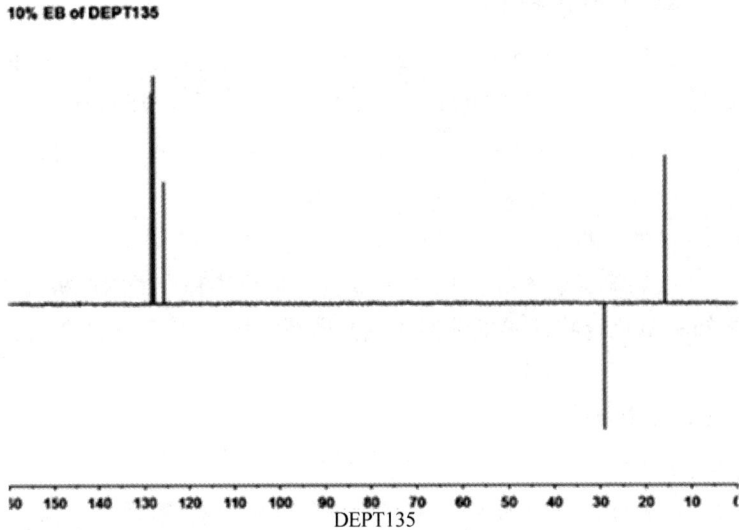

图 22-8　10%乙基苯氘代氯仿溶液的 C13DEPT135 谱图

10% EB of DEPT90

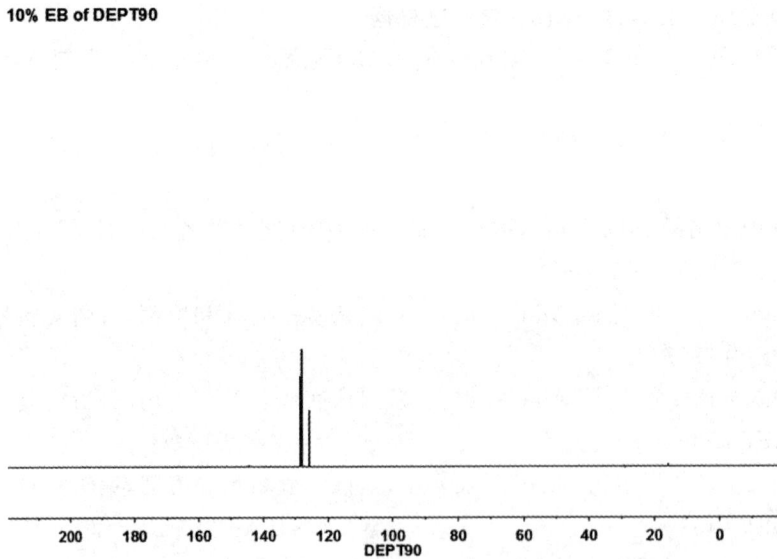

图 22-9　10%乙基苯氘代氯仿溶液的 C13DEPT90 谱图

利用 Ascend Ⅲ HD 400 MHz 核磁共振波谱仪测试得到 10%乙基苯氘代氯仿溶液的 C13DEPT45 谱图,如图 22-10 所示。DEPT45 谱图中季碳峰不出现,其他碳均出峰,与 C13CPD 谱图比较可知,化学位移 144.34 ppm 处为季碳峰。

利用 Ascend Ⅲ HD 400 MHz 核磁共振波谱仪测试得到 10%乙基苯氘代氯仿溶液的 C13CPD 谱图,如图 22-11 所示。化合物分子式为 C$_8$H$_{10}$,计算不饱和度为 4,说明结构中可能有苯环。用 Mestrenova 软件对其进行标峰,从谱图分析可知,除氘代氯仿残余溶剂峰

77.16 ppm,共出现六组峰,说明结构中可能有六种化学位移环境的碳存在。通过与 DEPT 实验比较可知,从高场到低场分别为 CH_3、CH_2、CH、CH、CH、C。其中,高场化学位移处两组峰(15.7 ppm 和 29.0 ppm 处)为脂肪烃碳,分别为甲基碳和亚甲基碳;低场化学位移 125.7~128.4 ppm 处三组峰为苯环碳 CH 峰,说明为单取代苯环;其中 144.3 ppm 处为季碳峰,只有一个季碳峰,进一步说明为单取代苯。综上分析,化合物结构式为 $C_6H_5CH_2CH_3$。

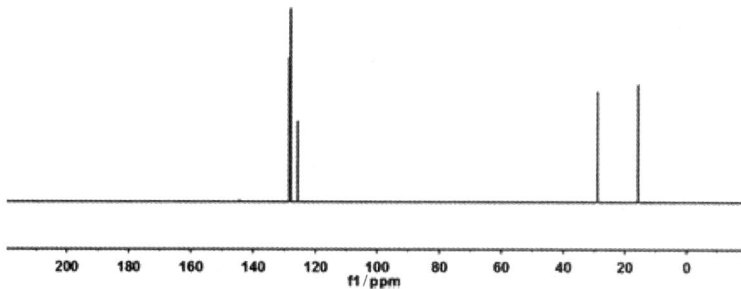

图 22-10 10%乙基苯氘代氯仿溶液的 C13DEPT45 谱图

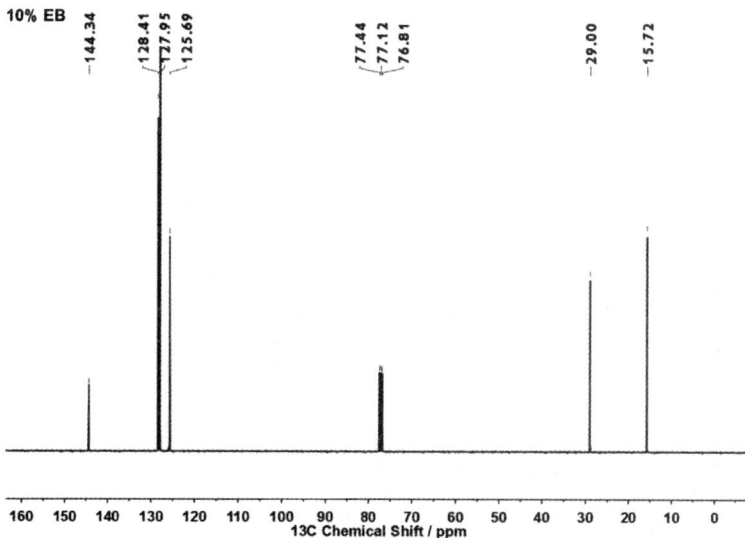

图 22-11 10%乙基苯氘代氯仿溶液的 C13CPD 谱图

22.2.8 实验注意事项

(1) 所有操作在教师指导下完成,禁止擅动仪器,严格按照操作流程进行操作;

（2）进入实验室前，应将可磁化物如机械手表、磁卡、银行卡、钥匙、硬币、铁具等放到实验室内指定位置，不得将其带入或靠近核磁共振波谱仪，尤其是探头区；

（3）核磁管插入转子时，务必小心谨慎，切忌折断或碰碎造成事故；

（4）样品管放入自动进样器前应用丝绸擦拭核磁管外部，以免污染探头；

（5）核磁共振波谱仪的计算机不允许重新启动，核磁数据不允许在仪器工作站上进行处理，尤其不允许用 U 盘直接复制，以免导致计算机中毒。

第 23 章
固体核磁共振一维谱图的测试及其在结构分析中的应用

匡博雅　赵利媛　编

　　核磁共振（nuclear magnetic resonance，NMR）是研究分子结构与动力学的有力工具，根据样品的检测形态可分为液体核磁共振和固体核磁共振。固体核磁共振（solid state nuclear magnetic resonance，SSNMR）是专门针对固体物质结构的分析手段，检测过程中样品无需溶解，保留样品的固体状态，可以研究各种核周围的不同局域环境，能够提供非常丰富细致的结构信息，与 X 射线衍射、中子衍射、电子衍射等研究固体长程结构的方法互为补充。然而，由于固体物质具有较强的各向异性相互作用，谱图增宽严重，难以获得有用的结构信息。固体核磁共振测试技术魔角旋转（magic angle spinning，MAS）和交叉极化（cross polarization，CP）方法的发展，极大地提高了谱图的分辨率，将二者结合可得到高分辨固体核磁共振谱图。

　　本实验指导书通过固体核磁共振一维谱图的基本操作和谱图优化两个实验，让学生深入理解核磁共振的基本原理、固体核磁共振波谱仪的工作原理,熟练使用 CP/MAS 法测试固体核磁共振一维谱图,并学会优化谱图的参数以提高谱图的分辨率和灵敏度。

23.1 固体核磁一维谱图的测试

23.1.1 实验目的

(1) 理解核磁共振的基本原理;

(2) 了解固体核磁共振波谱仪的构造及工作原理;

(3) 掌握固体核磁共振波谱仪的制样方法和基本操作流程。

23.1.2 实验原理

1. 原子核的磁性

核磁共振,顾名思义,系指原子核的磁共振现象。然而,并不是所有的原子核都能产生磁共振现象,只有带磁性的原子核在外加磁场中才能产生此类现象。原子核的磁性是由原子核的自旋运动产生的,当正电荷发生自旋运动时,可以看成电荷作定向移动,从而产生磁矩。因此,核磁共振的研究对象为具有自旋运动的原子核。

然而,并非所有的原子核都有自旋运动,原子核的自旋运动与其自旋量子数 I 有关。当该原子核的 $I \neq 0$ 时才具有自旋运动,才能产生磁共振现象。其中,自旋量子数 $I = 1/2$ 的原子核(如 ^1H、^{13}C、^{15}N、^{19}F、^{31}P 等)可当作电荷均匀分布的球体,不产生四极相互作用,产生的核磁共振谱图较 $I > 1/2$ 的原子核更易观测。

2. 核磁共振的产生

当自旋原子核处于外加磁场中,将产生能级的裂分,分裂成 $2I + 1$ 个能级。以 $^1H(I = 1/2)$ 为例,^1H 在外加磁场中将分裂成 2 个能级,与外磁场方向相同的原子核处于低能态,与外磁场方向相反的原子核处于高能态,两个能级之间存在一定的能量差。此时,施加一定频率的电磁辐射,当辐射的能量恰好等于 2 个能级的能量差时,处于低能态的自旋核吸收电磁辐射能跃迁到高能态。这种现象称为核磁共振。

3. 核磁共振谱图

1) 化学位移

处于不同化学环境的原子核,由于周围的电子云密度不同,核外电子产生的屏蔽效应不同,因而在核磁共振谱图上的化学位移不同。化学位移是谱图中反映分子结构的重要参数。

2) 耦合裂分

自旋核与自旋核的相互作用称为自旋耦合,自旋耦合引起谱线的裂分。通过谱线的裂分数量和耦合常数,可以判断该原子核相邻等价核的数量,从而分析化合物结构。

3) 峰面积

由于原子核的核磁信号强度与该原子核的数目成正比,通过峰面积既可进行定量分析,又可帮助推断化学结构。

4. 液体核磁谱图和固体核磁谱图的区别

由于液体分子在常温下作快速无规则运动,运动带来的分子取向变化速率($10^9 \sim 10^{12}$ Hz)远快于核磁共振的化学位移、偶极耦合等各向异性相互作用。这些各向异性相互作用被平均为零,仅保留各向同性化学位移及 J-耦合中的各向同性量,因此液体核磁共振谱图通常表现出尖锐的信号峰。而固体样品的分子运动慢,无法消除化学位移、偶极耦合、四极相互作用的各向异性部分对谱图的影响,固体核磁共振谱图表现为大范围的频率分布。

为有效消除各向异性相互作用对固体核磁共振谱图的影响,固体核磁共振常采用魔角旋转法和交叉极化法(将在下一实验项目中讲解),以提高固体核磁共振谱图的分辨率和信号强度。

23.1.3 实验基本要求

保证不携带强磁性材料进入核磁室内,尤其是体内植入心脏起搏器、金属骨关节的人不得入内。

23.1.4 实验仪器和材料

AVANCE NEO 400WB 核磁共振波谱仪(Bruker 公司产,配备 4 mm X/Y/F-H 三共振宽腔固体探头)、4 mm 转子、4 mm 装样模具、研钵、α-甘氨酸。

23.1.5 实验内容

(1)讲解核磁共振的基本原理;
(2)讲解固体核磁共振波谱仪的基本构造及工作原理;
(3)演示固体核磁共振波谱仪在不同转速下的测试实验;
(4)学生上机操作练习。

23.1.6 实验步骤

(1)装样:取 100 mg 左右的 α-甘氨酸装入转子中,具体装样方法请扫描二维码观看视频。

(2)旋转样品:待样品装入转子后,将转子从放样通道放入磁体中,打开 Bruker Topspin 软件,在 MAS 单元中按下"INSER"键,将转动速率设置为 5000 Hz,按下"GO",等待转子旋转稳定至 5000 Hz,再逐步提高转速至 8000 Hz、13000 Hz。

23-1 固体核磁共振波谱仪装样操作

(3)实验参数的设定:在命令栏输入"edc"新建测试文件,依次输入文件的文件名、存储路径,使用脉冲序列 CP;测试参数设置见表 23-1。

表 23-1 CP/MAS 法测试^{13}C 一维谱图的关键参数

测 试 参 数	取 值
D1(Recycle delay)/s	3
P15(Contact time at PWL1 and SPW0)/μs	3000

测 试 参 数	取 值
NS(Scans to execute)	500
PLW1/W	150

（4）调谐：设置 NUC1 和 NUC2 分别为 ^{13}C 和 ^{1}H，输入指令"wobb"开始调谐操作。

（5）测样：调谐完毕后，输入"edprobe"指令，点击"View Properties""Peak Powers"确认功率参数是安全的。确认采样时间（AQ）小于 50 ms，若大于 50 ms 则需要用低功率去耦。确认完毕后，输入指令"zg"开始测试。

（6）图谱的处理：待测试结束后，依次输入指令"ft""absn"进行傅里叶变换和基线校正。点击"Process""Adjust Phase"调节相位，使谱峰保持对称。

（7）确定旋转边带：确定谱图中的旋转边带峰，边带峰对称分布在主峰两侧，旋转边带峰与主峰之间的距离为转速的整数倍。

（8）取样：在 MAS 单元中依次更改转速至 8000 Hz、5000 Hz，使转速梯度下降。当降到 5000 Hz 时按下"Stop"，待转速降为 0 时点击"Eject"将转子从磁体中弹出，将转子帽用开帽的模具打开后，样品从转子中去除，转子用酒精清理干净。

（9）实验数据分析：使用 MestReNova 软件对核磁共振谱图进行标峰与积分，分析该谱图所对应的化学结构信息。

23.1.7　实验结果与数据处理

图 23-1 为不同转速下 α-甘氨酸的 ^{13}C 的固体核磁共振谱图。可以看出，α-甘氨酸有两

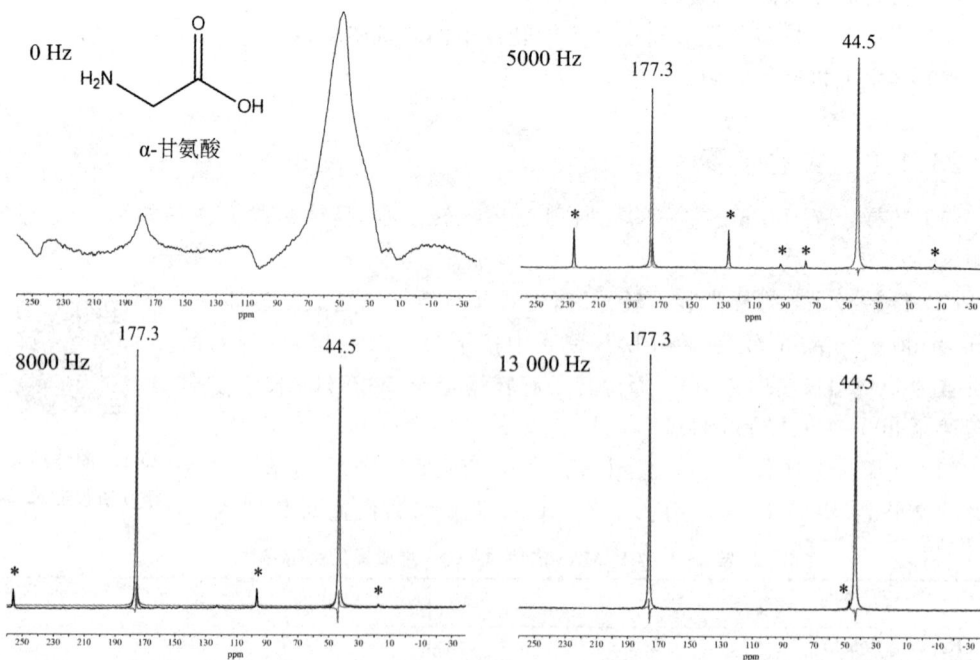

图 23-1　分别在 0 Hz、5000 Hz、8000 Hz、13 000 Hz 的转速下用 CP/MAS 法测试 α-甘氨酸的 ^{13}C 的固体核磁共振谱图（*代表旋转边带）

种不同化学环境的^{13}C,化学位移分别在$\delta117.3$和$\delta44.5$,分别对应羧基碳(—COOH)和亚甲基碳(—CH$_2$)。当转速为0 Hz时,谱图呈现静态粉末线性(宽峰);转速提高至5000 Hz时,谱图分辨率显著提升,变为尖锐的高分辨谱图,证明MAS法可以有效提升谱图的分辨率。转速的变化不会改变^{13}C的化学位移,仅会造成旋转边带位置的变化。旋转边带出现在主峰的两侧,与主峰之间的距离(Hz)与转速一致,因此转速越高,旋转边带在谱图中的数量越少,谱峰越容易归属。

23.1.8　实验注意事项

(1) 进入核磁室后应远离磁体,除放样品,应保持在5Gs警示线以外;

(2) 严禁携带强磁性材料和工具进入核磁室内,体内植入心脏起搏器、金属股关节的人不得入内;

(3) 样品装入转子时,不可将转子掉落,不可刮划转子,一旦转子摔落或者刮划,严禁继续使用;

(4) 转子开始旋转时应逐步提高转速,停止旋转时应逐步降低转速,以免转速变化太快而磨损转子或使转子失速。

23.2　固体核磁共振一维谱图的参数优化

23.2.1　实验目的

(1) 理解固体核磁共振魔角旋转法和交叉极化法(CP/MAS)测试的原理。

(2) 掌握固体核磁共振CP/MAS一维谱图的优化方法。

23.2.2　实验原理

1. 魔角旋转技术

在静态固体核磁共振谱图中主要展现的是化学位移各向异性、偶极耦合相互作用和四极相互作用的信息,这些物理作用往往展现出大范围的频率分布(宽峰),难以直接区分样品的化学结构。魔角旋转法是样品与外磁场在呈54.74°的方向高速旋转,可消除部分各向异性相互作用,实现谱线窄化的目的。

2. 交叉极化技术

对于^{13}C、^{15}N、^{29}Si等原子核,虽然通过魔角旋转技术有效地压制了部分各向异性相互作用,但是这些核的旋磁比较小,天然丰度较低,如果采用直接检测这些核的实验方法,将导致整个实验过程的灵敏度非常低。为进一步提高这些核的检测灵敏度,又发展了交叉极化技术。通过该技术可将^{1}H核的磁化矢量转移到^{13}C或^{15}N等杂核上,从而提高这些杂核的实验灵敏度。

23.2.3　实验基本要求

保证不携带强磁性材料进入核磁室内,尤其是体内植入心脏起搏器、金属股关节的人不得入内。

23.2.4 实验仪器和材料

Bruker AVANCE NEO 400WB 核磁共振波谱仪,配备 4 mm X/Y/F-H 三共振宽腔固体探头,4 mm 转子、4 mm 装样模具、研钵、α-甘氨酸。

23.2.5 实验内容

(1) 讲解 CP/MAS 法的基本原理及影响 CP/MAS 法的关键测试参数;

(2) 对 α-甘氨酸的 ^{13}C 一维谱图的交叉极化时间(P15)进行优化;

(3) 对 α-甘氨酸的 ^{13}C 一维谱图的脉冲激发功率(PLW1)进行优化;

(4) 对 α-甘氨酸的 ^{13}C 一维谱图的弛豫延迟时间(D_1)进行优化。

23.2.6 实验步骤

1. 对 α-甘氨酸的 ^{13}C 一维谱图的 P15 进行优化

按照 23.1.6 节的实验步骤,将样品装进转子中,放进磁体转到 13 000 Hz。保证其他测试参数与 23.1.6 节的一致,仅改变 P15 依次为 500 μs、1000 μs、3000 μs、10 000 μs,采集谱图。

2. 对 α-甘氨酸的 ^{13}C 一维谱图的 PLW1 进行优化

选取 δ177.3 的羧基碳信号峰,依次输入指令"dpl""popt",将 PLW1 设为 20～100 W,间隔为 2.5 W,比较不同 PLW1 下谱峰的变化,找到最佳的 PLW1。

3. 对 α-甘氨酸的 ^{13}C 一维谱图的 D1 进行优化

选取 δ177.3 的羧基碳信号峰,依次输入指令"dpl""popt",将 D1 设为 1～20 s,间隔为 1 s,比较不同 D1 下谱峰的变化,找到最佳 D1。

23.2.7 实验结果与数据处理

P15 接触时间是 CP/MAS 法的重要参数之一,也称为交叉极化的时间。由图 23-2 可以看出,随着 P15 从 500 μs 增加至 10 000 μs,谱图的信号呈现先增强后减弱的趋势,在 P15＝3000 μs 时,谱峰最强。并且,处于 δ177.3 的羧基碳的峰较 δ44.5 亚甲基碳的峰随 P15 变化得更显著,这可能是羧基碳和亚甲基碳上 ^{1}H 与 ^{13}C 的交叉极化的效率不同导致的。

PLW1 为 ^{13}C 的脉冲激发功率,激发功率不合适,会使样品无法正确出峰。图 23-3 为 δ177.3 羧基碳的信号在不同 PLW1 下的谱图变化,当 PLW1 为 87.5 W 时,谱峰的强度达到最大,当 PLW1 继续增大,谱峰强度不发生明显变化,因此得到最佳 PLW1 为 87.5 W。

D1 为每次激发脉冲之后的间隔时间,称为弛豫延迟时间。D1 对于谱图的探测尤为重要,特别是在定量实验中,通常要求 $D1 \geqslant 5T_1$(T_1 为纵向弛豫时间),才能保证样品的信号被全部采集,但若 D1 时间太长,会使总测试时间过长,降低测试效率。由图 23-4 可以看出,随着 D1 的增加,谱图的信号稍有增强,当 D1 达到 11 s 后,谱图强度达到最大,故选择 11 s 作为 D1 的最佳取值。

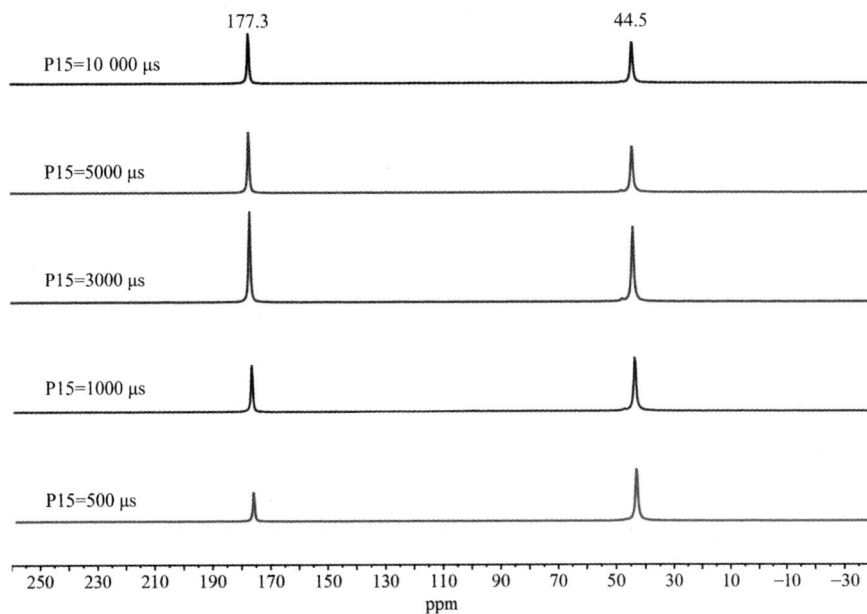

图 23-2　α-甘氨酸在 CP/MAS 法、不同 P15 接触时间下的^{13}C 一维固体核磁共振谱图对比

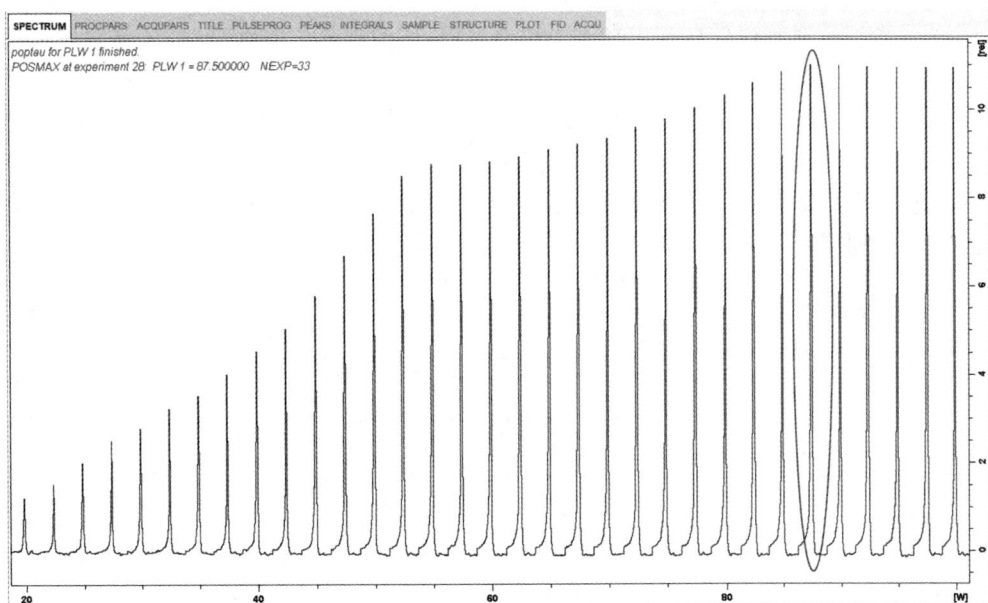

图 23-3　α-甘氨酸的羰基碳信号在 CP/MAS 法、不同脉冲激发功率 PLW1 下的变化曲线

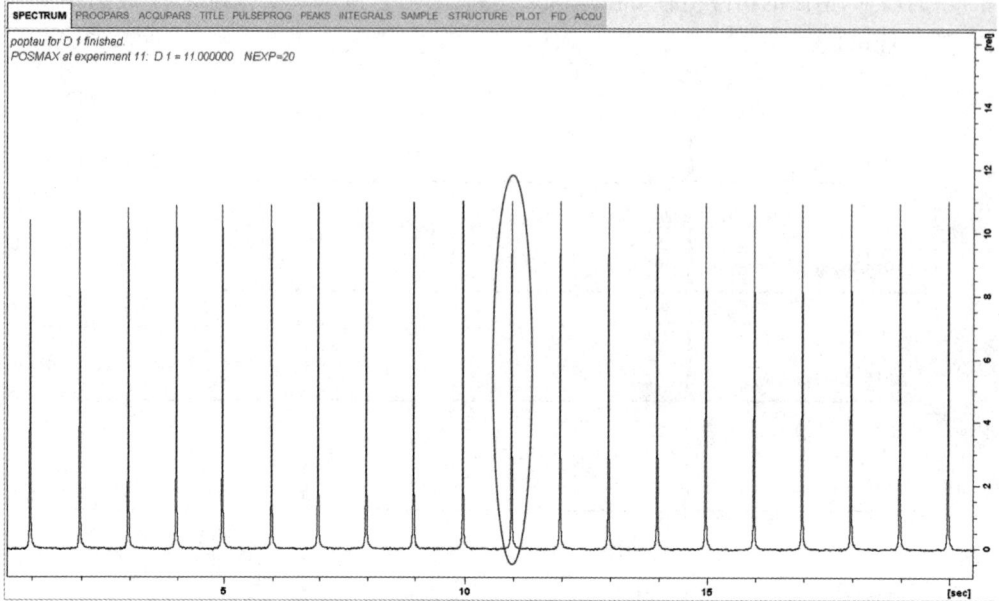

图 23-4　α-甘氨酸的羧基碳信号在 CP/MAS 法、不同弛豫延迟时间 D1 下的变化曲线

23.2.8　实验注意事项

（1）进入核磁室后应远离磁体，除放样品，应保持在 5Gs 警示线以外；

（2）严禁携带强磁性材料和工具进入核磁室内，体内植入心脏起搏器、金属股关节的人不得入内；

（3）样品装入转子时，不可将转子掉落，不可刮划转子，一旦转子摔落或者刮划，严禁继续使用；

（4）转子开始旋转时应逐步提高转速，停止旋转时应逐步降低转速，以免转速变化太快而磨损转子或使转子失速。

第 24 章
液体核磁共振波谱仪的操作与应用

熊 嫣 闫 丽 编

核磁共振波谱仪(nuclear magnetic resonance spectrometer,NMR spectrometer)是指根据核磁共振原理,利用不同元素原子核性质的差异来分析物质的磁学式分析仪器,是进行化合物结构鉴定的工具之一。在强磁场中,某些原子核发生能级分裂,当吸收特定频率的电磁波时,原子核发生能级跃迁,产生核磁共振信号,通过分析共振信号从而获取样品分子的信息。本实验指导书对核磁共振波谱仪的构造和工作原理进行介绍,并以生活中常见的化合物葡萄糖为研究对象,进行核磁共振实验。

本实验指导书包括 2 个实验设计,通过实验内容的学习和实践,学生可以掌握核磁共振波谱仪的基本构造、功能及操作规程,提高学生的实践能力,培养学生使用仪器设备开展科学探究的意识,并能更好地发挥大型仪器设备对教学科研的服务和支撑作用。

24.1 葡萄糖的氢谱测定实验

24.1.1 实验目的

(1) 了解核磁共振波谱仪的结构及原理;
(2) 掌握核磁共振氢谱的测定方法。

24.1.2 实验原理

核磁共振是指在静磁场中具有磁矩的原子核(自旋量子数 $I \neq 0$),共振吸收某一定频率的电磁波(通常为射频(radio frequency,RF)电磁振荡波),发生自旋能级跃迁的现象。根据量子力学推导或经典力学描述,产生核磁共振条件需符合:

$$\nu = \frac{\gamma B_0}{2\pi}$$

式中,ν 为该电磁波频率(Hz),也称为拉莫尔进动频率;γ 为原子核的磁旋比(原子核的磁矩与自旋角动量之比(rad $\cdot$ s^{-1} $\cdot$ T^{-1}));B_0 为静磁感应强度(T)。当电磁波的频率等于原子核的拉莫尔进动频率时,原子核发生共振吸收,核磁共振信号产生的示意图如图 24-1 所示。在静磁场中,原子核宏观磁化强度矢量 M 沿 z 轴方向,当在垂直于 z 轴方向施加一段短时间的电磁波时(电磁波的频率等于拉莫尔频率),将驱使磁化矢量 M 向 x 或 y 轴进动,切割磁感应线,再经过信号放大、正交检测过程,从接收器收集自由衰减信号,最后进行傅里叶变换、相位和基线的调整而获得共振频率谱图。

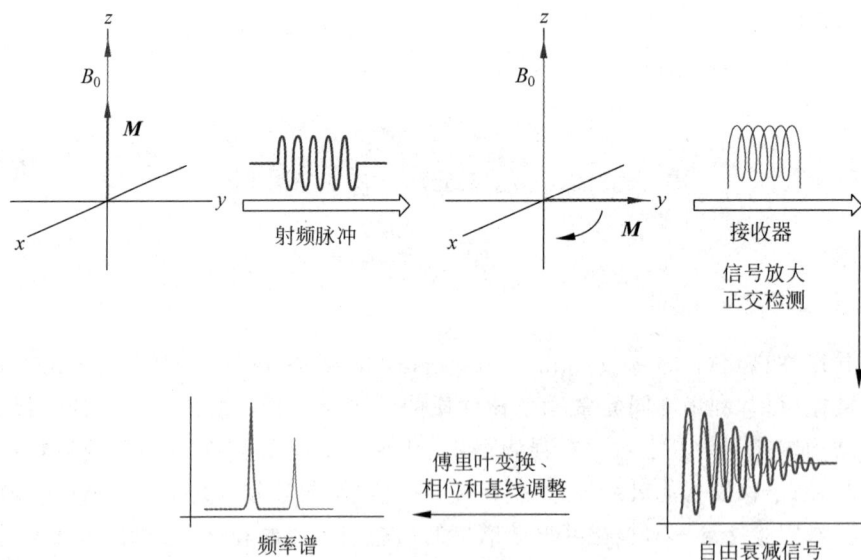

图 24-1 核磁共振信号产生示意图

核磁共振波谱仪主要由磁体、射频发射单元和接收单元、探头、匀场线圈、仪器控制单元和数据处理计算机组成,如图 24-2 所示。其中磁体用于提供静磁场,为满足科研需求,绝大多数核磁共振波谱仪采用超导磁体,以满足对稳定性、灵敏度和分辨率的高要求;射频发射单元和接收单元分别用于发射射频信号和接收核磁共振信号;探头是核磁共振波谱仪的重要组件,由试样管、射频发射线圈、射频接收线圈、气动涡轮旋转装置等组成,起到支撑样品、发射激发样品的射频信号和接收响应信号的作用;匀场线圈被安装在磁体的下端,通过调整电流以补偿磁场的不均匀度,从而保证磁场一致性;仪器控制单元和数据处理计算机则用于控制核磁共振波谱仪的采样(发射激发脉冲、接收放大共振信号)、温度控制、样品升降等操作,并可对核磁共振信号进行数字化处理(傅里叶变换、模拟信号-数字信号转换)。

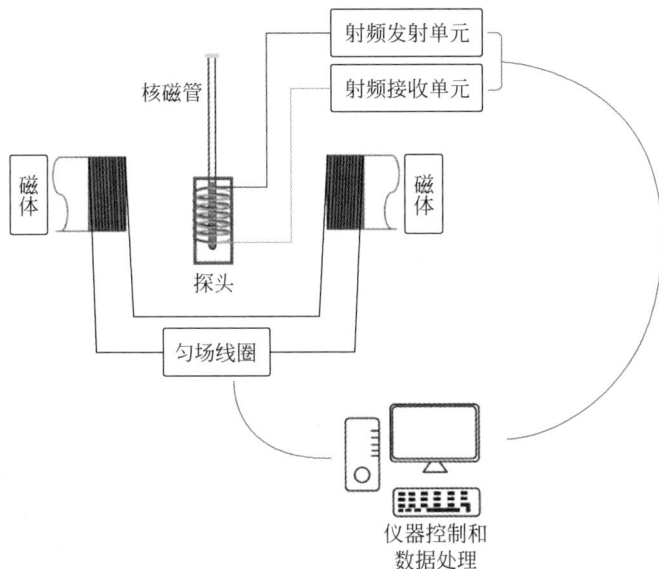

图 24-2　核磁共振波谱仪组成示意图

氢原子核^{1}H 为 $I=1/2$ 核,天然丰度为 99.99%,$\gamma = 26.75\times10^7$ rad·s^{-1}·T^{-1},因此其灵敏度最高,共振信号强。一维氢谱通常采用单脉冲测试(图 24-3),是核磁共振实验中最为常用的方法,用于测定有机化合物中氢原子的核磁共振谱。

氢谱中不同化学环境下的质子化学位移不同,因此可以通过谱图中的化学位移判断有机化合物中的基团组成,例如,甲基 $0.8\sim1.2$,连苯环的甲基在 2.0 附近,乙酰基上的甲基在 2.0 附近,甲氧基和氮氧基在 $3.0\sim4.0$,双键上的质子在 $5.0\sim7.0$,苯环上的质子在 $7.0\sim8.0$,醛基在 $8.0\sim10.0$,不连氧的亚甲基在 $1.0\sim2.0$,连氧的亚甲基在 $3.0\sim4.0$。

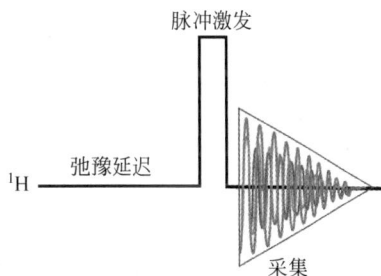

图 24-3　核磁共振一维氢谱单脉冲示意图

24.1.3　实验基本要求

(1) 严格遵守实验室安全制度,保证设备与人员安全;

(2) 掌握核磁共振波谱仪的构造及原理;

(3) 掌握核磁共振氢谱测试方法。

24.1.4 实验仪器和材料

Ascend Ⅲ HD 400 MHz 核磁共振波谱仪（BBFO 双共振探头）、葡萄糖、氘代试剂（DMSO）、标准 5 mm 核磁管、标准 5 mm 转子。

24.1.5 实验内容

（1）介绍核磁共振原理；

（2）介绍 Bruker 400 MHz 核磁共振波谱仪的结构；

（3）讲解实验注意事项及演示实验操作步骤；

（4）学生上机操作。

24.1.6 实验步骤

实验主要包括样品制备、上样、测试等步骤，具体操作请扫描二维码观看视频。

24-1 核磁共振
氢谱测试

24.1.7 实验结果与数据处理

（1）运用测试软件对样品进行测定和记录；

（2）对谱图进行积分和标峰，如图 24-4 所示；

（3）确定氢的个数和位置，确定该物质氢原子个数。

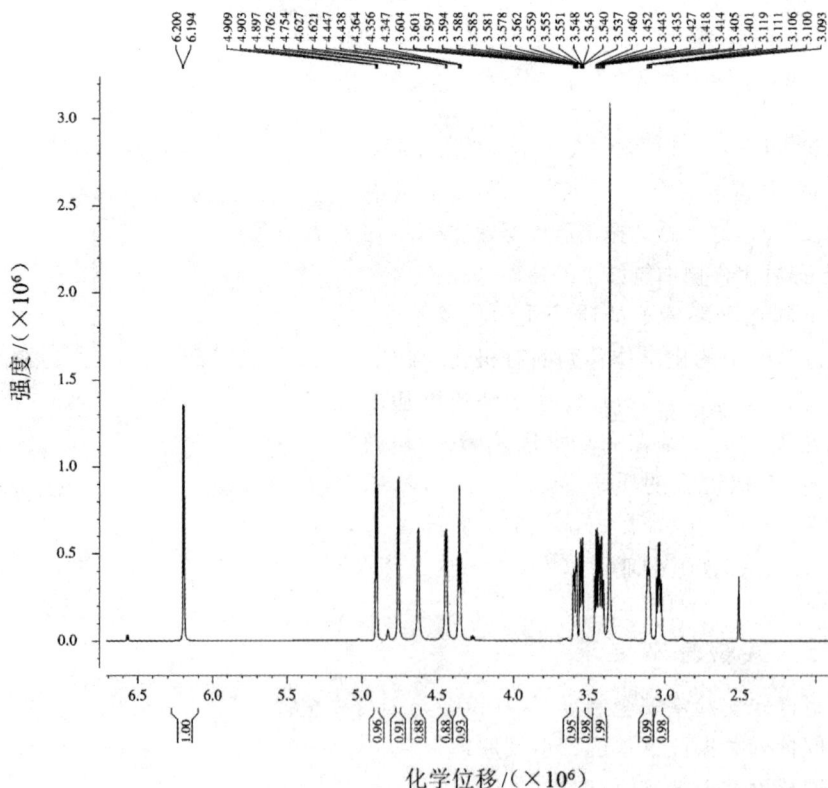

图 24-4 葡萄糖的核磁共振氢谱图

从谱图中可知,化合物共有 12 个质子,其中端基质子信号在 6.2 附近,其他质子信号在 3.0～5.0,特别是糖环上的质子信号受羟基屏蔽,位于 3.0～4.0,信号重叠严重,需借助其他测试方法(如二维核磁共振)进一步确认。

24.1.8　实验注意事项

(1) 将可磁化的物品置于实验室指定区域(远离磁场 5Gs 线圈外),例如磁卡、机械手表、钥匙、硬币、手机、镊子、铁具等物,不得将其带入磁体,尤其不能靠近探头区域,严禁由体内植入心脏起搏器或金属关节的人员操作谱仪。

(2) 使用合格的核磁管,核磁管太粗会导致插入转子被挤裂或折断;核磁管太细会导致插入转子松动、落入磁体导致仪器故障。

(3) 用丝绸擦拭核磁管外部,保证核磁管外壁洁净,以免污染探头。

(4) 核磁管插入转子的深度需使用量规调整,使管内样品均匀覆盖线圈标识。

(5) 样品中不能混入磁性物质或者高浓度盐离子,其易导致调谐失败(探头损坏)、磁场扭曲,降低谱图质量。

24.2　葡萄糖的碳谱测定实验

24.2.1　实验目的

(1) 了解核磁共振碳谱的测试原理;

(2) 掌握核磁共振碳谱的测试方法;

(3) 了解碳谱的谱图特征。

24.2.2　实验原理

除了氢谱,碳谱在有机化合物结构鉴定中也具有非常重要的作用,这是由于有机物分子均以碳原子为骨架构建,掌握了碳原子的信息,将为分子结构提供直接依据。自然界中碳的同位素有 ^{12}C 和 ^{13}C,但是 ^{12}C 的磁矩为零,没有自旋,因此核磁共振实验中以 ^{13}C 原子核 $(I=1/2)$ 为测试对象。由于 ^{13}C 的天然丰度为 ^{12}C 的 1.1%,$\gamma=6.73\times10^7$ rad·s^{-1}·T^{-1} $(\gamma_C/\gamma_H=1/4)$,因此其灵敏度仅是 ^1H 的 1.6%,再加上 ^1H 对 ^{13}C 的耦合作用,导致早期碳谱测试时间漫长、谱图谱线杂乱,限制了其应用。得益于脉冲傅里叶变换技术和异核去耦技术的发展,目前碳谱的谱图质量得到了很大的改善,不仅信噪比增加,谱线也得到了简化,使得碳谱成为常规分析方法之一。

在碳谱的去耦技术中,最常用的是质子宽带去耦,又称质子噪声去耦,如图 24-5 所示。它是一种双共振技术,通过异核双照射的方法,用电磁波 H_1 照射碳原子核,同时施加一个去耦场 H_2,使 H_2 能够覆盖所有质子的共振频率,从而消除 ^{13}C 和 ^1H 之间的耦

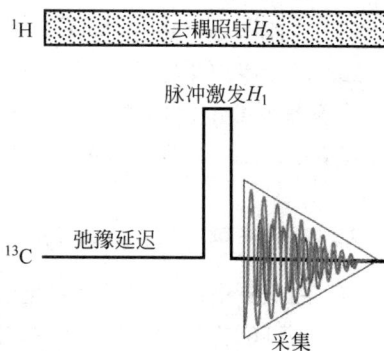

图 24-5　质子宽带去耦技术示意图

合。在此过程中,连接质子的碳原子由于存在核奥弗豪泽效应(nuclear overhauser effect, NOE),最终每一种化学等价的碳原子只有一条谱线,且信噪比极大提高。

碳谱的化学位移范围较宽,可达 0~240.0,其中脂肪链的碳原子化学位移小于 100.0;不饱和碳原子化学位移分布在(炔碳除外)90.0~160.0;羰基的碳原子共振位置在低场,例如醛、酮类化合物的碳原子共振位置一般大于 195.0;炔碳原子属于不饱和碳原子的特例,其化学位移分布在 70.0~100.0。

24.2.3 实验基本要求

(1) 严格遵守实验室安全制度,保证设备与人员安全;

(2) 了解核磁共振碳谱的测定技术;

(3) 掌握核磁共振波谱仪的基本操作及注意事项。

24.2.4 实验仪器和材料

Bruker 400 MHz 核磁共振波谱仪(BBFO 双共振探头)、葡萄糖、氘代试剂(DMSO)、标准 5 mm 核磁管、标准 5 mm 转子。

24.2.5 实验内容

(1) 介绍碳谱测试方法;

(2) 介绍仪器操作步骤并进行实验演示;

(3) 学生上机操作。

24-2 核磁共振碳谱测试

24.2.6 实验步骤

与 24.1.6 节实验步骤基本一致,碳谱实验方法在仪器软件上的名称为 C13CPD,实验时需选择该选项。请扫描二维码观看详细操作步骤。

24.2.7 实验结果与数据处理

(1) 运用测试软件对样品进行测定和记录;

(2) 对谱图进行标峰,如图 24-6 所示;

(3) 确定碳原子的个数。

从谱图中可知,化合物共有 6 个碳原子,其中端基碳原子信号在 92.6 附近,其他碳原子信号在 60.0~80.0,进一步的指认需借助其他测试方法(如二维核磁共振)确认。

24.2.8 实验注意事项

(1) 测试碳谱应保证样品量足够,以免样品浓度太低而影响谱图质量;

(2) 将可磁化的物品置于实验室指定区域(远离磁场 5Gs 线圈外),例如磁卡、机械手表、钥匙、硬币、手机、镊子、铁具等物,不得将其带入磁体,尤其不能靠近探头区域,严禁由体内植入心脏起搏器或金属关节的人员操作谱仪;

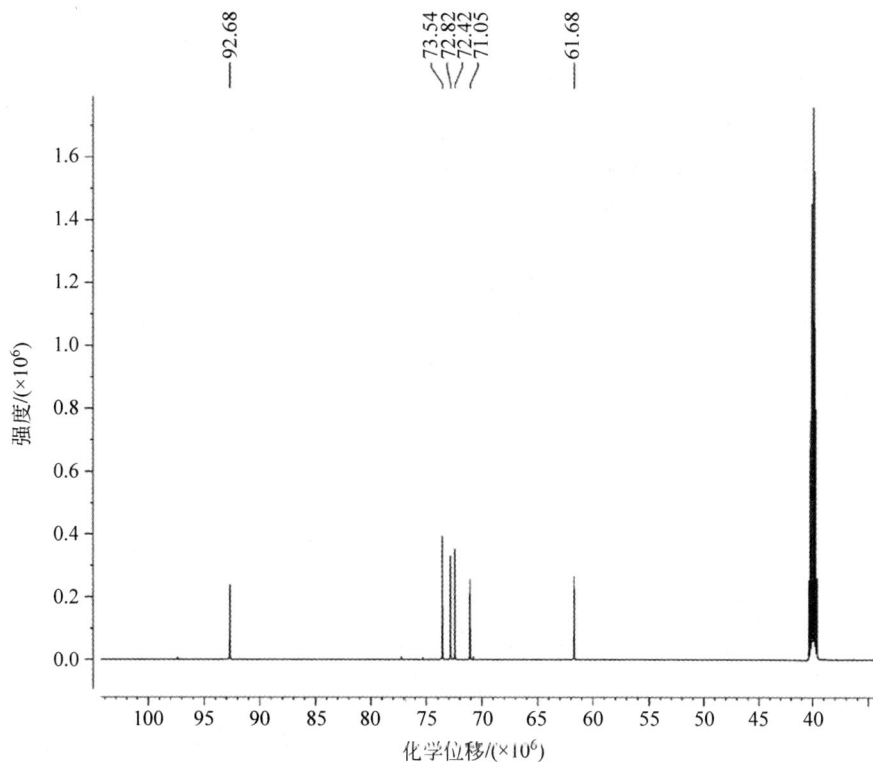

图 24-6 葡萄糖的核磁共振碳谱图

（3）使用合格的核磁管，核磁管太粗会导致插入转子被挤裂或折断；核磁管太细会导致插入转子松动、落入磁体导致仪器故障；

（4）用丝绸擦拭核磁管外部，保证核磁管外壁洁净，以免污染探头；

（5）核磁管插入转子的深度需使用量规调整，使管内样品均匀覆盖线圈标识；

（6）样品中不能混入磁性物质或者高浓度盐离子，其易导致调谐失败（探头损坏）、磁场扭曲，降低谱图质量。

第 25 章

盐和糖的 X 射线衍射分析

马宏伟　编

　　本实验指导书通过用实验的方法来回答两个与生活密切相关的问题,即食盐里有什么,以及蔗糖和糖精的区别有多大,使学生对 X 射线衍射(X-ray diffraction,XRD)分析的实验原理、实验仪器、实验样品、实验条件、实验数据和结果有基本的了解,为深入学习奠定基础。主要内容包含 X 射线粉末衍射(X-ray powder diffraction)分析和 X 射线单晶衍射(X-ray single crystal diffraction)分析两部分,共设计了 5 个实验,分别是:

　　(1) 食盐里有什么(一)——X 射线粉末衍射实验;

　　(2) 食盐里有什么(二)——食盐的定性物相分析;

　　(3) 蔗糖和糖精的区别有多大(一)——X 射线单晶衍射实验;

　　(4) 蔗糖和糖精的区别有多大(二)——蔗糖的晶体结构分析;

　　(5) 蔗糖和糖精的区别有多大(三)——糖精的晶体结构分析。

其中实验(1)和(2)主要介绍 X 射线粉末衍射的相关内容,实验(3)～(5)主要介绍 X 射线单晶衍射的相关内容。在每一部分中,先通过一个实验介绍实验仪器、实验原理、样品的准备、实验条件的选择等基本内容,再通过1～2个实验介绍数据处理、结果表达等,最后回答上述的两个问题。

25.1 食盐里有什么(一)——X 射线粉末衍射实验

25.1.1 实验目的

(1) 理解 X 射线粉末衍射的原理;
(2) 了解 X 射线粉末衍射仪的结构;
(3) 掌握样品制备的方法和技巧;
(4) 能根据样品情况和自己的需要选择合适的实验条件;
(5) 对实验输出的数据有初步了解。

25.1.2 实验原理

晶体具有三维点阵结构,可以作为光栅对 X 射线产生衍射。晶体对 X 射线的衍射信号是在三维空间的特定方向产生的。因此除了考虑衍射信号的强弱,还要考虑衍射信号的方向。

在 X 射线粉末衍射实验中,用来确定衍射信号方向的是布拉格方程。其表达式为

$$n\lambda = 2d\sin\theta \tag{25-1}$$

式中,n 为衍射级次,是一个整数,通常取 1;λ 是衍射所用的 X 射线的波长,依赖于仪器所用的阳极材料,一般衍射仪使用 Cu 作为阳极材料,产生的 X 射线波长约在 1.54 Å;d 是晶体中米勒(Miller)平面之间的距离,是与晶体本身结构直接相关的参数;θ 是布拉格角,定义为入射 X 射线和样品平面之间的夹角(图 25-1)。布拉格角 θ 是实验中可以直接测量的物理量,据此可以由式(25-1)计算出相应的 d 值,了解样品的晶体结构。

在 X 射线粉末衍射实验中,衍射信号的强度是由晶体中原子的种类及排布方式决定的,这也是我们能够用衍射实验来分析晶体中原子排列方式的原因。同时衍射强度还受其他因素的影响,需要进行相应的校正。X 射线粉末衍射强度的表达式为

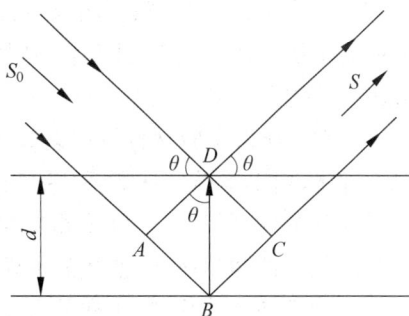

图 25-1 X 射线的衍射方向

$$I_{hkl} = KM_{hkl}L_\theta P_\theta A_\theta T_{hkl}E_{hkl}\left|F_{hkl}\right|^2 \tag{25-2}$$

其中,I_{hkl} 为衍射强度;K 为比例因子;M_{hkl} 是衍射平面的多重性指数;L_θ 是洛仑兹(Lorentzian)因子;P_θ 是偏极化(polarization)因子;A_θ 是吸收因子;T_{hkl} 是择优取向校正因子;E_{hkl} 是消光因子;F_{hkl} 是结构因子。实际测量的衍射强度总有一定的峰型,因此有三种不同的计算衍射强度的方法,分别为峰高强度、积分强度和重心强度(图 25-2)。

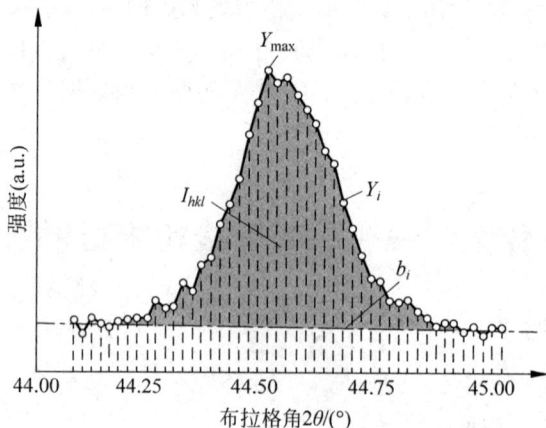

图 25-2　衍射强度

25.1.3　实验基本要求

（1）遵守实验室规章制度，佩戴射线计量装置，保证人身安全；

（2）遵守实验操作规程，保证设备安全；

（3）理解 X 射线粉末衍射的原理；

（4）了解 X 射线粉末衍射仪的结构；

（5）掌握样品制备的方法和技巧；

（6）根据样品情况和实际需要选择合适的实验条件；

（7）初步了解衍射实验数据。

25.1.4　实验仪器和材料

（1）实验仪器：本实验所用仪器为 D8 Advance X 射线粉末衍射仪（德国 Bruker 公司）。仪器的测角仪为直立式 $\theta\text{-}\theta$ 测角仪，所用的 X 射线源由 Cu 阳极产生，波长 1.54 Å，探测器为 LynxEye 一维探测器。

（2）实验所需实验材料及用途如下：标准样品 Si 粉，用于校准仪器并作为收集数据的样品；研钵，用于将样品研磨至合适粗细的颗粒；样品架，可以为玻璃样品架，也可以为特定有机材质的样品架，用于盛放并支撑样品；药匙，用于将样品转移至样品架；载玻片，用于将样品架上的样品抹平，使样品平面和样品架平面两者的高度一致；乙醇，用于清洗样品架、研钵、药匙和载玻片，防止样品交叉污染。

25.1.5　实验内容

（1）衍射原理和衍射仪的结构；

（2）样品制备方法和技巧；

（3）合理实验条件的选择；

（4）初步处理数据。

25.1.6 实验步骤

（1）简明回顾衍射原理：晶体样品可以作为三维光栅，对照射在其上的 X 射线产生衍射。这些衍射信号分布在三维空间不同的方向上，并具有不同的强度。根据这些衍射信号的方向及强度，可以得到晶体样品中原子分布的信息。

（2）详细说明衍射仪的组成和结构：根据粉末衍射原理，实现衍射信号收集的设备为粉末衍射仪。其主要由三部分构成：一是 X 射线源，二是测角仪，三是衍射信号探测器。测角仪根据是直立还是水平放置，分为立式和卧式测角仪。根据在收集数据时光源、样品及探测器的联动方式，可以分为 θ-2θ 耦合及 θ-θ 耦合两种。前者在收集数据时，光源固定，样品和探测器以 θ-2θ 耦合方式联动，以满足布拉格方程。后者样品固定不变，光源和探测器以 θ-θ 耦合方式联动。本实验所用仪器为立式 θ-θ 测角仪，其优点是样品固定方便，稳定，甚至可以测试有一定流动性的样品。典型的立式 θ-θ 测角仪如图 25-3 所示。

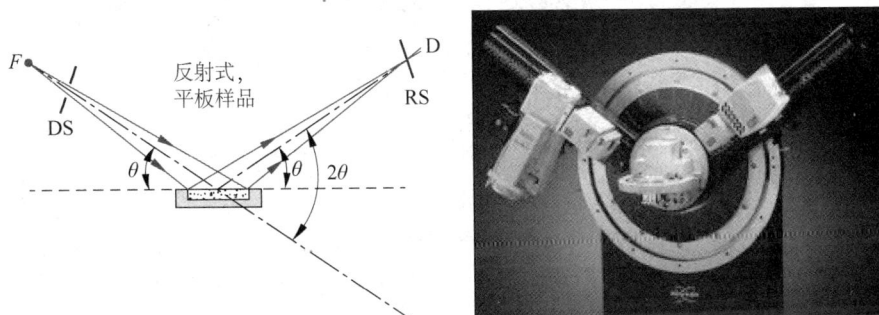

图 25-3　立式 θ-θ 测角仪的结构

（3）制备样品：X 射线粉末衍射对样品的一个基本要求是要有大量随机分布的样品颗粒被射线照射。这里有两点，一是样品颗粒数目要足够多，二是颗粒之间的取向是随机的。满足这两点的一个最常见做法是把样品研磨至几微米大小，并随机填充于样品架上，避免样品织构。样品颗粒过粗、数目过少，会导致斑点效应，引起衍射峰缺失。另外要保证实验过程中被射线照射的体积恒定。

（4）选择实验条件：X 射线粉末衍射所要选择的实验条件主要有数据的收集范围、扫描速度、狭缝的配置等。数据的收集范围主要考虑样品的情况，做到在仪器允许的范围内不丢失重要的衍射峰，尤其是低角度的峰。扫描速度对数据的信噪比有重要影响，过快的扫描速度会导致某些较弱的衍射峰的信噪比过低，不易分辨；过慢的扫描速度则会严重浪费机时。一张良好的衍射图谱一般要有良好的分辨率和信噪比。提高仪器分辨率的方法是使用较小的狭缝，但这将直接导致衍射信号减弱，不利于提高信号强度。在二者之间作出选择的依据是实验的目的，如果衍射峰的强度更为重要，则选择稍宽的狭缝；如果峰的分辨率更重要，则选择较小的狭缝。

（5）收集实验数据：按照选择好的实验条件，开始收集数据。完成后以适当的格式保存数据。如有需要，可以对数据做适当的转换，便于其他绘图和分析软件读取。

（6）数据收集结束后回收样品并清理样品架。同时将仪器的电流、电压调至最低状态。

25.1.7 实验结果与数据处理

（1）**数据处理软件**：本实验所用数据处理软件为 MDI JADE，是 X 射线粉末衍射数据分析常用的软件之一，可以完成 X 射线粉末衍射分析的绝大部分工作。软件的主要界面如图 25-4 所示。

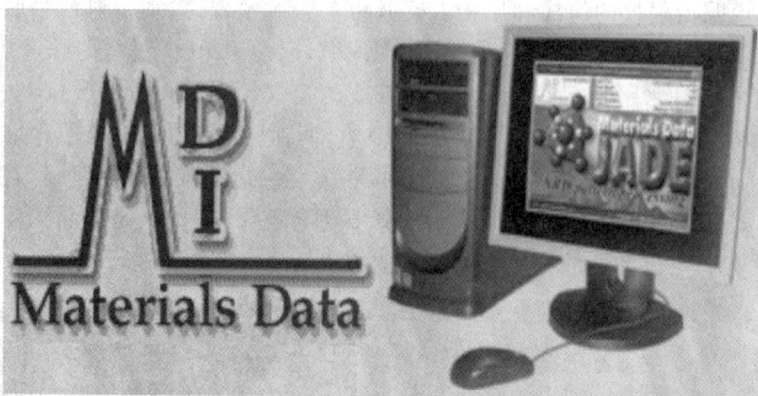

图 25-4　MDI JADE 软件的界面

（2）**导入实验数据**：MDI JDAE 软件可以不同的方式读入仪器收集的衍射数据。读入数据以后，会首先以图形的方式显示收集到的衍射图谱。图谱的横坐标为 2θ，即衍射峰的位置。纵坐标为衍射峰的强度。图 25-5 是一张典型的 X 射线粉末衍射图。

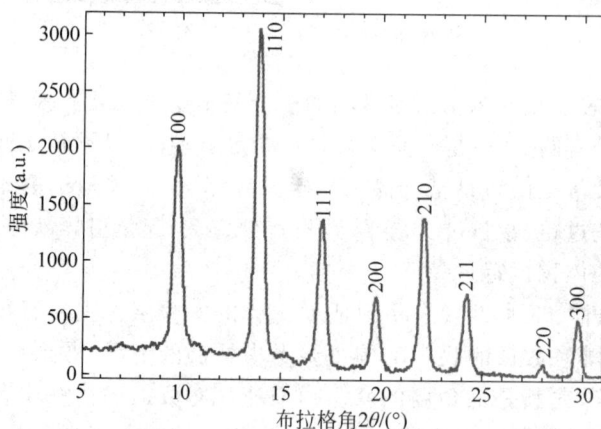

图 25-5　LaB_6 的粉末衍射图形

（3）**以图形和文本形式显示数据并理解其含义**：衍射数据可以图形和文本两种方式显示。图形方式显示的数据如图 25-5 所示。文本方式显示的数据主要提供衍射峰的位置和强度数据，也可以根据需要获取峰宽、峰面积等。图 25-6 是与图 25-5 对应的文本数据。

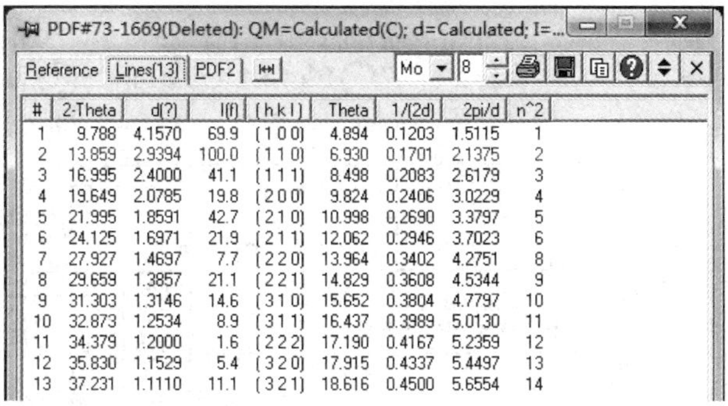

#	2-Theta	d(?)	I(f)	(h k l)	Theta	1/(2d)	2pi/d	n^2
1	9.788	4.1570	69.9	(1 0 0)	4.894	0.1203	1.5115	1
2	13.859	2.9394	100.0	(1 1 0)	6.930	0.1701	2.1375	2
3	16.995	2.4000	41.1	(1 1 1)	8.498	0.2083	2.6179	3
4	19.649	2.0785	19.8	(2 0 0)	9.824	0.2406	3.0229	4
5	21.995	1.8591	42.7	(2 1 0)	10.998	0.2690	3.3797	5
6	24.125	1.6971	21.9	(2 1 1)	12.062	0.2946	3.7023	6
7	27.927	1.4697	7.7	(2 2 0)	13.964	0.3402	4.2751	8
8	29.659	1.3857	21.1	(2 2 1)	14.829	0.3608	4.5344	9
9	31.303	1.3146	14.6	(3 1 0)	15.652	0.3804	4.7797	10
10	32.873	1.2534	8.9	(3 1 1)	16.437	0.3989	5.0130	11
11	34.379	1.2000	1.6	(2 2 2)	17.190	0.4167	5.2359	12
12	35.830	1.1529	5.4	(3 2 0)	17.915	0.4337	5.4497	13
13	37.231	1.1110	11.1	(3 2 1)	18.616	0.4500	5.6554	14

图 25-6 LaB_6 的粉末衍射数据

25.1.8 实验注意事项

（1）制备样品要认真，细心。

（2）放置样品时要小心谨慎，严格按规程操作，注意人身和仪器安全。

（3）设置实验条件时要仔细思考，认真确认，确保参数合理。不合理的参数会给出不可解释的实验数据，甚至会损坏仪器。

25.2 食盐里有什么（二）——X射线粉末衍射物相定性分析

25.2.1 实验目的

（1）理解用X射线粉末衍射数据进行物相定性分析的原理；

（2）掌握用X射线粉末衍射数据进行物相定性分析的实验方法；

（3）掌握用X射线粉末衍射数据进行物相定性分析的数据分析方法。

25.2.2 实验原理

95%以上的固体材料可以认为是结晶态的，每一种晶体都会产生一个唯一确定的衍射图谱。A. W. Hull在1919年发表了一篇文章 *A New Method of Chemical Analysis*（Journal of American Chemical Society，1919(41)：1168-1175）。文中指出，每个结晶相都会产生一个衍射图，相同的结晶相产生相同的衍射图，混合物的衍射图是混合物中每个物相衍射图的简单叠加。因此，可以认为纯物质的衍射图就像该物质的指纹一样，是唯一确定的。X射线粉末衍射也就可以用来鉴别产生衍射的结晶相到底是什么。

人们已经收集了十几万种结晶相的衍射图，并编辑成一个数据库。收集所要鉴定的物相的衍射图谱，并与数据库中的图谱对比，即可以判断该晶体为何种物相。现在最常用的数据库是The International Center for Diffraction Data(ICDD)的PDF卡片。该卡片包含的主要内容如图25-7所示，其中各条目的含义也已经标示。

X射线粉末衍射物相分析的一个巨大的优点是可以鉴别化学组成相同而晶体结构不同的物相。一个最为熟知的例子是TiO_2。TiO_2有三种晶型，分别是金红石、锐钛矿和板钛

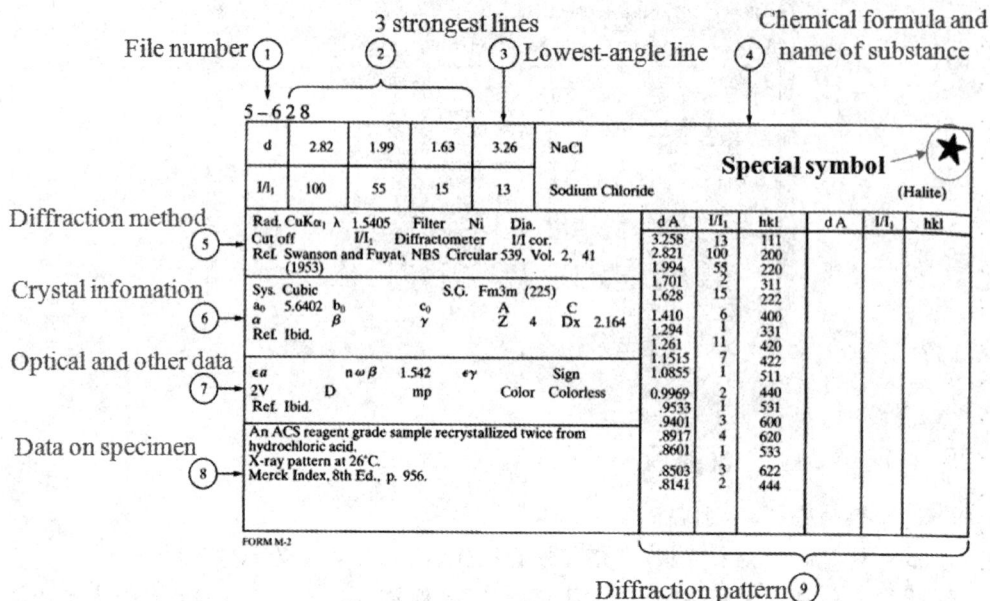

图 25-7　ICDD 的 PDF 卡片

矿,具有不同的光催化活性。三者化学组成完全相同,都是 TiO_2。元素分析方法对此三种物质的鉴别无能为力。但是三者晶体结构中原子的排列方式完全不同,金红石是四方相,空间群为 $P4_2/mnm$;锐钛矿也是四方相,但空间群为 $I4_1/amd$;板钛矿则为正交相,空间群为 $Pnma$。根据 25.1 节介绍的衍射原理,衍射峰的分布和强度是由晶体结构唯一确定的,因此这三种晶型的衍射图谱应该是不同的。事实上也是如此,图 25-8 是三种物相的 X 射线粉末衍射图,可以看出三者之间存在明显区别。因此,也可以根据 X 射线粉末衍射数据很容易地区分这三种晶型。

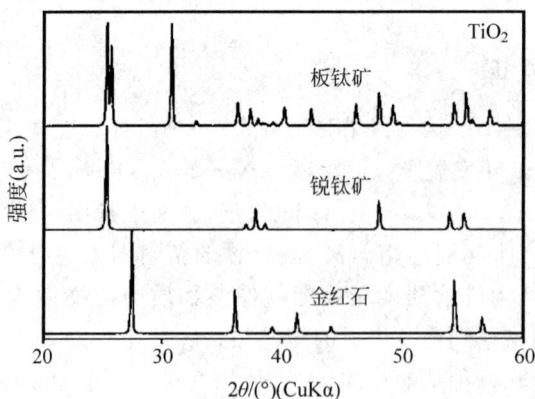

图 25-8　金红石、锐钛矿和板钛矿的 X 射线粉末衍射图

25.2.3　实验基本要求

(1) 遵守实验室规章制度,佩戴射线计量装置,保证人身安全;

（2）遵守实验规程,保证设备安全;

（3）理解 X 射线粉末衍射物相定性分析的原理;

（4）制备实验所需样品;

（5）选择合适的条件收集实验样品的衍射数据;

（6）分析实验数据,了解样品的物相组成。

25.2.4　实验仪器和材料

（1）实验仪器同 25.1.4 节。

（2）实验材料及用途同 25.1.4 节,实验样品为食盐,用于确定其中的物相组成。

25.2.5　实验内容

（1）X 射线粉末衍射物相分析原理;

（2）样品制备和数据收集;

（3）数据处理和物相分析。

25.2.6　实验步骤

（1）简明回顾 X 射线粉末衍射物相定性分析原理:任何一个结晶相都会产生一个唯一确定的 X 射线粉末衍射图谱,此图谱可以认为是该结晶相的"指纹",可以用于鉴别此物质是否存在。混合物的粉末衍射图谱是其中各物相图谱的简单叠加,可以把混合物的衍射图谱分别与各个可能物相的图谱对比,鉴定混合物中的各物相。

（2）制备样品:本实验所用样品为普通食盐。取适量的样品置于研钵中研磨成大小合适的颗粒。取适量研磨好的样品置于样品架上,按照 25.1 节的方法,用载玻片抹平。确保样品平面和样品架平面高度一致。同时样品架其他部位不应该有样品存在。必要时可以加入适量标准样品以作为仪器内标。

（3）选择实验条件:食盐及其添加物均为简单的无机物,低角度衍射峰不多,但是高角度往往有可观测的衍射峰存在。因此本实验的扫描范围确定为 $10°\sim100°(2\theta)$。虽然简单无机盐的衍射往往较强,但是样品中的微量添加物含量颇低,因此需适当降低扫描速度以收集微弱的衍射信号。扫描速度定为 $3°/\text{min}$。简单无机物峰数目不多,几乎无重叠现象,选用缺省狭缝系统即可。

（4）收集实验数据:按照选择好的实验条件,开始收集数据。完成后以适当的格式保存数据。如有需要,可以对数据做适当的转换,便于其他绘图和分析软件读取。

（5）数据收集结束后,回收样品并将仪器恢复到初始状态。

25.2.7　实验结果与数据处理

（1）打开处理软件并导入实验数据:本实验所用数据处理软件为 MDI JADE。MDI JDAE 软件可以不同的方式读入仪器收集的衍射数据。读入数据以后,会首先以图形的方式显示收集到的衍射图谱。图谱的横坐标为 2θ,即衍射峰的位置。纵坐标为衍射峰的强度。

图 25-9 是读入数据后的界面。

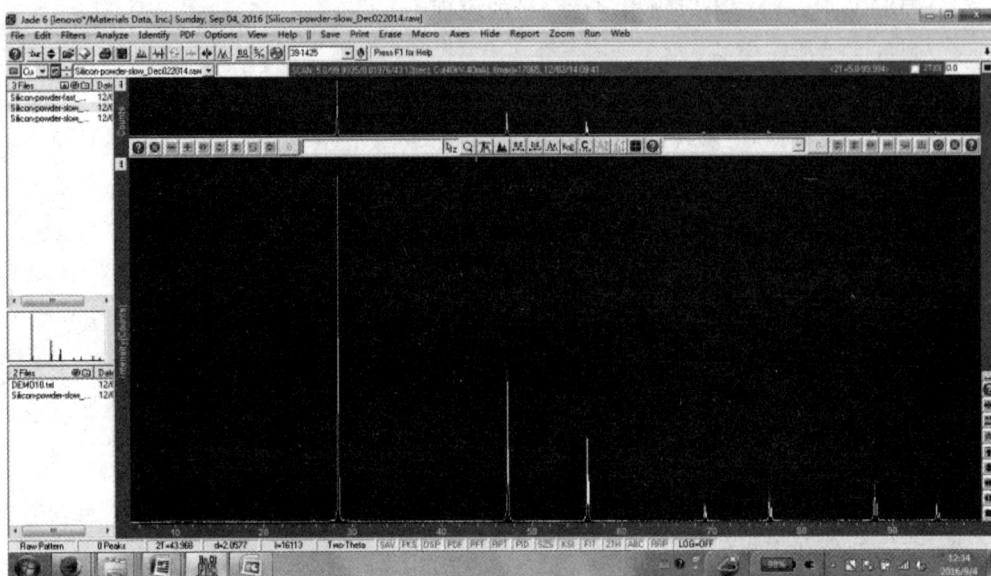

图 25-9　MDI JADE 读入数据后的界面

（2）数据的平滑、背景扣除及 $K\alpha_2$ 剥离。

（3）寻峰并进行物相分析。

（4）输出分析报告。

25.2.8　实验注意事项

（1）制备样品要认真，细心；

（2）放置样品时要小心谨慎，严格按规程操作，注意人身和仪器安全；

（3）设置实验条件时要仔细思考，认真确认，确保参数合理。不合理的参数会给出不可解释的实验数据，甚至会损坏仪器。

25.3　蔗糖和糖精的区别有多大（一）——X 射线单晶衍射实验

25.3.1　实验目的

（1）了解用 X 射线单晶衍射法进行结构分析的原理；

（2）了解用 X 射线单晶衍射法进行结构分析的实验过程；

（3）了解用 X 射线单晶衍射数据分析的基本过程。

25.3.2　实验原理

晶体材料都具有三维周期性，因此单晶体可以作为三维光栅衍射 X 射线。衍射信号有衍射方向和衍射强度两方面的信息。衍射强度和电子密度之间符合傅里叶变换关系，如

图 25-10 所示。

$$F(s)=\int_{v}\rho(r)\exp(2\pi ir\cdot s)\mathrm{d}v$$

$$\rho(r)=\int_{v^*}F(s)\exp(-2\pi ir\cdot s)\mathrm{d}v^*$$

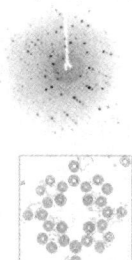

图 25-10 衍射强度和电子密度的傅里叶变换关系

如果我们能够收集到足够的衍射强度,并记录其位置,就有可能恢复出三维的倒易空间,然后对倒易空间进行傅里叶逆变换,就可以得到晶体中电子密度的分布情况,了解晶体中原子的排列方式。

在进行傅里叶逆变换时,需要每个衍射的相位。但是,在实验中我们只能记录衍射的强度,而丢失了相位。因此必须首先解决相位问题,这也是整个单晶结构分析的核心问题。图 25-11 说明了这一问题的重要性。

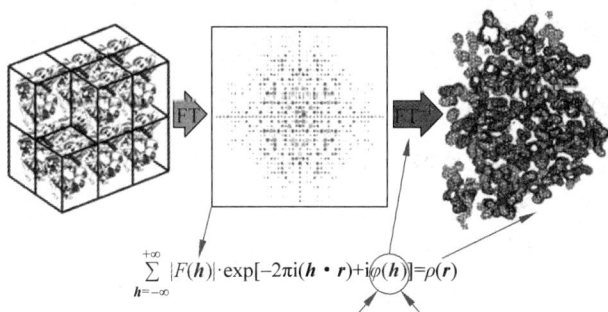

$$\sum_{h=-\infty}^{+\infty}|F(h)|\cdot\exp[-2\pi i(h\cdot r)+i\varphi(h)]=\rho(r)$$

图 25-11 晶体结构分析的相位问题

解决相位问题的方法主要有试错法、Patterson 函数法、直接法及电荷翻转法(charge flipping)等。用这些方法确定了相位以后,即可以进行上述傅里叶逆变换,得到样品中电子密度的初步分布情况,建立初始的结构模型。与指标化过程类似,确定初始相位时也是只用少数的衍射,因此初始结构模型并不精确,甚至可能存在错误或者不完整。必须把初始解模型补充完整并进行修正,才可以得到精确模型,计算相应的分子几何参数。这就是晶体结构的修正。晶体结构模型的完善通常采用差值电子密度函数法(图 25-12),而完整模型的修正采用最小二乘法。修正完成后,可以计算分子几何参数,绘出结构图形。

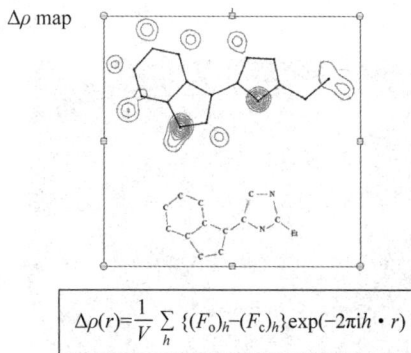

$$\Delta\rho(r)=\frac{1}{V}\sum_{h}\{(F_o)_h-(F_c)_h\}\exp(-2\pi ih\cdot r)$$

图 25-12 差值电子密度法原理

25.3.3 实验基本要求

(1) 遵守实验室规章制度,佩戴射线计量装置,保证人身安全;

(2) 遵守实验规程,保证设备安全;

(3) 了解 X 射线单晶衍射结构分析的原理;

(4) 了解 X 射线单晶衍射结构分析的实验过程;

(5) 了解 X 射线单晶衍射结构分析的数据处理过程;

(6) 了解 X 射线单晶衍射结构分析的主要结果及其表达方式。

25.3.4 实验仪器和材料

(1) 实验仪器:本实验所用仪器为德图 Bruker 公司产的 APEX Ⅱ DUO X 射线单晶衍射仪。仪器所用的 X 射线源由微焦斑阳极 Cu 或 Mo 产生,Cu 靶波长 1.54 Å,Mo 靶波长 0.710 73 Å。探测器为 CCD。本实验所用波长为 0.710 73 Å。

(2) 实验所需实验材料及用途:实验样品为蔗糖,用于确定其分子结构;标准样品为 Ylid 晶体,用于校准仪器;矿物油,用于在挑选样品时保护样品;样品架,用于固定并支撑样品;显微镜,体视 40 倍,用于挑选样品;载玻片,用于挑选样品;手术刀,用于切割样品;乙醇,用于清洗样品架、载玻片等。

25.3.5 实验内容

(1) X 射线单晶衍射原理和仪器;

(2) 晶体的挑选和准备;

(3) 实验条件的选择和数据收集;

(4) 数据的初步处理。

25.3.6 实验步骤

(1) 简明回顾 X 射线单晶结构分析的基本原理:对一颗单晶体,收集其衍射强度,进行必要的校正;用适当的方法确定部分衍射的相位,进行傅里叶逆变换,得到晶体中初步的电子密度分布情况;然后用差值电子密度函数法,找出完整的结构;接着用最小二乘法对完整的结构模型进行修正,得到精确的结构模型,并计算相应的分子几何参数;最后把分子和晶体的模型及参数用适当的形式表达。

(2) 晶体的安置和对心:把 Ylid 晶体安置在测角仪上,通过转动相应的轴,把晶体调整至测角仪中心;使晶体在转动过程中不偏离中心。

(3) 晶体的筛选:拍摄一张衍射照片,判断晶体质量;好的晶体样品其衍射斑点细小规则,清晰明亮。图 25-13 为一幅高质量晶体的衍射图。

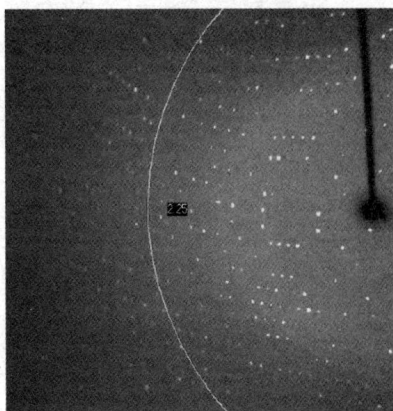

图 25-13 高质量晶体衍射图

(4) 指标化：选择适当实验条件,收集衍射空间的部分数据；根据这些数据确定晶体的点阵常数,以及晶体坐标系和仪器坐标系之间的取向矩阵；然后修正取向矩阵,并获得精确的点阵常数。

(5) 数据收集策略的确定：根据晶体的点阵常数和取向矩阵,以及需要达到的数据分辨率和完整度,计算适当的数据收集策略并开始收集数据。

(6) 数据收集结束后,回收样品并将仪器恢复到初始状态。

25.3.7 实验结果与数据处理

(1) 数据还原：对收集到的原始数据进行必要的校正,然后把数据统一到同一标度,并合成一个文件。

(2) 数据的初步检查和空间群判断：根据衍射数据,查看其统计规律,评估数据质量。同时根据系统消光判断空间群。

(3) 建立结构分析的指令文件和数据文件。

(4) 运行结构分析程序,确定初步结构模型。

(5) 用差值电子密度函数法完善模型,得到完整结构。

(6) 对完整的结构模型进行最小二乘修正。

(7) 产生结构报告,计算分子几何参数。

(8) 绘制分子及晶体的模型。

25.3.8 实验注意事项

(1) 制备样品要认真,细心；

(2) 放置样品时要小心谨慎,严格按规程操作,注意人身和仪器安全；

(3) 设置实验条件时要仔细思考,认真确认,确保参数合理。不合理的参数会给出不可解释的实验数据,甚至会损坏仪器。

25.3.9 其他说明

(1) 单晶衍射仪结构复杂,操作繁琐,参数众多。因此操作时必须细心认真,头脑清醒。必须清楚每一步操作的目的及其可能的后果。

(2) 单晶衍射仪是大型精密仪器,操作时严禁用蛮力。出现问题则认真思考或寻求协助解决,切忌想当然。

(3) 单晶衍射仪结构紧凑,操作时必须小心谨慎,严禁碰触,尤其是 CCD、准直管、遮光器。发现问题立即停止实验,解决问题后详细记录,才能继续实验。

25.4 蔗糖和糖精的区别有多大(二)——蔗糖的晶体结构测定

25.4.1 实验目的

(1) 熟悉用 X 射线单晶衍射法进行结构分析的实验过程；

（2）熟悉基本的数据处理过程；

（3）了解晶体结构分析的基本过程。

25.4.2　实验原理

见 25.3.2 节。

25.4.3　实验基本要求

（1）遵守实验室规章制度，佩戴射线计量装置，保证人身安全；

（2）遵守实验规程，保证设备安全；

（3）熟悉用 X 射线单晶衍射法进行结构分析的实验过程，主要包括样品的挑选、实验条件的选择、指标化和数据收集策略的选择。

25.4.4　实验仪器和材料

同 25.3.4 节。

25.4.5　实验内容

（1）晶体的挑选和准备；

（2）晶体对心；

（3）指标化和数据收集；

（4）数据还原。

25.4.6　实验步骤

（1）简明回顾 X 射线单晶结构分析的基本原理：对一颗单晶体，收集其衍射强度，进行必要的校正；用适当的方法确定部分衍射的相位，进行傅里叶逆变换，得到晶体中初步的电子密度分布情况；然后用差值电子密度函数法，找出完整的结构；接着用最小二乘法对完整的结构模型进行修正，得到精确的结构模型，并计算相应的分子几何参数；最后把分子和晶体的模型及参数用适当的形式表达。

（2）晶体的挑选和准备：在显微镜下挑选合适的蔗糖晶体，大小约为 0.2 mm，形状规则，晶莹透明，无裂痕；然后把晶体粘在细玻璃丝顶端，并固定在测角仪头上。

（3）晶体的安置和对心：把蔗糖晶体安置在测角仪上，通过转动相应的轴，把晶体调整至测角仪中心；使晶体在转动过程中不偏离中心。

（4）晶体的筛选：拍摄一张衍射照片，判断晶体质量；好的晶体样品的衍射斑点细小规则，清晰明亮。

（5）指标化：选择适当实验条件、衍射空间的部分数据，根据这些数据确定蔗糖晶体的点阵常数，以及晶体坐标系和仪器坐标系之间的取向矩阵，然后修正取向矩阵，获得精确的点阵常数。

（6）数据收集策略的确定：根据晶体的点阵常数和取向矩阵，以及需要达到的数据分辨率和完整度,计算适当的数据收集策略并开始收集数据。

(7)数据收集结束后,回收样品并将仪器恢复到初始状态。

25.4.7 实验结果与数据处理

数据还原:对收集到的原始数据进行必要的校正,然后把数据统一到同一标度,并合成一个文件。

25.4.8 实验注意事项

(1)制备样品要认真、细心;

(2)放置样品时要小心谨慎,严格按规程操作,注意人身和仪器安全;

(3)设置实验条件时要仔细思考,认真确认,确保参数合理。不合理的参数会给出不可解释的实验数据,甚至会损坏仪器。

25.5 蔗糖和糖精的区别有多大(三)——糖精的晶体结构测定

25.5.1 实验目的

(1)巩固用 X 射线单晶衍射法进行结构分析的实验过程;

(2)熟悉晶体结构分析的基本过程。

25.5.2 实验原理

见 25.3.2 节。

25.5.3 实验基本要求

(1)遵守实验室规章制度,佩戴射线计量装置,保证人身安全;

(2)遵守实验规程,保证设备安全;

(3)熟悉 X 射线单晶衍射结构分析的数据处理过程;

(4)了解 X 射线单晶衍射结构分析的主要结果及其表达方式。

25.5.4 实验仪器和材料

(1)实验仪器:同 25.3.4 节。

(2)实验材料及用途同 25.3.4 节,实验样品为糖精,用于确定其分子结构。

25.5.5 实验内容

(1)晶体结构模型的建立;

(2)晶体结构模型的修正;

(3)晶体结构的表达。

25.5.6 实验步骤

同 25.4.6 节。

25.5.7 实验结果与数据处理

（1）数据还原：对收集到的原始数据进行必要的校正，然后把数据统一到同一标度，并合成一个文件。

（2）数据的初步检查和空间群判断：根据衍射数据，查看其统计规律，评估数据质量。同时根据系统消光判断空间群。

（3）建立结构分析的指令文件和数据文件。

（4）运行结构分析程序，确定初步结构模型。

（5）用差值电子密度函数法完善模型，得到完整结构。

（6）对完整的结构模型进行最小二乘修正。

（7）产生结构报告，计算分子几何参数。

（8）绘制分子及晶体的模型。

25.5.8 实验注意事项

（1）制备样品要认真，细心；

（2）放置样品时要小心谨慎，严格按规程操作，注意人身和仪器安全；

（3）设置实验条件时要仔细思考，认真确认，确保参数合理。不合理的参数会给出不可解释的实验数据，甚至会损坏仪器。

第 26 章
大型仪器模拟器使用实验及数据处理软件

罗明艳　编

  扫描电子显微镜(SEM)、透射电子显微镜(TEM)、能量色散 X 射线谱仪(EDS)、X 射线衍射仪(XRD)的构造以及工作原理已分别在第 2、4、6、25 等章讲解过,本章不再赘述。

  本实验指导书包括 2 个实验设计:大型仪器模拟器使用及数据处理软件的学习。通过大型仪器模拟器模拟真实上机的操作,学生可以掌握 SEM、TEM、EDS、XRD 的基本构造、原理及操作方法,增加实验教学内容的广度和深度,提升实验教学的质量和水平。培养学生学习、实践、探索和发现的能力,激发学生的科研创新意识。通过数据处理软件的学习,学生可以深入了解大数据及软件的相关概念、技术和应用,培养学生对实验结果的数据分析和处理能力、创造性思维能力、类比思维方法,提高学生观察发现问题的能力,有效提高学生的科研素养和创新能力。

26.1 SEM、TEM、EDS、XRD 模拟器模拟上机

26.1.1 实验目的

（1）掌握 SEM、TEM、EDS、XRD 的结构及原理；

（2）了解 SEM、TEM、EDS、XRD 操作页面参数调整；

（3）掌握 SEM、TEM、EDS、XRD 的操作。

26.1.2 实验原理

详见 2.2.2 节、2.3.2 节、4.1.2 节、5.1.2 节、6.1 节、25.1.2 节、25.2.2 节、25.3.2 节。

26.1.3 实验基本要求

（1）掌握四种大型仪器的构造及原理；

（2）通过虚拟模拟器对参数进行调节，得到特定物质的图谱；

（3）了解每个仪器参数的意义以及参数调节对结果的影响。

26.1.4 实验仪器和材料

计算机、SEM 虚拟模拟器、TEM 虚拟模拟器、EDS 虚拟模拟器、XRD 虚拟模拟器。

**26-1 XRD 使用
操作步骤**

**26-2 SEM 使用
操作步骤**

**26-3 TEM 使用
操作步骤**

**26-4 EDS 使用
操作步骤**

26.1.5 实验内容

（1）介绍模拟器的使用方法；

（2）介绍模拟器中四种仪器的结构及原理；

（3）讲解实验注意事项以及演示实验操作步骤；

（4）学生通过模拟器进行操作实验。

26.1.6 实验步骤

实验主要包括模拟器的使用、选择样品、样品放入样品室、参数调整以及输出结果等步骤，具体操作请扫描二维码观看视频。

（1）XRD 虚拟模拟器使用。

（2）SEM 虚拟模拟器使用。

（3）TEM 虚拟模拟器使用。

（4）EDS 虚拟模拟器使用。

26.1.7 实验结果与数据处理

（1）运用 XRD 模拟器对样品的形貌、尺寸进行测定、记录，如图 26-1(a) 所示；

（2）运用 SEM 模拟器对样品的形貌、尺寸进行测定、记录，如图 26-1（b）所示；

（3）运用 TEM 模拟器对样品的形貌、尺寸进行测定、记录，如图 26-1（c）所示；

（4）运用 EDS 模拟器对样品的形貌、尺寸进行测定、记录，如图 26-1（d）所示。

(a)　　　　　　　　　　　　　　(b)

(c)　　　　　　　　　　　　　　(d)

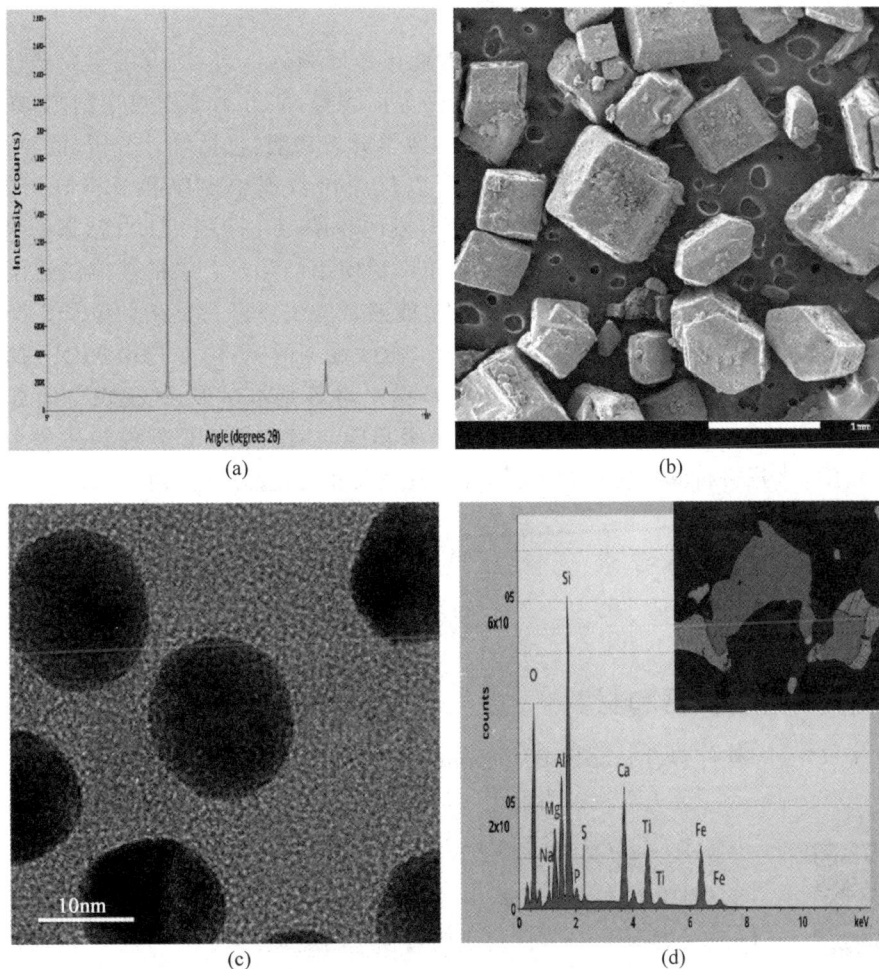

图 26-1　模拟器中样品图像

（a）铝的 XRD 图；（b）蔗糖的 SEM 图；（c）纳米球的 TEM 图；（d）样品的面扫 EDS 图

26.1.8　实验注意事项

（1）按照模拟器点击顺序点击模拟器的按钮，不能跳过或漏点；

（2）模拟器中通过改变样品类别，观察其他形貌和结果。

26.2　数据处理软件学习

26.2.1　实验目的

（1）了解 Origin 软件在作图和数据处理方面的应用；

（2）了解 Digital Micrograph 软件在作图和数据处理方面的应用；

（3）了解 MDI JADE 软件在作图和数据处理方面的应用。

26.2.2 实验原理

Origin 是一款由 OriginLab 公司开发的专业函数绘图软件，广泛应用于数据分析和科学绘图领域。它以简单易学、操作灵活和功能强大而著称，能够满足用户在制图、数据分析和函数拟合方面的需求。Origin 提供了丰富的数学分析功能，包括统计分析、信号处理、图像处理、峰值分析和曲线拟合等，使得用户可以从原始数据中提取和分析有用的信息。Digital Micrograph(DM)是由美国 Gatan 公司开发的软件，专门用于 TEM 数据的采集和分析。在电子显微镜领域，DM 是一个非常知名和广泛使用的工具。它的功能涵盖了图像采集、图像处理、数据管理和报告打印等多个方面，能够帮助用户进行复杂的电子显微镜图像分析和数据处理任务。MDI JADE 是用于处理 XRD 数据的软件，专门由 MDI（Materials Data，Inc.）开发。它除主要用于显示、打印和数据平滑等基本功能，还提供了诸如相位检索、结构细化、晶粒尺寸和微应变计算之类的高级功能。MDI JADE 软件的强大之处在于其对复杂 XRD 数据进行深度分析和解释，帮助科学家和工程师理解材料的结构和性能。

26.2.3 实验基本要求

提前安装 Origin 等软件。

26.2.4 实验仪器和材料

计算机、Origin 软件包、Digital Micrograph 软件包、MDI JADE 软件包。

26-5　Origin 使用操作步骤

26.2.5 实验内容

利用 Origin（版本 1.6）、Digital Micrograph（版本 3.2.1）、MDI JADE（版本 1.6）软件对实验数据进行处理。

26-6　DM 使用操作步骤

26.2.6 实验步骤

（1）Origin 软件操作步骤请扫描二维码观看。

（2）Digital Micrograph 软件操作步骤请扫描二维码观看。

（3）MDI JADE 软件操作步骤请扫描二维码观看。

26.2.7 实验结果与数据处理

（1）保存测试结果；

（2）对图像进行分析。

26-7　MDI JADE 使用操作步骤

第 27 章
X 射线光电子能谱技术在材料表面研究中的应用

王珊珊　编

　　表界面科学跨越物质、能源和信息等众多基础学科，是催化、超导和芯片等国家重大战略需求的共性科学基础。X 射线光电子能谱（X-ray photoelectron spectroscopy，XPS），又称化学分析电子能谱（electron spectroscopy for chemical analysis，ESCA），只能探测几个原子层的深度，是一种常用的表面分析技术，通过测量光电子的能量和强度，可以确定试样表面上元素的种类和相对含量。XPS 还能提供关于元素化学态的信息，通过分析光电子的能谱特征，可以确定元素的化学态、配位环境和化学键状态等。这对于研究材料的化学反应、催化性能和电子结构等具有重要意义。XPS 的微区分析功能结合了 X 射线激发的二次电子影像扫描（scanning X-ray induced secondary electron imaging，SXI）精准定位的能力，可以进行材料表面的污染、缺陷、腐蚀、磨痕等微观空间的分析；同时 X 射线光电子能谱仪中可以配备紫外光电子能谱、反光电子能谱等单元，进行物质的电子全能级分析。本实验指导书从 X 射线光电子能谱仪的构造及工作原理进行讲解,进行了材料化学价态和含量的常规分析,同时进行了微区分析的实验设计。

本实验指导书包括 2 个实验设计,通过实验内容的实践,学生可以掌握 X 射线光电子能谱仪的基本构造、原理及操作方法,增强学生利用科学仪器进行实验探究的意识。

27.1 PET 材料的 XPS 分析

27.1.1 实验目的

(1) 了解 X 射线光电子能谱仪的实验原理;
(2) 掌握 X 射线光电子能谱仪的组成;
(3) 熟悉 X 射线光电子能谱仪的实验流程;
(4) 掌握应用 Multipak 软件处理数据。

27.1.2 实验原理

XPS 的基本原理是爱因斯坦的光电效应。当具有一定能量($h\nu$)的入射光子与样品中的原子相互作用时,单个光子把全部能量交给原子中某壳层上一个受束缚的电子,这个电子就获得了能量 $h\nu$。如果 $h\nu$ 大于该电子的结合能 E_b,电子就将脱离原来束缚的能级。如果还有多余的能量使电子克服功函数 Φ,电子就将从原子中发射出去,成为自由电子。因此 X 射线光子能谱技术可以描述费米能级以下和真空能级以上的能级。当我们选择费米能级为能量参考点时,有

$$E_i + h\nu = E_f$$

其中,E_f 为终态能量;E_i 为初态能量:

$$E_f = E_k + \Phi$$
$$-E_i = h\nu - E_k - \Phi$$

根据 Koopmans 理论,在分子轨道理论中"冻结"假设下,从分子中电离出某个电子所需要的电离能等于这个电子所占据的分子轨道能量的负值。

$$I_j = -E_j$$

其中,E_j 代表第 j 个占据分子轨道的能量;I_j 代表电离这个能级上电子所需要的能量,称为电离能。所以

$$E_b = h\nu - E_k - \Phi$$

其中,E_b 为原子或分子电离时所需的能量。该电离能就是电离势,在光电子能谱中采用"结合能"这一术语代替电离势。

实验中,每一个动能的光电子对应某一能级的电离能,光电子能谱仪通过能量分析器将不同动能的光电子分离开,并且通过检测器收集不同动能的光子电子信号。由此我们以结合能为横坐标,相应结合能处光电子信号强度为纵坐标,可以获得光电子能谱图。

27.1.3 实验基本要求

(1) 了解 X 射线光电子能谱仪的实验原理;
(2) 掌握 X 射线光电子能谱仪的组成;

（3）熟悉 X 射线光电子能谱仪的实验流程；

（4）掌握应用 Multipak 软件处理数据；

（5）掌握样品的制备方法。

27.1.4　实验仪器和材料

X 射线光电子能谱仪、聚对苯二甲酸乙二醇酯（PET）、氮气、碳导电胶、样品托、乙醇、剪刀等。

27.1.5　实验内容

（1）介绍 X 射线光电子能谱仪的实验原理；

（2）介绍 X 射线光电子能谱仪的结构和组成；

（3）讲解实验注意事项及演示实验操作步骤；

（4）演示应用 Multipak 处理实验数据；

（5）学生上机实践；

（6）学生应用 Multipak 处理实验数据。

27.1.6　实验步骤

实验主要包括样品制备、样品装载、保存路径选择、样品传输、样品测试、取样等步骤，具体操作请扫描二维码观看视频。

27-1　PET 材料的 XPS 分析

27.1.7　实验结果与数据处理

处理测试结果，关注元素的价态以及含量的分析（图 27-1，表 27-1、表 27-2）。

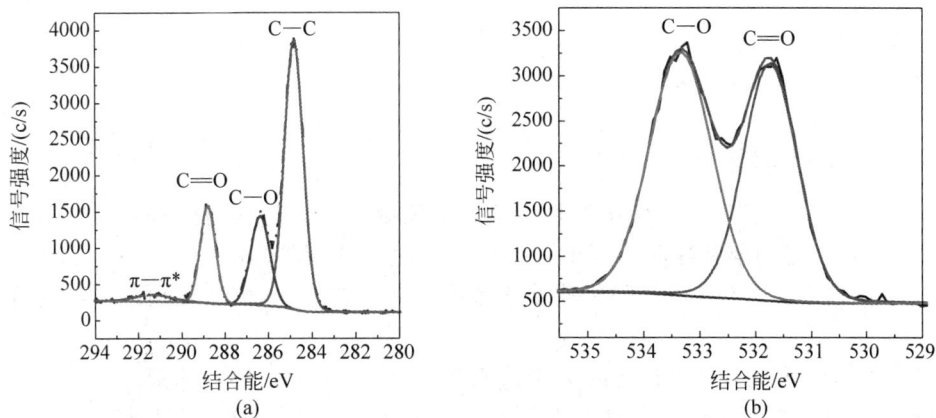

图 27-1　PET 中(a)C 1s 和(b)O 1s 的 XPS 谱图

表 27-1　PET 中碳的分析

碳的结合状态	碳的峰位置/eV	不同碳的结合态含量/%
C—C	284.8	59.9
C—O	286.4	19.8

续表

碳的结合状态	碳的峰位置/eV	不同碳的结合态含量/%
C=O	288.8	17.4
π—π*	291.3	2.9

表 27-2 PET 中氧的分析

氧的结合状态	氧的峰位置/eV	不同氧的结合态含量/%
O=C	531.8	47.2
O—C	533.4	52.8

27.1.8　实验注意事项

（1）样品应保存在玻璃容器中；

（2）测试前样品应充分干燥；

（3）磁性样品需要进行消磁处理；

（4）粉末样品如果想得到更高强度信号则建议进行压片处理；

（5）采集精细谱图时，通能一般为 $13\sim224$ eV，通能越小，半高宽（FWHM）越窄，分辨率越高。

27.2　X 射线光电子能谱的微区分析实验

27.2.1　实验目的

（1）了解小面积 XPS 的种类及 SXI；

（2）掌握应用 XPS 进行微区分析实验的流程；

（3）掌握应用 Multipak 软件处理数据。

27.2.2　实验原理

XPS 实验过程中常需要分析微小结构特征或缺陷处元素的组成、价态和含量等，为了有效地分析，则必须尽可能地剔除小面积周边的信号，通常有两种方法。

（1）透镜限定小面积分析法：用 X 射线大范围照射分析面积，但用传输透镜限定收集光电子区域。

（2）源限定小面积法：将单色化的 X 射线束在样品上聚焦成一个小束斑。

北京理工大学分析测试中心购置的 X 射线光电子能谱仪采用源限定小面积法。X 射线所用单色器为石英晶体，石英晶体可以加工成所需的形状，石英晶体按照某种方式弯曲，使得其既能聚焦 X 射线束又能使 X 射线发生衍射。加工成型的石英晶体类似于凹面反射镜。因此，照射到样品表面的 X 射线束斑大约等于阳极靶上电子束斑的大小。所以通过改变电子枪的聚焦，就可以改变分析面积。

SXI 微聚焦扫描中的 X 射线束类似于 SEM 中的电子束，可以在样品表面进行扫描而样品不需要移动，因此 X 射线扫描区域产生的二次电子经能量分析器收集，可以获得样品表面的二次电子分布,从而表征样品表面形貌特征。由于仪器中的二次电子和光电子来自于设备中的同一光路,通过 SXI 影像可以精准定义微区进行点分析、多点分析、线分析和面分析,精确获得元素和化学态的空间分布。

27.2.3　实验基本要求

(1) 了解小面积 XPS 的种类及 SXI;
(2) 掌握应用 XPS 进行微区分析实验的流程;
(3) 掌握应用 Multipak 软件处理数据。

27.2.4　实验仪器和材料

X 射线光电子能谱仪、氮气、碳导电胶、样品托、乙醇、剪刀等。

27.2.5　实验内容

(1) 介绍微区分析的实验原理;
(2) 讲解实验注意事项以及演示实验操作步骤;
(3) 演示应用 Multipak 处理实验数据;
(4) 学生上机实践;
(5) 学生应用 Multipak 处理实验数据。

27.2.6　实验步骤

实验主要包括样品制备、样品装载、保存路径选择、样品传输、样品测试、取样等步骤,具体操作请扫描二维码观看视频。

27-2　XPS 的微区分析实验

27.2.7　实验结果与数据处理

处理测试结果,关注不同待分析微区处元素的定性和价态的分析(图 27-2、图 27-3)。

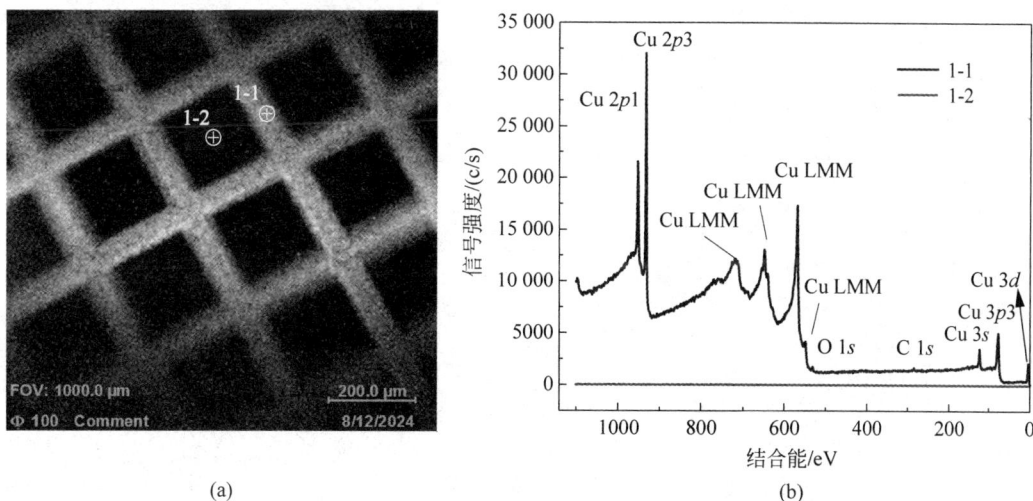

图 27-2　(a)二次电子影像以及(b)二次电子影像相应位置 XPS 全谱扫描

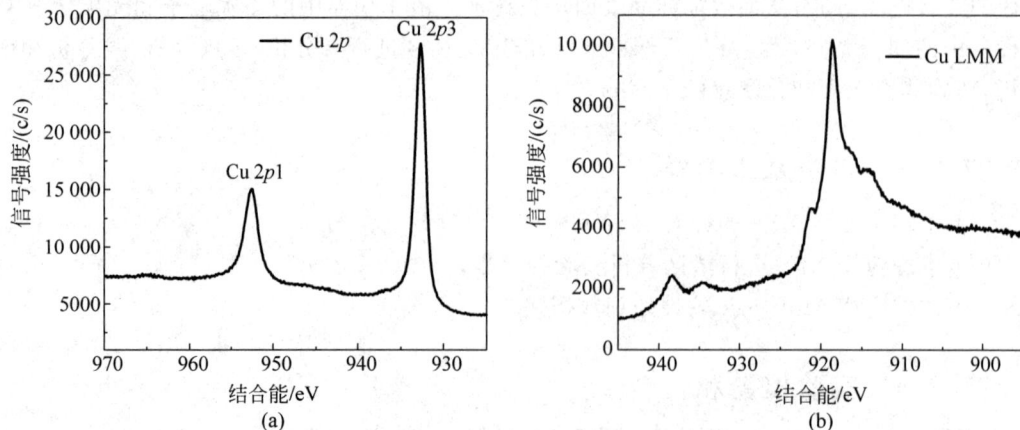

图 27-3　二次电子影像中 1-1 位置处(a)Cu 2p 及(b)Cu LMM 的 XPS 图谱

27.2.8　实验注意事项

（1）制样时全程佩戴手套，不可直接用裸手接触样品和样品托；

（2）块体/薄膜样品用遮盖片或者导电胶固定在样品托上，样品高度最高 8 mm，高度超过 8 mm 则使用凹槽样品托制样；

（3）制样完成后，拿起样品托，轻轻晃动，样品不会脱落即可；

（4）进行 SXI 测试时，选择合适 X 射线束斑，一般采用 10 μm 或 20 μm 小束斑，单像素时间设置为 2 ms 或 5 ms。

第28章
X射线光电子能谱技术在锂电池研究中的应用

赵利媛　匡博雅　编

　　X射线光电子能谱(X-Ray photoelectron spectroscopy, XPS)技术是最常用的表面分析方法之一,可以对材料的元素组成、化学态进行定性及半定量分析,广泛应用于材料、化学化工、物理、微电子、环境科学等领域。新能源材料与器件一直是人们重点关注的研究方向。随着锂电池的快速发展,XPS已经被广泛应用于锂电池的材料表征及界面研究,如锂离子电池、高比能锂硫电池及锂空气电池的正负极材料和固态电解质材料等,其结果可以为电池材料的设计与改性提供重要的理论依据。

　　本实验指导书将大型仪器设备的培训与学校特色专业、研究方向相结合,从实际问题出发,结合XPS的主要应用,即元素组成分析、化学态分析以及深度成分分布,设置3个实验项目,让学生在学习设备操作及使用的过程中,初步掌握利用XPS技术解决锂电池研究中基础科学问题的方法与思路。

28.1 锂离子电池正极材料元素组成分析——XPS 全谱分析

28.1.1 实验目的

(1) 熟悉 X 射线光电子能谱仪的工作原理及仪器结构;
(2) 掌握粉末样品的制样方法;
(3) 掌握 X 射线光电子能谱仪全谱扫描测试流程;
(4) 掌握 XPS 全谱分析方法。

28.1.2 实验原理

X 射线光电子能谱基于光电效应,如图 28-1 所示。当一束光子辐照到样品表面时,光子可以被样品中某一元素的原子轨道上的电子吸收,使得该电子脱离原子核的束缚,以一定的动能从原子内部发射出来,变成自由的光电子,而原子本身则变成一个激发态的离子。在光电离过程中,能量的转化可以用式(28-1)表示:

$$E_b = h\nu - E_k - \Phi_{sp} \tag{28-1}$$

其中,E_b 表示特定原子轨道的结合能,eV;E_k 表示出射的光电子能量,eV;$h\nu$ 表示 X 射线源光子的能量,eV;Φ_{sp} 表示谱仪的功函,eV。谱仪的功函主要由谱仪材料和状态决定,对同一台谱仪是一个常数,与样品无关,其平均值为 3~4 eV。

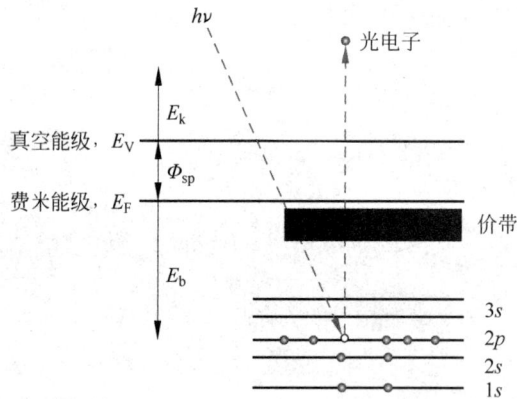

图 28-1 光电子发射过程示意图

图 28-2 为 X 射线光电子能谱仪的内部结构示意图。高能电子束激发阳极靶产生特征 X 射线,X 射线经单色器后聚焦在样品上,激发出芯能级上的内层轨道电子,光电子经输入透镜抵达能量分析器。通过能量分析器检测光电子的能量分布,以光电子的结合能为横坐标,电子计数率为纵坐标,即可得到材料被 X 射线激发的光电子能谱图,进而对材料进行定性及定量的分析。X 射线光电子能谱提供材料表面丰富的物理、化学信息,对谱图进行提取与解释,并对不同层次的信息进行讨论,从而获得材料表面元素的定性组成、定量组成、化学状态、原子和分子的价带结构,以及材料的纵深分布等多种信息。

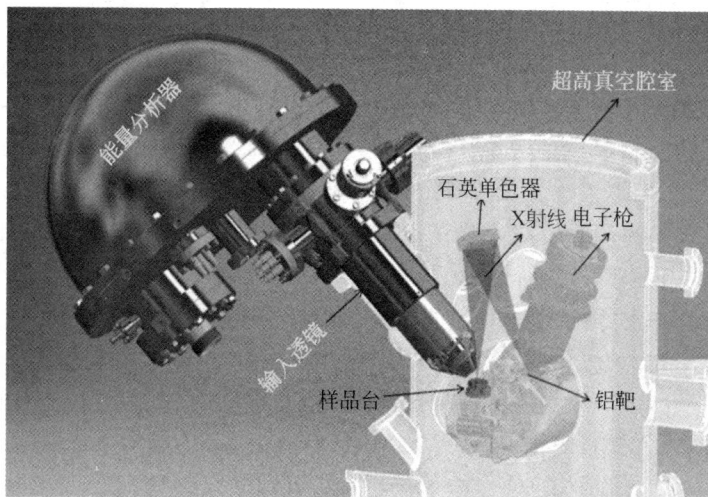

图 28-2 X 射线光电子能谱仪的内部结构示意图

28.1.3 实验基本要求

(1) 熟悉 X 射线光电子能谱仪的工作原理;

(2) 掌握 X 射线光电子能谱仪常规表面分析测试流程;

(3) 掌握利用数据处理软件 Multipak 进行谱峰识别的方法。

28.1.4 实验仪器和材料

实验仪器为 PHI Quantera Ⅱ SXM 型扫描微区 X 射线光电子能谱仪。实验材料包括样品(磷酸铁锂粉末、锰酸锂粉末、镍钴锰三元材料),以及样品制备材料和工具(铝箔胶带、碳导电胶、样品勺、称量纸、压片工具)。

28.1.5 实验内容

(1) 讲解 X 射线光电子能谱仪的结构及原理;

(2) 演示粉末样品制样方法;

(3) 演示 XPS 全谱扫描的操作流程;

(4) 学生上机操作;

(5) 讲解 Multipak 软件基本操作及定性、定量分析方法。

28.1.6 实验步骤

实验步骤主要包括样品制备、进样、采谱、退样等。对于粉末样品,需将粉末进行压片后测试。粉末样品制样方法请扫描右侧二维码观看视频。

28-1 XPS 粉末样品制样操作

在测试前需检查分析室真空度是否符合要求,确定各部件参数信息是否正常,设备正常则可以进行样品测试。具体测试流程如下所述。

（1）进样。打开 SmartSoft 软件，在 Intro 界面虚拟样品台（Prep）处右键选择"Creat Platen"，新建样品台信息，对样品台进行命名，选择样品台类型以及保存路径，完成新样品台的创建。将虚拟样品台拖至快速进样室内，此时连通分子泵的阀门 V3 自动关闭，连通氮气的阀门 V2 自动开启，手动打开氮气瓶主阀和分压阀，通入氮气至大气压，此时软件弹出提示框提示可以进样，关闭氮气瓶阀门。打开快速进样室舱门，放入样品台，关闭舱门，进样室自动抽真空。待进样室真空度降至 2×10^{-4} Pa，将样品台拖至分析室"Stage"上，待真空度降至 2×10^{-6} Pa 时可以进行测试。

（2）采谱。打开水冷机，调节样品台高度，在待分析样品上选取测试位置。在软件界面右侧选择"Spectrum"功能，选择合适的 X 射线功率，设置全谱图谱范围（0～1100 eV）、通能（280 eV）、步长（1 eV）、次数（2 次）、停留时间（20 ms），启动电子中和枪和离子中和枪。核对测试条件及参数，在软件界面"Spectrum"功能中点击"start Q"，进行谱图采集。

（3）退样。谱图采集完成后，关闭电子中和枪和离子中和枪，关闭水冷机。选择"pump intro"，待进样室真空度降低至 2×10^{-4} Pa 后，将样品台拖至进样室。后将样品台拖至虚拟样品台处，待阀门 V3 关闭，V2 开启，打开氮气瓶阀门，通入氮气至大气压，打开进样室门取出样品台。

28.1.7　实验结果与数据处理

1. 数据处理

数据处理选择专业软件 Multipak，可以对数据进行谱峰识别、分峰拟合、化学态分析、荷电校准、定量分析等处理。处理后数据可利用 Origin 软件进行谱图绘制。

2. 数据分析

利用 Multipak 软件可自动识别谱峰，或者根据结合能对照表进行谱峰分析。三种正极材料的 XPS 全谱图如图 28-3 所示，样品一的全谱图中含有 Li 1s、Fe 2p、O 1s、P 2p 等光电子谱峰，表明该样品为 $LiFePO_4$。样品二全谱图中含有 Li 1s、Mn 2p、O 1s 等光电子谱峰，表明该样品为 $LiMn_2O_4$。样品三的全谱图中含有 Li 1s、Ni 2p、Co 2p、Mn 2p、O 1s 等光电子谱峰，表明该样品为 $LiNi_{0.8}Co_{0.1}Mn_{0.1}O_2$。

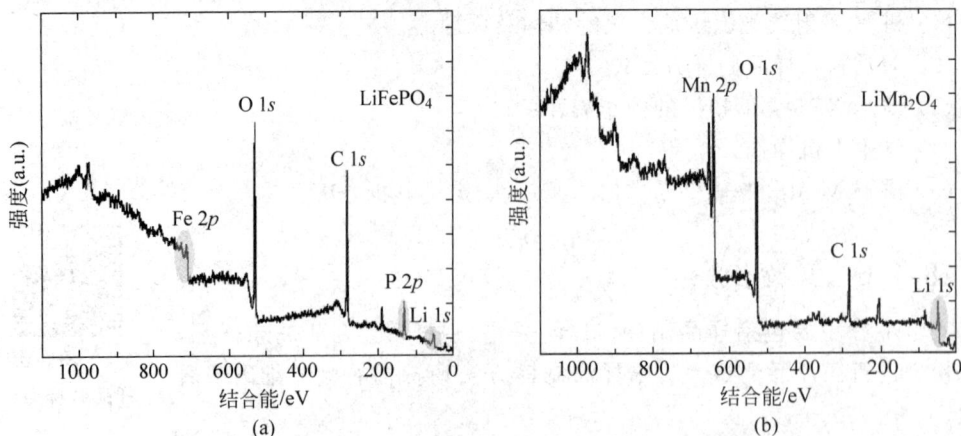

图 28-3　三种正极材料的 XPS 全谱图

（a）样品一；（b）样品二；（c）样品三

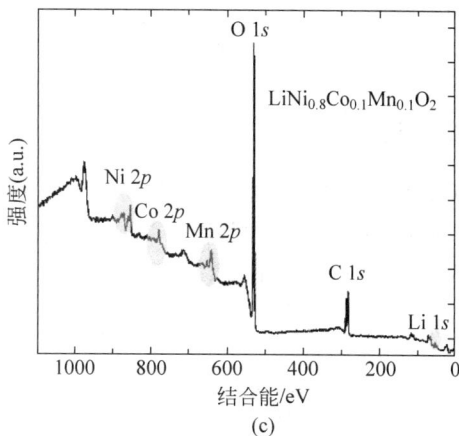

图 28-3　（续）

28.1.8　实验注意事项

（1）样品制备过程中保持洁净，避免样品污染；

（2）样品需保持干燥，无挥发性。

28.2　铂钴/碳催化剂材料的化学价态分析——XPS 精细谱分析

28.2.1　实验目的

（1）掌握 X 射线光电子能谱仪精细谱扫描测试流程；

（2）了解测试参数对精细谱图的影响；

（3）掌握 XPS 精细谱分析方法。

28.2.2　实验原理

XPS 作为当代谱学领域最活跃的分支之一，除可以根据测得的电子结合能确定样品的元素组成，XPS 最重要的应用还在于确定元素的化学状态。内层电子的结合能不仅受到原子核强烈的库仑作用影响，还受到外层电子的屏蔽作用影响。当外层电子密度减少时，屏蔽作用将减弱，内层电子的结合能增加；反之则结合能将减少。因此当被测原子的氧化态增加，或与电负性大的原子结合时，都导致谱峰向高结合能方向移动。这种由化合物结构的变化和原子价态的变化引起的谱峰的有规律位移称为化学位移。通过对已知元素进行精细谱扫描，利用专业软件进行分峰拟合，与标准图谱比对结合能，可以获得元素的化合价态及其所处的化学环境。

28.2.3　实验基本要求

（1）掌握 X 射线光电子能谱仪精细谱扫描测试流程；

（2）掌握荷电校正方法；

（3）掌握利用 Multipak 进行分峰拟合的方法。

28.2.4　实验仪器和材料

实验仪器为 PHI Quantera Ⅱ SXM 型扫描微区 X 射线光电子能谱仪。实验材料包括样品 PtCo/C 粉末（PtCo 为核壳结构的纳米颗粒，C 为导电炭黑 XC72），以及样品制备材料铝箔胶带、碳导电胶、样品勺、称量纸、压片工具。

28.2.5　实验内容

（1）演示 XPS 精细谱扫描的操作流程；

（2）学生上机操作实验；

（3）讲解 Multipak 软件谱峰拟合方法及定量分析方法。

28.2.6　实验步骤

精细谱扫描时，进样、退样步骤同常规表面测试，参照 28.1.6 节，此处不再赘述。

具体测试流程如下所述。

（1）进样。

（2）采谱。打开水冷机，调节样品台高度，在待分析样品上选取测试位置。在软件界面右侧选择"Spectrum"功能，选择合适的 X 射线功率，设置精细谱测试元素的图谱范围、通能（55～112 eV）、步长（0.1 eV）、次数（10）、停留时间（50 ms），启动电子中和枪和离子中和枪。核对测试条件及参数，在软件界面"Spectrum"功能中点击"start Q"，进行谱图采集。建议精细谱采集前优先采集全谱，初步判断各元素相对含量，便于精细谱测试参数的调整。

（3）退样。

28.2.7　实验结果与数据处理

1. 数据处理

数据处理选择专业软件 Multipak。

2. 数据分析

图 28-4(a) 为 PtCo/C 催化剂材料的 XPS 全谱图。从全谱图中可以看出，该催化剂材料包含碳、氧、铂、钴元素。图 28-4(b)、(c)、(d) 分别为 C 1s、Pt 4f、Co 2p 的精细谱图。从图 28-4(b) 可以看出，碳表面除 C—C 键，还存在 C—O、C＝O，表明碳材料表面存在多种不同的含氧官能团。如图 28-4(c) 所示，对 Pt 4f 的谱峰进行分峰拟合，可得到位于 71.7 eV 及 75 eV 处两个峰，对应于金属态 Pt^0 的 Pt 4$f_{7/2}$、Pt 4$f_{5/2}$。如图 28-4(d) 所示，对 Co 2p 谱峰进行分峰拟合，可得到 6 个峰，分别对应于金属态 Co^0 的 Co 2$p_{3/2}$（778.7 eV）、Co 2$p_{1/2}$（793.9 eV），氧化态 Co^{2+} 的 Co 2$p_{3/2}$（781.6 eV）、Co 2$p_{1/2}$（797.6 eV），以及位于 784.6 eV 和 800.4 eV 处的卫星峰。通过软件计算可知金属态 Co^0 和氧化态 Co^{2+} 的含量为 52.29%、45.71%。氧化态 Co^{2+} 的存在表明 Co 表面可能被氧化。

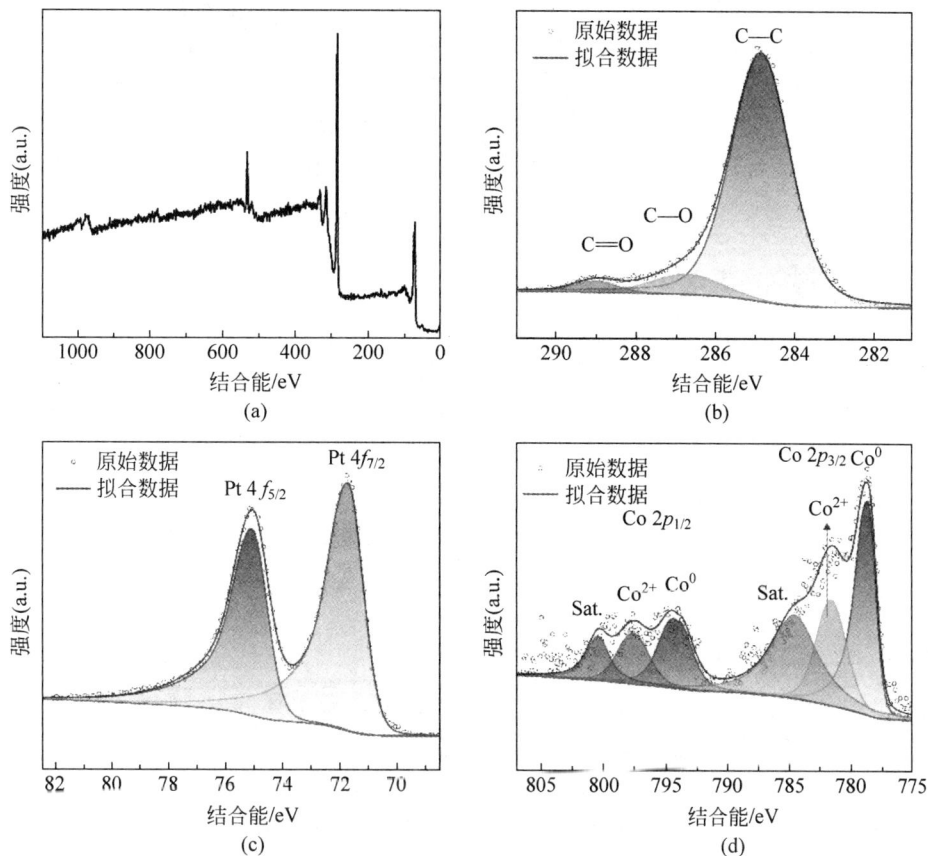

图 28-4　PtCo/C 催化剂材料的 XPS 谱图

(a) 全谱图；(b) C 1s 精细谱图；(c) Pt 4f 精细谱图；(d) Co 2p 精细谱图

28.2.8　实验注意事项

(1) 样品制备过程中保持洁净,避免样品污染；

(2) 样品需保持干燥,无挥发性。

28.3　固态电解质界面的深度成分分析——XPS 深度剖析

28.3.1　实验目的

(1) 掌握 XPS 的深度剖析功能的测试步骤；

(2) 掌握 Multipak 软件处理深度剖析数据(Profile)的方法。

28.3.2　实验原理

尽管 X 射线可穿透样品,可达微米级别,但只有样品近表面一薄层发射出的光电子在不损失能量的情况下逸出表面被探测器检测到,因此 XPS 是一种典型的表面分析手段。

为获得材料在深度方向上的成分分布信息,可采用离子束定量地刻蚀掉一定厚度的表面层,然后进行 XPS 表面采谱分析,如此刻蚀与采谱交替进行,就可以获得样品在深度方向上的成分分布。最常用的离子源是 Ar 离子,其能量为 0.5～5 keV,束斑直径一般在 1～10 mm,溅射速率为 0.1～50 nm/min,刻蚀速度快,适用于无机材料的深度分析。为保证分析区域尽可能地平整,刻蚀坑的尺寸应为 X 射线束斑直径的 5～10 倍。为了提高深度分辨率,一般采用间断溅射的方式。

28.3.3　实验基本要求

(1) 掌握 XPS 的深度剖析功能的测试步骤;
(2) 掌握深度剖析数据荷电校准方法;
(3) 掌握 Multipak 软件处理深度剖析数据的方法。

28.3.4　实验仪器和材料

实验仪器为 PHI Quantera Ⅱ SXM 型扫描微区 X 射线光电子能谱仪。实验材料包括循环后的金属锂负极样品(其表面即为固态电解质界面),以及碳导电胶。

28.3.5　实验内容

(1) 讲解 XPS 的深度剖析技术;
(2) 演示 Profile 测试的操作流程;
(3) 学生上机操作;
(4) 讲解 Multipak 软件进行 Profile 数据处理的方法及步骤。

28.3.6　实验步骤

实验步骤主要包括样品制备、进样、采谱、退样等。由于金属锂的高还原性,在空气中易氧化,因此样品制备在手套箱中完成,后用真空转移盒运送。样品为块状,利用碳导电胶将其固定在样品台上即可送入进样室。

深度剖析测试时,进样、退样步骤参照 28.1.6 节,此处不再赘述。

(1) 进样。

(2) 深度剖析。打开水冷机,调节样品台高度,在待分析样品上选取测试点。在软件界面选择"Profile"功能,选择合适的 X 射线功率,设置精细谱测试元素的图谱范围、通能(55～112 eV)、步长(0.1 eV)、次数(10),以及离子枪的刻蚀电压(2～4 kV)、刻蚀面积(2 mm×2 mm)及刻蚀时间。在 Advance 中将电子中和枪和离子枪调至 Auto 状态。需注意,Ar 离子束长时间轰击样品会导致样品表面的各种效应,因此应选用交替式的溅射-采谱方式,并尽可能降低单次溅射时间。打开电子中和枪和离子枪,核对测试条件及参数,点击"start Q",进行 Profile 测试,采集样品深度剖析数据。注意,单次刻蚀时间不大于 3 min。

(3) 退样。

28.3.7　实验结果与数据处理

1. 数据处理

利用 Multipak 对 Profile 数据进行处理,获得固态电解质界面(solid electrolyte

interphases，SEI)膜在深度方向上组分及其含量的变化。

2. 数据分析

图 28-5 为不同元素的精细谱深度剖析蒙太奇图,从图中可以直观看出 SEI 膜中各元素化学态的变化。通过软件进行定量分析,可知各元素的含量随溅射时间(深度)的变化。如图 28-6 所示,样品表面 C 元素含量为 24.7%,刻蚀 0.5 min 后含量大幅降至 14.8%,这可能是由于样品表面的污染碳被刻蚀。

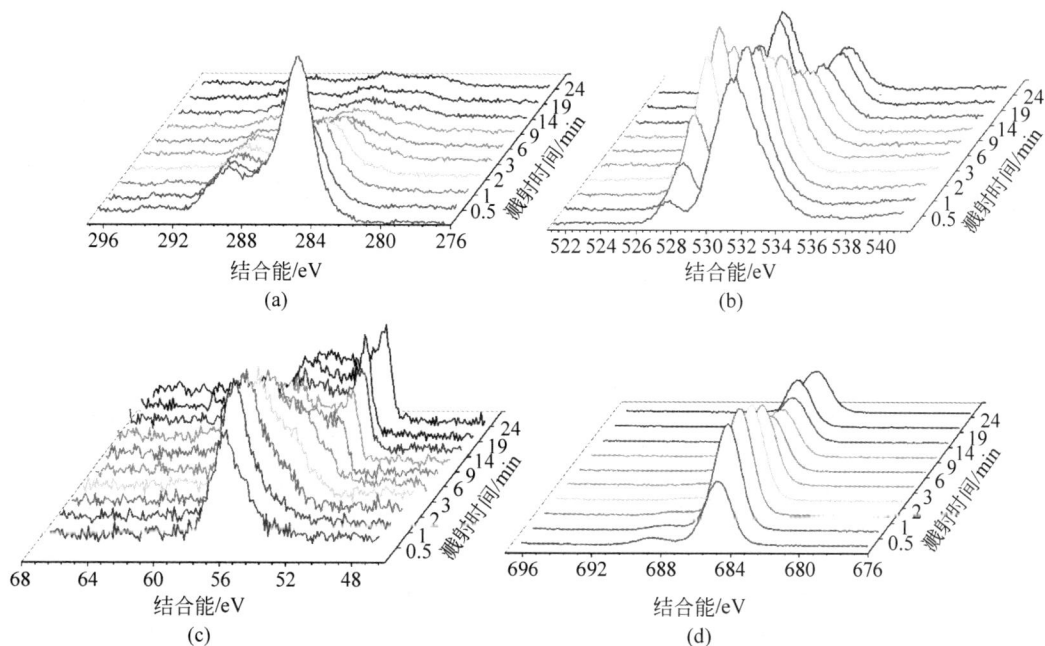

图 28-5　不同元素的精细谱深度剖析蒙太奇图
(a) C 1s；(b) O 1s；(c) Li 1s；(d) F 1s

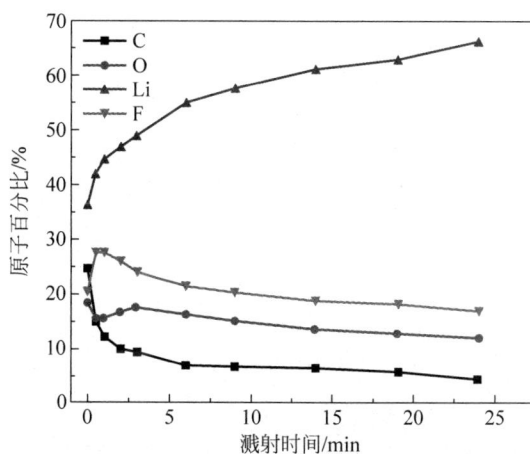

图 28-6　不同溅射时间下 SEI 膜中各原子百分含量

28.3.8 实验注意事项

（1）样品制备时，需佩戴好口罩、橡胶手套，穿好实验服，样品台轻拿轻放。

（2）采谱前确保分析室真空度达到 2×10^{-6} Pa。

（3）仪器开机前应确保室内温度不超过 $27{°}\mathrm{C}$，必要时可打开空调。

第 29 章
飞行时间二次离子质谱公安物证溯源应用研究及操作培训

　　飞行时间二次离子质谱（time of flight-secondary ion mass spectrometer，TOF-SIMS）是将二次离子质谱技术与飞行时间质量分析技术相结合的前沿科学技术之一。TOF-SIMS是一种高灵敏的表面分析技术，可提供高达 50 nm 的空间分辨率，且具有极佳的检测灵敏度（10 ppb 级别），几乎可以测试元素周期表中所有的元素及其同位素。TOF-SIMS 不仅可以检测样品中的元素组成，还可以得到样品的官能团、化学键接等分子信息，对材料组成、化学结构、化学态分析等都具有很好的表征能力。此外，配合离子枪的使用，TOF-SIMS 可以获得材料从一维质谱、二维成分分布（mapping）到三维深度剖析（3D image）不同维度的成分信息。

　　作为一种新兴的高端分析表征仪器，TOF-SIMS 提供了无与伦比的灵敏度、极好的再现性与特异性。在可用的分析方法中,它是最具表面敏感性的方法之一。本章除介绍 TOF-SIMS 的样品制备、基本操作及二次离子成像实验,还引入了公安模拟物证案例分析,利用 TOF-SIMS 进行物证溯源应用研究,探索其在公安刑侦中的应用,并进行大学生创新创业项目启发培训。

29.1　飞行时间二次离子质谱样品制备

29.1.1　实验目的

（1）了解 TOF-SIMS 的基本原理;

（2）了解 TOF-SIMS 测试对样品的具体要求,了解样品采集、保存、制备及转移时的注意事项;

（3）熟悉不同类型样品的制样方法及制样技巧,能够熟练制备符合 TOF-SIMS 测试要求的样品,做到安全规范地制样及进样操作。

29.1.2　实验原理

二次离子质谱(secondary ion mass spectroscopy,SIMS)是基于一次离子与样品表面相互作用的一种表面分析技术。SIMS 的工作原理是带有几千电子伏能量的一次离子束轰击样品表面,在作用区域激发出不同粒子,包括二次电子、中性粒子、二次离子等,如图 29-1 所示。通过不同的探测器采集不同微粒可得到不同信息,收集二次离子并通过质量分析器分析后,可得到关于样品表面成分信息的质谱,简称二次离子质谱。

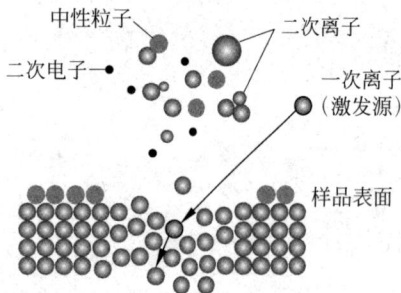

图 29-1　二次离子质谱工作原理示意图

SIMS 又分为动态二次离子质谱(D-SIMS)和静态二次离子质谱(S-SIMS)两种。D-SIMS 入射一次离子浓度高,对样品表面是动态破坏的,产生的二次离子比率高,因此检测灵敏度高,适合深度剖析,但只能得到样品的元素信息。S-SIMS 入射离子浓度相对较低,只作用于单分子层表面,几乎对表面没有破坏作用,所以产生的二次离子比率相对较少,检测灵敏度相比于 D-SIMS 弱,但成像与表面分析能力更强,可以表征材料表面的元素(从氢到铀)、同位素、官能团、分子结构、分子键接等化学成分信息,既可进行表面分析也可深度剖析。

TOF-SIMS 属于 S-SIMS,其工作原理类同于 SIMS 工作原理。采用脉冲一次离子源(可以是 Ga^+、Au^+、Bi^+、Bi_3^{++}、C_{60}^+ 等)入射到样品表面激发出二次离子(包括原子离子和分子离子),然后将这些初速几乎为零的二次离子加速到一定能量(通常为 3 keV)飞行一段距离后到达检测器,质量数大的二次离子飞行得慢,小的二次离子飞行得快。根据到达检测器的飞行时间反推出二次离子的质荷比(m/z),从而得到样品表面的化学成分信息。

现代 TOF-SIMS 一般使用液态金属离子枪(LMIG,如铋离子枪)作为一次离子源,与电子撞击源、等离子源或表面电离源相比,LMIG 可提供更高的电流密度和更窄的离子束,是实现 TOF-SIMS 亚微米空间分辨率成像的关键。TOF-SIMS 在超高真空(UHV)系统中工作,因此不应将液体、挥发性样品,或任何在真空条件下会污染仪器腔室的样品放入仪器中。此外,TOF-SIMS 具有超高表面敏感性,因此样品准备及制样时必须确保样品未受到污染,建议使用干净的镊子和手套处理样品和安装样品。需要注意的是,由于 TOF-SIMS 的表面灵敏度很高,甚至某些手套(如粉末手套或一些乳胶手套)也可能会污染样品。有机硅是最常见的表面污染物之一,很容易由各种材料引入,如油脂、黏合剂、表面活性剂及常用的导电胶等。粉末样品必须小心处理,防止松散颗粒进入真空室而污染设备。

29.1.3　实验基本要求

（1）了解 TOF-SIMS 的基本概念及工作原理,通过认真阅读实验教材和参考资料,预习实验内容,了解实验的关键步骤和注意事项,做到明确实验目的、了解实验原理、熟悉实验内容;

（2）按分组要求提前准备好自己感兴趣的待测样品,做到样品形态、质量、尺寸及洁净要求等符合 TOF-SIMS 测试要求,并提前预测待测样品的元素组成;

（3）在教师的指导演示下,学生应学会独立进行样品制备实验,正确掌握实验操作技能,达到培养动手能力的目的。掌握粉末、片状样品的制样要求和操作步骤,能独立完成操作。为做好实验,应做到认真听讲、仔细观察、勤于思考、大胆提问,并做好笔记总结。

29.1.4　实验仪器和材料

飞行时间二次离子质谱仪(PHI nano TOF Ⅱ,ULVAC-PHI 公司)、SmartSoft-TOF 操作软件、制样台、样品托、真空转移仓、Mask(钼网、钼片等)、铝箔、无尘纸、双面导电胶、异丙醇、剪刀、镊子、药匙、内六角改锥、洗耳球、一次性手套、口罩、硅片、载玻片,以及学生准备的模拟物证材料等。

29.1.5　实验内容

（1）讲解 TOF-SIMS 的样品分类,归纳不同种类样品的制样特点与要求;

（2）根据实验需求和测试目的,设计测试方案,让学生创新思维,尝试各种不同的制样思路;

（3）结合学生设计的测试思路,讲解样品采集、保存、运输和制备时的注意事项,演示操作样品的制备与安装;

（4）讲解制样技巧及特殊样品的制备,现场指导学生完成制样及进样操作。

29.1.6　实验步骤

（1）讲解二次离子质谱室的安全注意事项及实验室管理规定。

（2）了解制样台、样品托及各种制样工具。

（3）打开制样台电源和照明开关,演示不同样品的制样步骤和制样技巧。

（4）讲解测试思路，激发学生对大型表征仪器的热爱，结合实际应用需求分组讨论制定各组制样方法，对样品进行编号处理。

（5）佩戴好一次性手套和口罩，清理制样台台面及样品托，所用清洁工具应确保干净无污染。

（6）从设备主真空室（Main Chamber）中拖动样品托至"Intro"后，打开"V2"阀门使"Intro"气压恢复到一个标准大气压。打开"Intro"的不锈钢盖后，用专用内六角工具取下样品托（常用的样品托为"九宫格"状，若样品为遇到空气会反应分解的，则可以使用真空转移仓在手套箱中进行制样，此处不再赘述）。

29-1 TOF-SIMS 制样操作

（7）根据样品情况分别制样，并用 Mask（钼片或钼网）或导电胶固定样品在样品托上。例如粉末样品可以压片成薄片制样，或用导电胶粘在样品托上进行制样，具体示例步骤及制样技巧可扫描二维码观看视频。

（8）用洗耳球清洁样品表面，检查样品高度不超样品托水平面。

（9）固定样品托至"Intro"进样室后，对样品托进行拍照。

（10）检查"Intro"不锈钢盖上的橡胶圈，确保密封后盖紧不锈钢盖。

（11）软件中从"Intro"拖动样品托至"Main Chamber"，仪器会自动完成进样操作。进度条消失后等待下一步实验即可。

29.1.7 实验结果与数据处理

本节无实验结果与数据处理内容。

29.1.8 实验注意事项

（1）TOF-SIMS 设备内有高压，切勿靠近设备后部及各信号线，切勿触碰设备电缆及信号线，以防触电、绊倒或损坏设备；

（2）请勿随便关闭不间断电源（UPS）及设备上的任何物理开关，以免造成设备损坏；

（3）切勿操作电器柜上的任何按钮，切勿随意调整更改计算机软件中的参数及阀门开关；

（4）设备需 24 小时待机保持超高真空，切勿实验完成后退出操作软件并关闭电源；

（5）样品准备、制样、转移及进样时，切勿用手直接碰触样品表面及样品托，确保样品无污染；

（6）测试样品必须为无挥发、无辐射、无磁性的固体样品，要求样品表面平整整洁无污染。有可能互相污染的样品不能同时制样及进样，液体样品只能在冷冻状态下进样测试。

29.2 飞行时间二次离子质谱基本操作

29.2.1 实验目的

（1）了解 TOF-SIMS 的硬件组成及构造；

（2）了解 TOF-SIMS 的基本操作步骤，如开关机、采谱等软件操作；

（3）熟悉操作过程，能根据演示实验及操作过程进行仪器的基本进样、退样和分析测试操作，做到安全规范地操作设备。

29.2.2　实验原理

同 29.1.2 节。

29.2.3　实验基本要求

（1）了解 TOF-SIMS 的基本概念、工作原理及硬件构造，通过阅读实验教材和参考资料预习实验内容，了解实验的关键步骤和注意事项，做到明确实验目的、了解实验原理、熟悉实验内容；

（2）掌握样品台的安装和进样操作步骤，了解样品室和设备的真空度要求；

（3）掌握常规表面采谱的基本操作步骤，规范记录操作步骤及每步的注意要点，实验中要勤于思考，仔细分析，细心记录，做好总结。

29.2.4　实验仪器和材料

飞行时间二次离子质谱仪（PHI nano TOF Ⅱ，ULVAC-PHI 公司产）、SmartSoft-TOF 操作软件、TOF-DR 数据处理软件、制样台、一次性手套、口罩、高纯氩气、样品托及 Mask、专用内六角改锥，以及学生准备的模拟物证材料等。

29.2.5　实验内容

（1）讲解 TOF-SIMS 的开机程序，了解仪器的各种状态和软件界面，特别讲解真空系统和硬件组成，了解仪器各部分的作用与注意事项；

（2）演示样品托安装过程，演示拍照、进样及退样操作；

（3）讲解仪器软件的基本功能、软件界面及操作注意事项，进行表面采谱基本操作的演示；

（4）熟悉专用数据处理软件 TOF-DR 的软件界面及基本功能，了解数据格式，知道如何打开数据及导出质谱数据，并进行简单结果分析。

29.2.6　实验步骤

（1）填写《仪器设备使用登记本》。

（2）按 29.1.6 节步骤完成进样后，确保设备主真空室的真空度低于 10^{-6} Pa 后进行开机操作。

（3）在 SmartSoft-TOF 软件状态栏"Zero"处点击鼠标右键，点击"30kVBi$_3^{++}$200um"选择装载设定的参数，仪器从待机状态进入加电待测状态。

（4）SmartSoft-TOF 软件选择"Hardware"中的"LMIG"，Bi 源状态默认在"Off"状态，依次点击"Standby"，待鼠标恢复正常状态后再点击"Ready"，弹出 Bi 源开启进度窗。等待约 40 min（"Keep Tip Warm"状态下约需 10 min）后，Bi 源预热完毕才可正常测试。

（5）当 Bi 源开启进度条结束后，打开"V7""V8"阀门。

（6）调节样品台（Stage）Z 轴高度至 2.000 mm 左右（切记不超 3.000 mm），选定待测样品测试区域，在"TOF"界面"Spectrum"处点击"Start"开始采谱，边观察检测器信号强度边微调 Stage Z 轴高度，使"Detector"白色亮斑在荧光屏"田字格"中间为宜（图 29-2），此时 Z 轴高度适宜，点击"Abort"停止采谱，完成样品的 Z 轴调节。

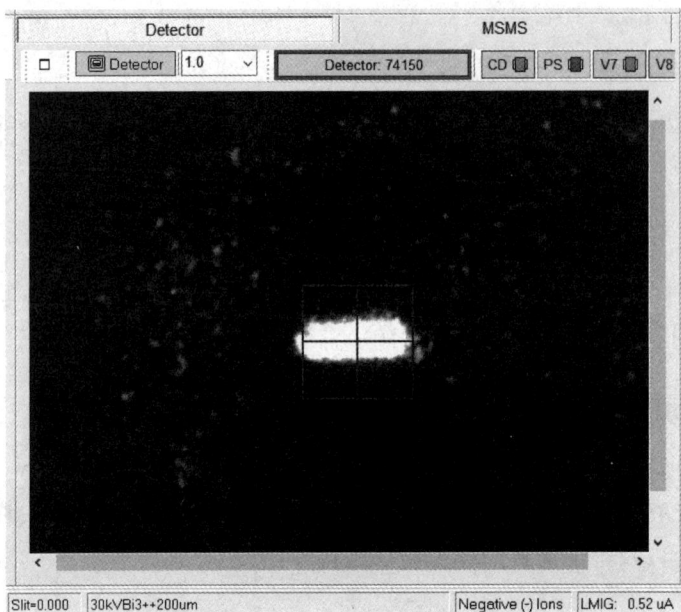

图 29-2　TOF-SIMS 采谱时"Detector"示意图

（7）保持样品位置不动，重新点击"Start"开始表面采谱，点击"Stop"结束采谱，自动保存数据至设定的文件夹，采谱时间以 1～5 min 为宜。

（8）若样品导电性不好，二次离子信号不强或不稳定，则可以打开双束中和后再进行采谱。对于绝缘样品，还可微调"Sample Bias"电压（需要注意缓慢调节，范围不可过大）。

（9）若采谱信号过强（"Detector"信号超 50 000），则可以打开"CD"开关及"PS"开关（图 29-2 中右上角"CD"开关已打开）。

（10）同一样品应分别采集正离子及负离子数据，先完成任一模式采谱后，点击 SmartSoft-TOF 软件任务栏"Negative（－）Ions"或"Positive（＋）Ions"切换为另一模式后继续采谱，注意切换过程不能移动样品台，确保正负离子采谱为同一位置。

（11）多个样品同时进样测试的，应提前在"Sample"界面对样品进行命名，以避免数据混淆。按以上步骤依次完成各待测样品的采谱测试。

（12）所有样品测试完毕后，在 SmartSoft-TOF 软件状态栏"30kVBi$_3^{++}$200um"处鼠标右击选择"SHUTDOWN"确认后，等待关机进度条消失则完成 Bi 源的关闭及设备的软关机。

（13）需要取出样品时，可以把"Stage"从"Main Chamber"拖至"Intro"后，开"V2"返气后取出样品托，把空样品台拖回"Main Chamber"位置后方可离开。

（14）再次填写《仪器设备使用登记本》。

29.2.7 实验结果与数据处理

(1) 采谱时可通过 TOF-DR 软件"Spectra"窗口实时观测样品的质谱数据情况；也可以采谱结束后利用 TOF-DR 的"Playback"功能打开原始数据(数据格式为 raw)。

(2) 数据打开及简要处理：打开原始 raw 文件,选择"Spectra"界面→校正"Calibrate"→依次选择表格中的 3 个离子碎片进行校正,并点击"update peak in Calib list"完成数据的校正。

(3) 选择"Peaks"窗口,利用"New peak"按钮添加学生自己关心的原子碎片或分子碎片。在"Formula"中输入学生自己关心的元素、分子或质量数(C_2H_3 分子碎片要采用"C2+H3"的格式输入),并在"Imaging""3DImaging""Profiling"前的方框内勾选对号,以便在 TOF-DR 软件"Images""Profiles""3DImage"窗口看到所设定 Peak 的二次离子图、深度剖析曲线及三维建模图。

(4) 设定好所有的 Peaks 后,利用"Playback"重新打开一遍数据,即可在"Images""Profiles"窗口看到所设定 Peak 的二次离子图、深度剖析曲线；3D 图需在"3DImage"窗口进行手动建模,不在本节讲解范围。

(5) 质谱数据可以在"Spectra"窗口,通过"Save As…"菜单导出为"ASCII spectrum file(＊.asc)"格式的 CSV 文件。导出的第一列数据为通道,第二列为质荷比即 x 轴,第三列为信号强度即 y 轴。

(6) "Images"窗口的二次离子图,可以复制或另存为 bmp 格式的图片。

29.2.8 实验注意事项

(1) TOF-SIMS 仪器非常精密且为常开状态,含有气动减震、高电压及热表面,未经培训不得随意更改软硬件设置,不能私自操作任何阀门、气瓶减压阀及各种开关等。

(2) 样品高度不可超过样品台水平面,测试样品必须平整无毛刺(以防电弧击穿损坏设备)。放置样品托及开关 Intro 不锈钢盖时,避免头和手碰到上部的摄像头。

(3) 切记"Stage"不可长时间(不超 4 h)在"Intro"位置。

(4) 设备需保持常开高真空模式,若紧急停电,需及时联系设备管理员进行紧急关机操作。

29.3 二次离子成像实验

29.3.1 实验目的

(1) 在了解 TOF-SIMS 仪器基本操作步骤的前提下,学会二次离子成像(mapping)实验的方法步骤；

(2) 掌握 TOF-SIMS 表面分析采谱的要点和正负离子采谱的选择技巧；

(3) 掌握二次离子成像的特点,会根据学生自己的需求使用 TOF-DR 软件展现二次离子图像,并进行对简单原子、分子碎片的判定和分析。

29.3.2　实验原理

同 29.1.2 节。

29.3.3　实验基本要求

(1) 复习 TOF-SIMS 质谱仪的基本概念和工作原理,了解采谱测试的关键步骤和注意事项,做到明确实验目的、了解实验要点、熟悉实验内容。

(2) 掌握 SmartSoft-TOF 软件的参数设定和操作步骤,细心记录操作顺序,揣摩它们之间的逻辑关系,注意各步骤的要点。实验中要仔细观察,勤于思考,细心记录,做好总结。

29.3.4　实验仪器和材料

同 29.2.4 节。

29.3.5　实验内容

(1) 样品制备及进样实操训练,根据样品的导电情况选择合适的样品 Mask 及固定方式。

(2) 再次演示样品安装、进样、开 Bi 源、选择样品、调节 Z 轴等表面采谱操作步骤。学习样品台调节、选区、成像采谱的参数设置、数据校正、正负离子采谱的切换,能够得到样品清晰的二次离子图像。

(3) 学习 TOF-SIMS 谱图识别,Peaks 设定的三种方法,设定常用元素及分子碎片的 Peaks,得到目标成分的二次离子图像。

(4) TOF-DR 数据处理,"Images"窗口的各功能。

29.3.6　实验步骤

(1) 填写《仪器设备使用登记本》。

(2) 按照 29.2.6 节步骤(2)~(6)完成进样及开机操作。

(3) 在 TOF-DR 软件"Peaks"界面点击"New Peak",在右侧"Formula"位置输入所关心的元素(如"K")、同位素(如"6Li")、官能团(如"C+N")或其他分子碎片(如"C2+H3+O"),并勾选下方"Imaging"。

(4) 在选定样品位置,重新点击"Start"开始表面采谱,采谱过程中关注 TOF-DR 软件中"Images"中自己设定的目标 Peaks 的二次离子图像是否符合预期,比如样品是否均匀、测试微区是否是自己要测的区域、测试位置是否需要调整等。如需调整微区则可点击"Abort"取消采谱过程,重新调整样品(Stage)位置后重复"Start"采谱过程。

(5) 根据"Detector"信号强度,采谱 1~5 min 为宜,点击"Stop"按钮结束采谱,自动保存数据至指定文件夹。

(6) 采谱面积应根据目标区域大小进行调整,建议采谱边长范围 1~500 μm,再大面积可以使用"Map"采谱功能进行图像拼接。采谱的质量数范围 Start Mass：0.5 amu,End

Mass：1000～1850 amu。

(7) 样品导电性不好或采谱信号过强,则参照 29.2.6 节步骤(8)和(9)。

(8) 同一样品二次离子图建议正负离子都分别采谱。如果目标成分明确,则也可以只测相应正离子或负离子采谱。对于表面有轻微污染的样品(如灰尘或硅油污染),可以提前打开 Ar 离子枪或 Cs 离子枪对样品表面进行离子溅射,清洁样品表面后再进行测试。

(9) 多个样品同时测试及测试完毕后,参照 29.2.6 节步骤(11)～(14)。

29.3.7　实验结果与数据处理

参照 29.2.7 节,可以利用特定的二次离子图像进行刑侦分析对比,辅助刑侦破案。

29.3.8　实验注意事项

(1) TOF-SIMS 仪器非常精密且为常开状态,含有气动减震、高电压及热表面,未经培训不得随意更改软硬件设置,不能私自操作任何阀门、气瓶减压阀及各种开关等。

(2) 样品高度不可超过样品台水平面,测试样品必须平整无毛刺(以防电弧击穿损坏设备)。放置样品托及开关 Intro 不锈钢盖时,避免头和手碰到上部的摄像头。

(3) 切记"Stage"不可长时间(不超 4 h)在"Intro"位置。

(4) 设备需保持常开高真空模式,若紧急停电,需及时联系设备管理员进行紧急关机操作。

29.4　公安模拟物证案例样品分析实验

29.4.1　实验目的

(1) 结合模拟公安案例应用需求,设计模拟物证分析实验,完成模拟物证样品的搜索、采集、保存、运输等,并对模拟物证样品进行 TOF-SIMS 样品制备;

(2) 完成模拟物证样品 TOF-SIMS 质谱及成像测试实验;

(3) 模拟案例 TOF-SIMS 测试结果分析,对溯源样品和对比样品进行对比分析,了解先进表征技术对刑侦及法庭科学的分析思路,归纳物证分析与材料分析的异同,掌握实践科学对知识与技能的不同要求;

(4) 撰写总结报告及答疑。

29.4.2　实验原理

同 29.1.2 节。

29.4.3　实验基本要求

(1) 了解物证的搜集、转移及制样要点,注意物证的唯一性、不可替代性;

(2) 掌握模拟物证样品的 TOF-SIMS 测试步骤与技巧;

(3) 能够利用元素及其同位素、分子碎片、成像等信息对模拟物证的 TOF-SIMS 实验数据进行比对分析,掌握公安刑侦应用的特殊场景与物证溯源技巧。

29.4.4 实验仪器和材料

同 29.2.4 节,还需导电胶、毛刷、硅片、物证提取袋(盒)等辅助工具。需要注意的是,物证溯源最好有参比样品,应准备至少 2 组模拟物证材料。

29.4.5 实验内容

(1) 模拟物证样品的制备操作及 TOF-SIMS 测试实验;

(2) 学会选择合适的测试参数、采谱面积大小、质谱采集范围以及一次离子源种类等对模拟物证样品及溯源样品分别进行测试实验;

(3) 模拟物证 TOF-SIMS 测试结果分析,对物证及溯源样品进行对比分析;

(4) "Playback"分析及数据的导出与保存,对物证溯源结果进行数据处理和比对分析,完成总结报告。

29.4.6 实验步骤

(1) 根据每人准备的不同模拟物证样品分别进行制样演示,之后分组由学生进行样品制备,并填写《仪器设备使用登记本》。

(2) 按照 29.2.6 节步骤(2)~(6)完成进样及开机操作。

(3) 按照 29.3.6 节步骤(3)~(8)完成不同模拟物证的采谱测试。

(4) 若样品需要深度剖析,以 Ar 离子深度剖析为例,则装载 Ar 离子枪设置后先进行对中校正。

(5) 对中操作完成后,需要注意更换一新的测试位置才可正式进行深度剖析。SmartSoft-TOF 软件"TOF"窗口切换至"Profile"界面设定剖析参数后点击"Start"进行深度剖析采谱,同时关注 TOF-DR 中"Profiles"窗口中的深度剖析曲线变化。

(6) 根据深度剖析曲线确定何时结束采谱,点击"Stop"停止剖析并保存数据。若要继续负离子(正离子)深度剖析,则切换采谱模式后需重新对离子枪设置进行对中操作,且需要再次更换一新的测试位置方可进行。

(7) 所有实验结束后,按照 29.2.6 节步骤(12)~(14)进行。

29.4.7 实验结果与数据处理

(1) 利用 TOF-DR 软件的"Playback"功能分别打开模拟物证及参比样的原始 raw 数据(注意应分别打开正离子数据或负离子数据)。

(2) 参照 29.2.7 节步骤,分别导出正(负)离子采谱的质谱结果及成像数据,并进行比对分析,判定模拟物证特征峰是否与参比样相同或不同,确定物证样品溯源是否同类同属,检验物证的有效性并验证结果对模拟案例刑侦分析的帮助作用。特征峰不同时,应至少找到 3 处不同以防误判。

（3）若用到深度剖析数据，则可从 TOF-DR"Profiles"界面点击"Select All"选择所有曲线后，File 菜单栏点击"Save As"，选择 dat 格式，点击"Save"即可。

（4）结合实验报告大纲，完成开放实验结题报告。

29.4.8　实验注意事项

除 29.2.8 节注意事项外，同组模拟物证样品 TOF-SIMS 实验时，应注意测试参数要保持一致，以便更好地进行比对溯源分析。

第30章
X 射线荧光光谱鉴定化妆品食品重金属有害元素

宋廷鲁　崔雨　编

　　X 射线光谱分析技术是材料、环境、石油化工、冶金、地质及生物医学等领域不可或缺的分析手段之一。自 1948 年第一台商用波长色散 X 射线荧光光谱（X-ray fluorescence spectrometer，XRF）仪问世以来，X 射线基础理论、仪器仪表技术和应用软件都取得了长足的进步和发展，其应用范围和领域也越来越广泛。

　　X 射线荧光光谱仪通常分为两大类：波长色散 X 射线荧光光谱仪（WDXRF）和能量色散 X 射线荧光光谱仪（EDXRF）。波长色散 X 射线荧光光谱仪结构较为复杂，体积也较大，部件配合要求精准，在定量分析中，波长色散 X 射线荧光光谱仪测定元素范围大、准确度高，尤其适用于元素组成未知的分析。

　　本实验指导书包括 3 个实验，利用波长色散 X 射线荧光光谱仪，结合学生身边感兴趣的样品，用 XRF 技术来检测化妆品、食品、药品等的元素组成，从材料分析的视角了解组成元素的种类与含量,尤其是重金属有害元素的含量。在学会 XRF 技术的前提下,有助于提高学生的食品安全、化妆品安全意识。

30.1 粉末块状化妆品元素分析实验

30.1.1 实验目的

(1) 了解 XRF 的仪器构造和基本原理;

(2) 了解 XRF 对粉末、块状样品的要求,采集、制备、保存和转移运输的要求及注意事项;

(3) 学会建立定性分析方法,熟悉 XRF 测试操作步骤,能根据演示实验及操作过程进行仪器的进样、取样和分析测试等基本操作,做到安全规范地操作设备;

(4) 对化妆品元素分析结果进行解析,探索可能存在的重金属有害元素的来源。

30.1.2 实验原理

X 射线的本质是波长较短的电磁波,具有波粒二象性,在真空中与可见光一样以光速沿与电场和磁场垂直的方向直线传播。当 X 射线照射到物体表面时,会发生反射、折射、偏振、散射、衍射、光电吸收、电离及闪烁等现象。图 30-1 表示 X 射线与物质相遇时发生的光电吸收、散射及衍射等物理现象。

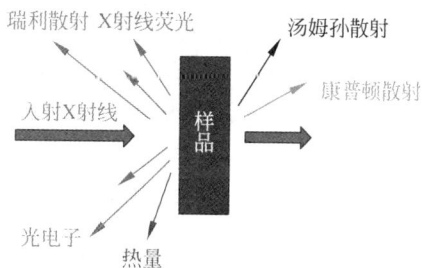

图 30-1　X 射线与物质的相互作用示意图

化学元素的原子受到高能光子或粒子照射时,如果内层电子被激发,则当外层电子跃迁时就会放射出该元素的特征 X 射线。该特征 X 射线的波长与原子的原子序数有关,而与原子所处的化学环境无关。如果激发源为 X 射线,则受激产生的 X 射线称为二次 X 射线,也称 X 射线荧光。利用此物理现象制造的仪器就是 XRF,通常分为波长色散 XRF 和能量色散 XRF 两大类。

波长色散 XRF 用分光晶体分辨待测元素的分析谱线,根据布拉格(Bragg)定律,通过测量角度,可以获得待测样品元素的谱线波长:

$$n\lambda = 2d\sin\theta \quad (n=1,2,\cdots) \tag{30-1}$$

其中,λ 为分析谱线波长;d 为晶体的晶格间距;θ 为衍射角;n 为衍射级次。根据公式,利用测角仪得到分析谱线的衍射角,就可以计算出相应被测元素的特征 X 射线波长,从而得到待测元素的特征信息。如果我们采用已知波长为 λ 的光源为激发源,通过 X 射线光谱仪测定 θ 角后,计算产生衍射的晶体的 d 值,就可以得到分析样品的晶格间距,从而了解待测物的结构性质,这就是 X 衍射(XRD)分析的工作原理。因此,XRF 与 XRD 的关系类似于 XPS 与 EDS 的关系。我们在学习各类分析仪器时,要不断学会总结与归纳,掌握各分析技术间的相同点与不同点,以便更好地了解和使用它们。

而能量色散 XRF 则是采用能量探测器,通过测量探测器收集到的电荷量,直接获得被测元素发出的特征 X 射线能量：

$$Q = kE \tag{30-2}$$

其中，E 为产生二次 X 射线的光子能量；Q 为探测器产生的相应电荷量；k 为能量探测器的响应参数。电荷量与入射 X 射线能量成正比，故通过电荷量测量可得到待测元素的特征信息。

本章主要利用波长色散 XRF。根据上述布拉格衍射方程，如果已知晶体的 d 值，通过 X 射线光谱仪测定 θ 角，即可得到样品中元素的特征波长 λ，从而可以确定所含元素的种类，这与莫塞莱（Moseley）定律类似，这就是 XRF 的定性分析工作原理。

所产生荧光光谱的强度与待测样品中对应元素的含量（浓度）有关。在获得分析元素的谱峰强度后，可以在分析谱线强度与标准样品组分的浓度间建立起谱峰强度-浓度定量分析方程（曲线），利用这类方程即可进行未知样品的定量分析，这就是 XRF 的定量分析原理。对于无法取得标样或某些未知的样品时，往往也会用定性分析方法进行半定量分析。这时被检测出元素的谱峰通过分析软件中集成的数据库进行定量计算，得到的定量分析结果虽然不够准确，但优于 XPS、SEM-EDS 的半定量分析结果。

值得一提的是，XRF 测试元素的范围往往从氟元素至铀元素。选配更多分光晶体的设备，可以扩展到从铍到铀。检测极限方面，XRF 的元素检出限可以达到 10 ppm（$\mu g/g$ 量级）；空间分辨率可达 100 μm。由于采用的 X 射线功率比较大（1~4 kW），XRF 的信号探测深度一般认为超过 2 μm，这对样品厚度、制样及装样提出了要求。最后，XRF 是一种无损分析技术，可以直接应用于现场、原位及活体分析，在涂层与薄膜分析、珠宝文物鉴定、安检、公安物证鉴定、太空探索等方面占有重要地位。

30.1.3　实验基本要求

（1）了解 XRF 的基本概念和工作原理，通过参考资料与理论学习，预习实验内容，了解实验的关键步骤和注意事项，做到明确实验目的、了解实验原理、熟悉实验内容。

（2）掌握粉末、块状样品的制样要求和操作步骤，能独立进行压片制样。

（3）掌握定性分析方法的建立和"EZ 分析"的基本步骤，可以规范地操作设备并能了解各步骤的注意事项。实验中勤于思考，仔细分析，细心记录，做好总结。

30.1.4　实验仪器和材料

X 射线荧光光谱仪（ZSX Primus Ⅱ，日本理学（Rigaku）公司产）、冷却循环水、P-10 标准气体、压片机、熔样机、聚氯乙烯（PVC）或铝制压环、样品盒、称量纸、镊子、硼酸辅助试剂、样品盒检高工具、洗耳球、一次性手套、口罩，以及学生准备的各类粉末或块状化妆品材料等。

30.1.5　实验内容

（1）XRF 样品制备，演示并实操粉末、块状样品的压片制备；

（2）XRF 的预热、开关机、PHA 调节校准、定性分析方法的建立演示操作及实际测试；

（3）样品装样、过高、定性分析实验；

（4）样品元素定性定量结果显示，以及有害重金属元素结果分析。

30.1.6　实验步骤

（1）打开 XRF 电源总开关，至少提前 12 h 打开 XRF 的恒温开关进行设备预热（XRF 为光谱仪，测定结果的准确性取决于晶体的稳定性，所以要提前让晶体恒温保持稳定）。

（2）填写《仪器设备使用登记本》，记录仪器开始使用时间。

（3）粉末样品需使用压环在压片机上压片制样，以获得一个表面平整的圆饼型样品，具体制样及装样步骤请扫描二维码观看视频。

30-1　　XRF 粉末样品制样装样操作

（4）样品量充足的小型块状样品，制样可参照粉末样品进行压片制样；样品量不足或硬度较大的块状样品，可以选择块状样品平整的一面为测试面，再根据测试面的面积选择合适开孔尺寸的样品盒进行固定，常用的样品盒的开孔直径为 1 mm、10 mm、20 mm、30 mm；对于样品量不足的粉末样品，也可添加硼酸粉末混匀后压片制样；对于矿物、岩石、金属等材质样品，也可使用熔样机对样品加热熔化再冷却的方法得到平整均匀的检测样品。

（5）满足恒温时间要求后，打开外循环水电源，并检查循环制冷机温度是否正常。

（6）确认 P-10 气瓶主阀门和调节阀处于打开状态，未打开的话，需要提前 30 min 打开方可开 XRF 主机。

（7）确认 XRF 主机右侧恒温器开关已打开 12 h 以上，打开 XRF 仪器前方绿色启动开关。

（8）启动 XRF 配套计算机，计算机客户端用户名为"rigaku"。

（9）启动 ZSX 软件客户端，当软件与设备通信连接后，等待仪器自动进行初始化。

（10）仪器初始化的同时，观察仪器状态是否正常：P-10 气体流量、二次水流量、仪器内部温度、分析室真空度等。

（11）如果 XRF 处在大气状态，则需要在"开机/关机"菜单中的"光管/光路气氛改变"中，将仪器内部气氛改变为真空。

（12）确认仪器状态正常后，选择"开机/关机"中的开机选项，开启 X 射线、老化 X 射线光管，光管老化完成 1 min 后调节 PHA。注意，PHA 样品的放置位置要与软件设置中的位置保持一致。

（13）X 射线光管老化完成后（长时间未开机老化时间需要 31 min），设备会根据上步要求进行 PHA 调节。完成后在软件"维护"菜单选择 PHA 维护，通过"PC""SC"的 PHA 曲线（曲线峰值应在 200 左右）来检查设备的稳定性与准确性是否在合理区间。

（14）将制得的样品放入对应合适开孔直径的样品盒，确保较为平整的一面为被检测面，拧紧样品盒盖并用检高工具确认样品盒盖拧到位；若未拧到位，机械手进样时样品盒会引发设备故障。

（15）依次将装样好的样品盒放入 XRF 样品舱内相应测试位置上。

（16）软件中点击"定性分析方法"新建一个定性分析方法，或修改之前的方法，注意检测元素范围为从氟到铀，测量直径应与选择的样品盒开孔直径相对应，样品自旋选择"是"，光路气氛选择"真空"。对于本实验，我们选择之前建立的定性分析方法即可。

（17）点击软件中的"分析"按钮，在样品"ID"设置中双击任意一个样品 ID 行，在打开的新界面中对测试的样品条件进行设置：选择定性或定量以及分析方法（注意，分析方法中设定的样品直径与所选样品盒开孔直径保持一致），选择样品位置，输入样品名称、操作者等信息，设置好后点击"OK"按钮，在样品 ID 表中点击"开始"按钮开始测试。也可选择"EZ 分析"窗口进行上述设定并开始测试。

（18）样品编号位置底色为红色，表示正在测试该样品；黄色，表示该样品在等待测试；绿色，表示测试已完成。等待仪器依次自动进样完成测试后，即可在"数据处理"窗口中查看对应样品的测试结果。

（19）完成所有测试后即可进行关机操作：点击"开机/关机"菜单中的"改变光管/光路气氛"选项，以 5 mA、5 kV 为步长，先缓慢降低 X 射线光管电流至最低 2 mA，再缓慢降低电压至最低 20 kV，然后在"关机"菜单中选择"关闭 X 射线"，选择真空保护，点击"开始"，等待设备完成此操作。

（20）关闭软件，关闭计算机，等待 10 min（确保 X 射线光管散热充分）后，再关闭 XRF 主机前的白色电源开关，关闭循环水开关，关闭仪器总电源。

（21）根据实际使用情况，填写《仪器设备使用登记本》。

30.1.7　实验结果与数据处理

（1）完成样品测试后，在软件"数据处理"窗口点击对应样品编号即可显示其元素种类及含量。

（2）实验结果也可以根据需要进行导出。选中需要导出的测试记录，点击鼠标右键选择"传输定量数据"（文本格式通常有两种模式），即可导出数据至计算机选定的储存位置，如图 30-2 所示。

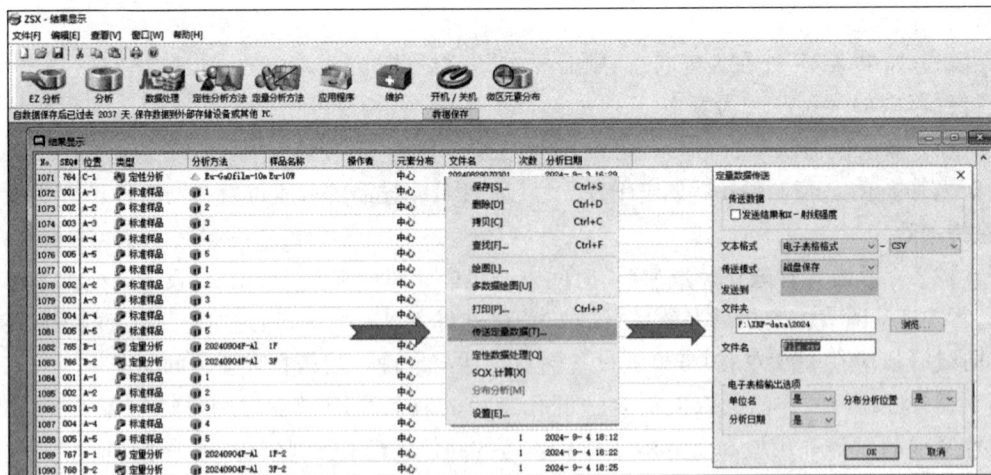

图 30-2　X 射线与物质的相互作用示意图

（3）导出的 csv 格式数据可以用 Excel 打开，可以对样品元素种类及含量进行二次数据处理。

30.1.8　实验注意事项

（1）进入 X 射线设备房间需遵守北京理工大学及先进材料实验中心实验室安全相关规定，所有电器设备未经允许不得私自进行操作；

（2）样品制备时，无论使用压片机还是熔样机，均应先仔细观看教师演示操作，避免机械伤害及高温烫伤；

（3）样品放进样品盒后一定要检高后才能放进仪器测试位置，避免样品盒过高卡住自动进样的机械手；

（4）教学结课后，如需自主上机操作 XRF 设备，需按学校规定办理 X 射线设备操作相关手续；

（5）如果 XRF 仪器准备长时间停用，可以关闭 P-10 气体阀门，关闭仪器恒温器开关，关闭配电盘总开关；

（6）如果 XRF 恒温器上次关机时已关闭，则注意再次使用时应提前 12 h 打开恒温器后才能正常使用该仪器。

30.2　液体膏状化妆品元素分析实验

30.2.1　实验目的

在 30.1.1 节基础之上，了解 XRF 对液体、膏状及油状样品的样品要求，学会液体类样品的制样步骤及操作注意事项，探究化妆品中可能存在的重金属元素来源，以及分析危险有害因素。

30.2.2　实验原理

同 30.1.2 节。

30.2.3　实验基本要求

（1）在 30.1.3 节基础之上，掌握油状、膏状及液体样品的制样要领及操作步骤；

（2）利用滤纸法掌握液体样品定性分析方法的建立与"EZ分析"测试的基本步骤；

（3）了解滤纸法测试结果的不同表示方法，学会滤纸法的数据导出以及数据的二次加工处理。

30.2.4　实验仪器和材料

ZSX PrimusⅡX 射线荧光光谱仪、P-10 标气、冷却循环水、XRF 专用滤纸（图 30-3(a)）、20 mm 空心样品盒（图 30-3(b)）、胶头滴管或吸管、样品盒检高工具、镊子、一次性手套、口罩，以及学生准备的各种膏状、液体化妆品。

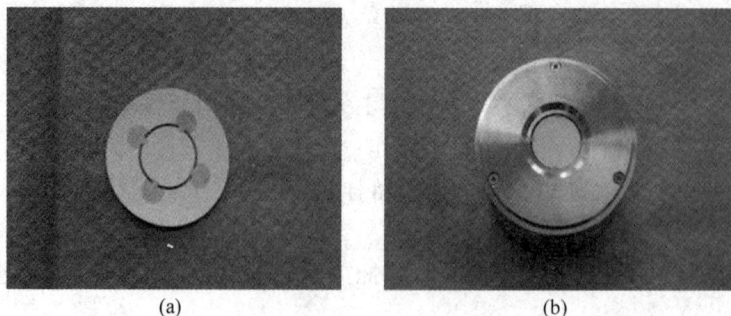

(a)   (b)

图 30-3 （a)XRF 专用滤纸和(b)装入滤纸样品的空心样品盒

30.2.5 实验内容

在 30.1.5 节基础之上,增加液体类样品滤纸法制样要求的讲解及操作演示,滤纸法定性分析方法建立以及滤纸法结果显示与处理,完成液体类化妆品的 XRF 元素分析与测定实验。

30.2.6 实验步骤

与 3.1.6 节实验步骤基本一致。其中,液体样品的制样操作可扫描二维码观看视频。

**30-2 XRF 液体
滤纸法制样操作**

滤纸法测试新建分析方法时,需要注意测量直径要选择 20 mm。

分析时,液体滤纸法制样的测试必须选用对应的滤纸类分析方法。

30.2.7 实验结果与数据处理

(1) 完成样品测试后,在软件"数据处理"窗口点击对应样品编号即可显示其元素种类及含量。与 30.1.7 节结果不同的是,滤纸法实验结果中会有 $C_6H_{10}O_5$ 的滤纸成分呈现(表 30-1 第三行),数据处理时可以忽略。此外,需要注意的是,滤纸法测试结果的单位为 $\mu g/cm^2$;

(2) 如结果需要换算成元素的质量分数,则可按 30.1.7 节导出数据后自行换算,表 30-1 中灰色行为处理后元素的质量分数。

表 30-1   XRF 滤纸法实验结果处理示例

合　　计	Na	Si	P	Cl	Ca	Fe	$C_6H_{10}O_5$
$\mu g/cm^2$	$\mu g/cm^2$	$\mu g/cm^2$	$\mu g/cm^2$	$\mu g/cm^2$	$\mu g/cm^2$	$\mu g/cm^2$	$\mu g/cm^2$
14 459.7399	1.2123	2.1912	0.7413	0.3726	6.5351	0.6659	14 448.02
元素质量分数	10.35%	18.70%	6.33%	3.18%	55.77%	5.68%	

30.2.8 实验注意事项

(1) 进入 X 射线设备房间需遵守北京理工大学及先进材料实验中心实验室安全相关规

定,所有电器设备未经允许不得私自进行操作;

(2) 样品制备时,无论使用压片机还是熔样机,均应先仔细观看教师演示操作,避免机械伤害及高温烫伤;

(3) 样品放进样品盒后一定要检高后才能放进仪器测试位置,避免样品盒过高卡住自动进样的机械手;

(4) 教学结课后,如需自主上机操作 XRF 设备,需按学校规定办理 X 射线设备操作相关手续;

(5) 如果 XRF 仪器准备长时间停用,可以关闭 P-10 气体阀门,关闭仪器恒温器开关,关闭配电盘总开关;

(6) 如果 XRF 恒温器上次关机时已关闭,则注意再次使用时应提前 12 h 打开恒温器后才能正常使用该仪器。

30.3　食品等其他感兴趣样品元素分析实验

30.3.1　实验目的

(1) 在 30.1.1 节基础之上,了解 XRF 对其他类型样品的要求。除了压片制样、熔融制样、液体滤纸法制样,探究纤维织物类样品、珠宝类样品、金属类样品等的制样技巧及 XRF 制样原则。

(2) 学会建立氧化物及金属合金的定性分析方法。

(3) 了解定量分析方法与定性分析方法的区别。

(4) 熟练掌握 XRF 测试操作全过程,能根据测试目的和需求有针对性地制样、建立适合的分析方法。

(5) 学会合理使用测试结果,指导科学研究或日常生活等。

30.3.2　实验原理

同 30.1.2 节。

30.3.3　实验基本要求

(1) 在 30.1.3 节和 30.2.3 节基础之上,掌握更多制样方法及操作要领;

(2) 掌握食品、药品、生活用品及其他样品的制样要求和逻辑规则,掌握不同特性样品的定性分析方法的建立和 EZ 分析测试的基本步骤;

(3) 学会利用 XRF 技术特点进行无损分析。

30.3.4　实验仪器和材料

同 30.1.4 节与 30.2.4 节。

30.3.5　实验内容

(1) 食品、药品的样品制备实验及实际测试；
(2) 珠宝、文物等需要无损分析样品的制样技巧及 XRF 测试参数设置；
(3) 食品和其他各种感兴趣样品的制备要求讲解及 XRF 定性分析测试；
(4) 氧化物和金属合金样品定性方法的建立及操作；
(5) 样品分组及 XRF 连续自动进样测试实验。

30.3.6　实验步骤

与 3.1.6 节实验步骤基本一致。其中，连续自动进样测试可以一次最多设置 24 个样品，依次选择样品放置位置，并对应选择所用的定性分析方法，全部设定完成后点击"开始"按钮即可依次进行测试。注意，在测试进样与卸载样品时不能打开样品舱门或拉出样品舱托，以免设备报错。

30.3.7　实验结果与数据处理

(1) 实验结果导出同 30.1.7 节及 30.2.7 节；
(2) 根据测试结果，分析判定样品中目标元素可能的来源。

30.3.8　实验注意事项

(1) 进入 X 射线设备房间需遵守北京理工大学及先进材料实验中心实验室安全相关规定，所有电器设备未经允许不得私自进行操作；

(2) 样品制备时，无论使用压片机还是熔样机，均应先仔细观看教师演示操作，避免机械伤害及高温烫伤；

(3) 样品放进样品盒后一定要检高后才能放进仪器测试位置，避免样品盒过高卡住自动进样的机械手；

(4) 教学结课后，如需自主上机操作 XRF 设备，需按学校规定办理 X 射线设备操作相关手续；

(5) 如果 XRF 仪器准备长时间停用，可以关闭 P-10 气体阀门，关闭仪器恒温器开关，关闭配电盘总开关；

(6) 如果 XRF 恒温器上次关机时已关闭，则注意再次使用时应提前 12 h 打开恒温器后才能正常使用该仪器。

第31章
电感耦合等离子体质谱及其对样品重金属元素的定量分析

崔 雨 编

电感耦合等离子体质谱(inductively coupled plasma-mass spectrometry,ICP-MS)是一种以电感耦合等离子体(ICP)为离子源,质谱仪作为检测器的元素定量分析技术。根据其分析原理和元素的性质,ICP-MS 可分析元素周期表中的绝大多数金属元素及部分非金属元素,待测元素的浓度一般为 1~10 ppb(part per billion,十亿分之一),部分元素的检出限可达 ppt(part per trillion,万亿分之一)数量级。本实验指导书从仪器的构造、工作原理及操作步骤进行讲解,并利用 ICP-MS 测试生活中常见样品(湖水、食品、化妆品)的重金属元素组成及元素含量。通过实验内容的实践,学生可以了解 ICP-MS 的基本构造、原理及操作方法,提高学生的动手操作能力,培养学生利用科学仪器得到目标分析结果的意识。

31.1 实验目的

（1）掌握 ICP-MS 工作原理；

（2）了解不同样品的前处理过程；

（3）掌握使用 ICP-MS 定量分析待测样品的元素组成。

31.2 实验原理

1980 年 Houk 等发表了全球第一篇关于 ICP-MS 的文章，1983 年加拿大 Sciex 公司和英国 VG 公司各自研发的第一台商品化的 ICP-MS 同时问世，自此 ICP-MS 迅速发展成为一种应用广泛且受到高度评价的分析技术。目前 ICP-MS 仪器的检出限可低至 10^{-15} g/g，同时线性范围扩大，可达 9 个数量级的动态线性范围，并且可与气相色谱、液相色谱、激光剥蚀等技术联用，这使得 ICP-MS 迅速发展，广泛应用在地质、环境、冶金、石油、生物、医学、半导体、核等科学领域。

ICP-MS 是将待测样品的雾化小液滴通过高温形成等离子体，然后等离子体中含有的待测元素的正离子进入四级杆质量分析器，即通过质谱对待测元素的种类和含量进行定量分析的一种方法。ICP-MS 仪器主要由进样系统、离子源、采样与离子聚焦装置、四级杆质量分析器、检测器组成。进样过程中，待测溶液通过蠕动泵被送至雾化器雾化，然后通过载气（氩气）被送至等离子体中心，等离子体的高温将样品气溶胶去溶剂、气化、解离和电离，形成正离子。接着，正离子经过采样系统进入四级杆质量分析器，在这里正离子按照质荷比被筛选、分离，然后合适的离子进入检测器。通过检测器探测到离子信号的强度并与标准样品的强度进行对比，可得到待测样品中元素的准确含量。下面分别介绍仪器各组成及其基本工作原理。

1. 进样系统和离子源

进样系统主要由蠕动泵、雾化器和雾化室组成，其作用是将进样针中的溶液样品转化为气溶胶小液滴。溶液的提升使用蠕动泵，保证样品的流速一致，使等离子体更加稳定。雾化器使溶液在气流作用下形成气溶胶，而雾化室去除直径较大的雾粒。当携带着气溶胶的气体进入雾化室时，只有那些能悬浮在气流中的小雾粒可以被载气带入矩管并产生高温的等离子体，整个进样系统如图 31-1 所示。被分析样品通过进样器雾化后进入等离子体中心，样品溶胶在高频感应电流产生的高温等离子体作用下迅速去溶剂、汽化解离和电离，形成离子源。

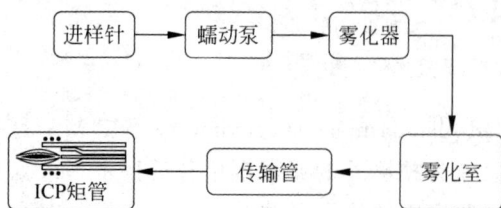

图 31-1　ICP-MS 进样系统

2. 采样与离子聚焦

采样是将离子源发射的离子导入分析系统，这部分称为接口。接口是 ICP-MS 系统的关键组成部分，包括采样锥和截取锥，功能是将等离子中的离子有效传输到质谱仪。离子束先进入采样锥，因为采样锥后部为真空系统，所以离子束进入采样锥后便迅速分散，再经截取锥截取部分粒子束流进入分析系统。当离子进入分析系统后,经过离子透镜聚焦和偏转,过滤掉中性粒子、负离子和光子,仅保留正离子进入后续的分析器。该装置如图 31-2 所示。

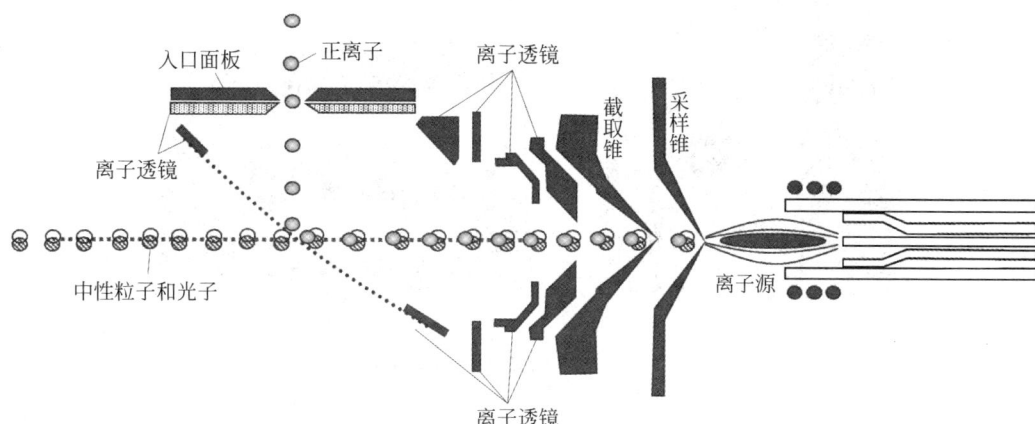

图 31-2　ICP-MS 采样与离子聚焦装置

3. 四级杆质量分析器

四级杆由四根长度和直径相同的圆柱形或双曲面形的金属极棒组成,四级杆的相对两极连接在一起,并在每根棒上施加幅度为 U 和 V 的直流电压和射频电压,一对极棒为正,另一对极棒为负。施加在每对极棒上的电压幅度相同,但符号相反,即相位差为 $180°$。当加速的离子进入四级杆质量分析器后,在电场的作用下将按照质荷比产生偏转和分离,只有具有特定质荷比的离子才被传输进入检测器。

4. 检测器

检测器将离子转换为电子脉冲,然后由积分线路计数。本实验的 ICP-MS 系统采用的是一种离散打拿极电子倍增器(discrete dynode electron multiplier),打拿极上涂有具有二次电子发射能力的金属氧化物,来自四级杆的离子撞击第一个打拿极之后,释放二次电子,加速到达下一个打拿极,在这个过程中产生电子脉冲,最终到达倍增器的接收器。

31.3　实验基本要求

(1) 实验课前需预习实验讲义,了解实验原理和熟悉实验步骤;

(2) 遵守仪器操作规范,在实验教师许可及指导的情况下,方可进行测试;

(3) 实验过程中做好必要的个人防护,如佩戴口罩、手套,穿实验服等。

31.4　实验仪器和材料

本实验使用德国耶拿(Jena)公司的 PlasmaQuantMS(PQ-MS)电感耦合等离子体质谱仪和电热赶酸器(TK20),如图 31-3 所示。待测样品(溶液和固体样品)、待分析元素标准溶液、硝酸(电子纯)、超纯水、内标溶液(Re 和 Rh)、调谐液、改性聚四氟乙烯(TFM)反应罐、移液枪、天平、药匙、容量瓶等。

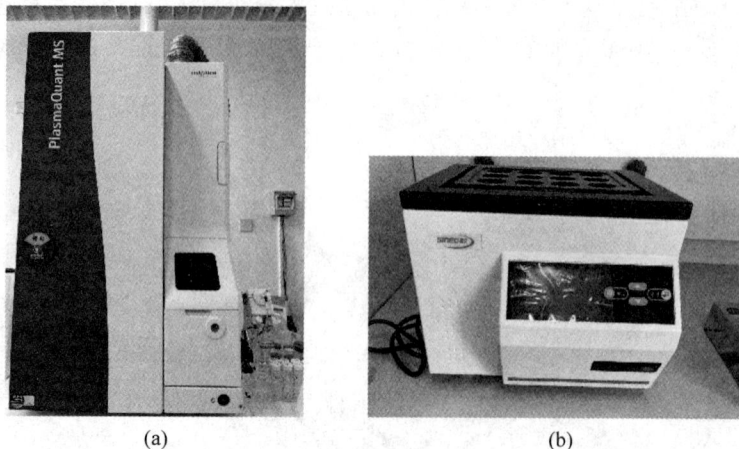

图 31-3 (a)PQ-MS 电感耦合等离子体质谱仪和(b)电热赶酸器

31.5 实验内容

(1) 样品准备和标准曲线溶液的配置;

(2) 介绍 PQ-MS 电感耦合等离子体质谱仪的结构、基本原理及适用情况;

(3) 讲解实验注意事项及演示实验操作步骤;

(4) 学生上机操作实验。

31.6 实验步骤

31.6.1 样品准备

(1) 称量一定质量感兴趣的易酸解或消解样品放入 TFM 反应罐中(如北京理工大学良乡校区湖水、面包、防晒霜、爽肤水等);

(2) 加入浓硝酸进行酸解,若常温难以溶解则可适当加热,直至样品完全溶解;

(3) TFM 反应罐放入电热赶酸器中,赶去多余的酸,一般液体剩余量在 1 mL 左右;

(4) 将 TFM 反应罐剩余溶液转移至容量瓶,用超纯水稀释定容至待测元素的浓度合适;

(5) 使用超纯水将标准溶液(如 Pb、Cd 重金属等)稀释为具有一定浓度梯度的待测标准溶液。

31.6.2 开机准备

(1) 保持室温在 $18 \sim 23 ℃$,波动小于 $2 ℃/h$,相对湿度为 $25\% \sim 70\%$;

(2) 依次打开排风系统、循环水机、计算机及打印机电源,打开氩气,输出分压调至 0.7 MPa;

(3) 打开 PQ-MS 仪器主机电源,主机自检结束,双击桌面软件"Aspect MS",完成联机过程。

31.6.3　设置仪器参数

（1）手动将进样管、内标管和排液管的两端卡到蠕动泵的卡槽上,可单独打开蠕动泵开关,保证进样管、排液管正常运行后,关闭蠕动泵,保持进样管在空白溶液(2% HNO_3 溶液)中。

（2）设置等离子体点火参数,如流速、功率等。

（3）确认真空状态:启动机械泵,至"GSpare"仪表盘显示绿色,真空度达到点火要求。

31.6.4　点燃等离子体

（1）在仪器状态窗口确认 PQ-MS 的附件连锁已准备好,点火连锁均应显示绿色指示灯。

（2）单击"等离子体",启动点火,观察点火过程是否正常。点火成功后,蠕动泵自动启动,此时吸入空白溶液。

（3）等离子体矩管位置校正:用调谐液(含 1 ppb 的 Be、Mg、Co、In、Ba、Ce、Tl、Pb、Th)替换空白溶液,单击"等离子体位置调整",进入校正界面。

（4）质量校正:继续保持进样管在调谐液中,单击"质量校正",选择"开始"在弹出的窗口开始扫描,当出现"质量校正通过"时,此时仪器参数设置完成,即仪器已准备好进入标液和样品的测量过程。

31.6.5　创建分析方法

（1）调用已经优化好的工作表:打开已有工作表,删除已调用的测量数据,另存为一个新的工作表,用于测量待测样品。

（2）编辑方法:在元素周期表中选择待测元素,设置每个元素的合适扫描参数并输入标准溶液信息,然后保存该方法。

（3）建立样品测试列表,在"工作表"中依次输入待测样品的顺序和名称,包括空白、标准溶液,以及标准溶液浓度。

31.6.6　样品测试

（1）选中所有的标准溶液和待测溶液,开始按照序列顺序测试每个样品,同一样品多次检测精度的相对标准偏差应小于 2%。

（2）单击"报告",选择合适的报告选项,然后打印测量结果。

31.6.7　关机

（1）把进样管依次放入空白溶液和超纯水中冲洗管路,熄灭等离子体,关闭真空系统;

（2）退出软件后,关闭主机电源和计算机,关闭排风,关闭氩气和循环水,松开泵管。

31.7　实验结果与数据处理

（1）分析标准溶液的曲线范围、实测浓度的准确性及可能存在误差的原因;

（2）根据称样质量、稀释倍数及元素的相对原子质量,计算出自选样品中待测元素的浓度值(表 31-1)。

表 31-1 待测样品的测试数据

元素	称样质量/mg	溶液稀释倍数	标准溶液的线性回归系数	ICP-MS 测试浓度/ppb	样品中元素含量/wt.%

31.8　实验注意事项

(1) 样品前处理时用到浓硝酸,需佩戴好口罩、手套,穿好实验服;

(2) 聚四氟反应罐赶酸时,在加热过程中定期观察罐内液体量,避免烧干;

(3) 酸解后的样品应为澄清透明的溶液,禁止将非澄清透明的液体进入 ICP-MS,否则会造成雾化器堵塞;

(4) 关机过程中,在卸真空时禁止提前关闭氩气和排风,禁止打开矩室,否则会立即结束卸真空,对真空系统不利。

第 32 章
多种元素定量分析方法的测试及其在材料领域的应用与对比

崔　雨　宋廷鲁　编

　　元素组成和定量分析是材料的基础分析之一,直接影响材料的结构和性能,是确保材料满足特定应用标准的关键步骤。本实验指导书依托 4 台大型仪器设备,介绍多种元素定量分析方法的基本原理和操作步骤,并通过将其分别应用在不同的科学研究前沿材料中,对比分析其制样方法、适用范围和测试结果。

　　本实验指导书包括 4 个不同仪器实验的设计,内容丰富,通过实验方法和技术的对比和实践,学生可以系统学习材料中的定量分析方法,加深对单一仪器分析方法的应用及局限性的思考。

32.1 电感耦合等离子体发射光谱仪测试金属有机框架材料中的金属元素

32.1.1 实验目的

(1) 了解电感耦合等离子体发射光谱仪的工作原理；

(2) 了解微波消解等样品前处理过程；

(3) 熟练使用电感耦合等离子体发射光谱方法定量分析材料中元素的组成及其含量。

32.1.2 实验原理

作为测定样品中元素含量的常见定量分析方法的一种，电感耦合等离子体发射光谱仪(inductively coupled plasma-optical emission spectrometry，ICP-OES)的原理、构造及应用，与电感耦合等离子体质谱仪(ICP-MS)类似，主要区别是前者的检测系统为光谱检测而后者使用质谱检测。ICP-OES 的工作原理是：待测试样经雾化器形成气溶胶，气溶胶进入石英炬管，经高频电磁场在炬管中心通道中产生高温等离子体，等离子体中处于高能级的核外电子向低能级跃迁，辐射出元素的特征谱线。这些特征谱线经入射狭缝到色散系统光栅进行分光，按波长排列特征谱线投射到阵列检测器上，经光电倍增管将光信号转换为电信号，最后由计算机进行数据处理来确定元素的含量。

ICP-OES 最早也称为电感耦合等离子体原子发射光谱仪(inductively coupled plasma-atomic emission spectrometry，ICP-AES)，其进样系统可参考 31.1 节。ICP-OES 是光谱分析的一种，分析过程主要分为三步：激发、分光和检测。当高频电源与围绕在等离子炬管外的负载感应线圈接通时，高频感应电流流过线圈，产生轴向高频磁场。此时向炬管的外管内切线方向通入冷却气氩气，中层管内轴向(或切向)通入辅助气氩气，并用高频点火装置引燃，使气体触发产生载流子(离子和电子)。当载流子多至使气体有足够的导电率时，在垂直于磁场方向的截面上产生环形涡电流。几百安的强大感应电流瞬间将气体加热至 10 000 K，在管口形成一个火炬状的稳定的等离子炬。

等离子体(plasma)是指电离了的但在宏观上呈电中性的气体。这些等离子体的力学性质(可压缩性，气体分压正比于热力学温度等)与普通气体相同，但由于带电粒子的存在，其电磁学性质与普通中性气体相差甚远。等离子炬形成后，从内管通入载气，在等离子炬的轴向形成一通道。由雾化器供给的试样气溶胶经过该通道由载气带入等离子炬中，进行蒸发、原子化、激发和电离，并产生辐射。

产生的特征辐射谱线，经光栅分光系统分解成代表各元素的单色光谱，由半导体检测器检测这些光谱能量，参照同时测定的标准溶液计算出试液中待测元素的含量。

高频电感耦合等离子体具有高温、环状结构、惰性气氛、自吸现象小等特点，因而具有基体效应小、检出限低、线性范围宽等优点，是分析液体试样的最佳光源。目前，此光源可用于分析元素周期表中的绝大多数元素(70 多种)，检出限可达 $10^{-4} \sim 10^{-3}$ ng/g 级，精密度在 1% 左右，并可对质量分数百分之几十的高含量元素进行测定。

32.1.3　实验基本要求

同 31.3 节实验。

32.1.4　实验仪器和材料

本实验使用全谱直读等离子体发射光谱仪(图 32-1)、MDS-6G 微波消解仪和 TK20 电热赶酸器(图 32-2)。

待测样品(某金属有机框架 MOFs 材料)、待分析元素标准溶液、硝酸(电子纯)、超纯水、聚四氟反应罐等、移液枪、天平、药匙、容量瓶等。

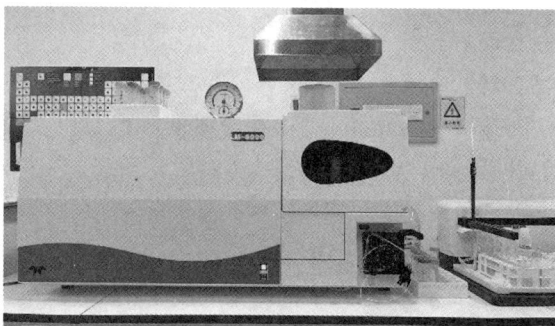

图 32-1　全谱直读等离子体发射光谱仪

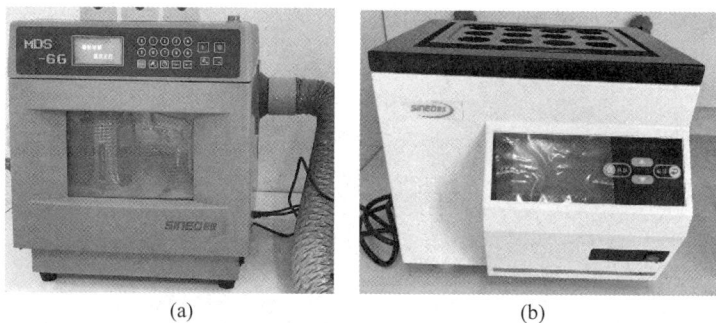

(a)　　　　　　　　　　　(b)

图 32-2　微波消解仪(a)和电热赶酸器(b)

32.1.5　实验内容

(1) 微波消解和标准曲线溶液的配置;
(2) 介绍 ICP-OES 的结构、基本原理及适用范围;
(3) 讲解实验注意事项,以及演示实验操作步骤;
(4) 学生上机操作实验。

32.1.6　实验步骤

1. 样品准备

(1) 称量一定质量的 MOFs 材料样品放入聚四氟反应罐中,小心加入合适体积的浓硝酸；

(2) 待反应液无明显变化时，将反应罐安装好，设置好仪器的参数，开始微波消解；

(3) 微波消解后的样品在通风橱内通风，并赶去多余的酸；

(4) 将剩余溶液转移至容量瓶，用超纯水稀释定容至待测元素的合适浓度；

(5) 使用超纯水将标准溶液(如 Cu、Co、Ni 等)稀释为具有一定浓度梯度的待测标准溶液。

2. 仪器准备

(1) 确认计算机、仪器主机电源、测试程序均已打开，氩气压力调到 0.6 MPa，在仪器控制页面保证检测器驱气、光室恒温(约 35℃)和检测器开始制冷；

(2) 打开循环水电源和排风设备，安装好蠕动泵泵管并将进样针放入超纯水中。

3. 方法建立和仪器启动

(1) 每次测试需新建方法，命名后选择待测元素种类、合适的观测谱线及观测方法；

(2) 采用标准曲线法，输入标准溶液信息、积分时间和次数以及进样针清洗参数等；

(3) 检测器稳定至−31℃，检查"连锁信息"无误后，等离子体点火，待等离子体稳定后进行样品分析。

4. 标准曲线和样品分析

(1) 波长校准：将进样针放入校准元素的溶液，拍光斑进行该谱线信号和背景的校准。

(2) 标准曲线测量：浓度从低到高，依次进行不同标准溶液的测试，确保曲线线性并点击"接受"。

(3) 样品测量：输入样品名，将进样针放入待测样品溶液，依次进行测试，并查看样品的 RSD。

5. 关机

(1) 所有样品测试完毕，进样针依次放入 2% HNO_3 和超纯水清洗管路；

(2) 熄灭等离子体，松开泵管，关闭排风、循环水等。

32.1.7 实验结果与数据处理

(1) 查看测试结果中标准溶液和待测样品的吸收光谱，判断不同谱线信号和背景的选择是否合适，若同一元素不同谱线所测得浓度结果不同则分析其原因；

(2) 根据称样质量、稀释倍数及元素的相对原子质量，计算出 MOFs 材料中待测元素的浓度值(表 32-1)。

表 32-1　待测样品的测试数据

元　　素	称样质量/mg	溶液稀释倍数	平均浓度/ppm	MOFs 材料中元素含量/wt. %
X				

32.1.8 实验注意事项

(1) 微波消解后反应罐内有黄色氮氧化物气体，需在通风橱内进行操作并做好个人防护；

（2）微波消解结束后待温度降至 60℃以下，压力接近 0 后，才可取罐；

（3）酸解或消解后的样品应为澄清透明的溶液，禁止带有沉淀物的液体进入设备，否则会造成雾化器堵塞。

32.2　电感耦合等离子体质谱仪对生活用水中金属元素的定量分析

见第 31 章。

32.3　X 射线荧光光谱仪对钠电池正极材料中元素的半定量分析实验

32.3.1　实验目的

（1）了解 X 射线荧光光谱仪（XRF）的工作原理；

（2）了解固体粉末样品的压片制样方法；

（3）学会使用半定量方法分析材料中元素的组成及其含量。

32.3.2　实验原理

同 30.1.2 节。

32.3.3　实验基本要求

同 32.1.3 节。

32.3.4　实验仪器和材料

本实验使用日本理学公司的 ZSX Primus Ⅱ X 射线荧光光谱仪及配套的压样机，如图 32-3 所示。以及钠电池正极材料、样品盒、PVC 样品环、药匙、洗耳球等。

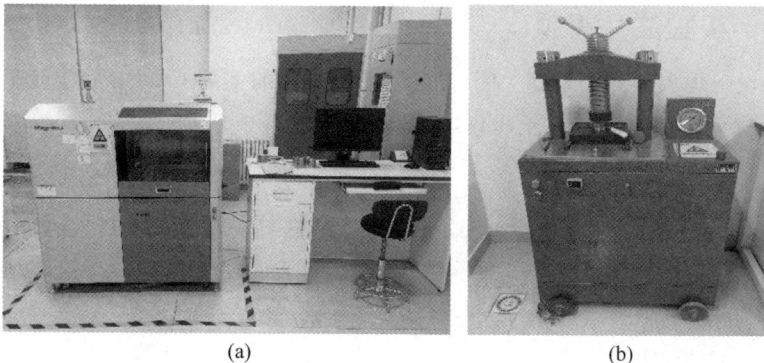

(a)　　　　　　　　　　　　　(b)

图 32-3　(a)ZSX Primus Ⅱ X 射线荧光光谱仪和(b)压样机

32.3.5　实验内容

(1) 固体粉末样品压片制样；

(2) 介绍仪器的基本原理、适用样品,演示实验操作步骤；

(3) 学生上机操作。

32.3.6　实验步骤

1. 样品制备

(1) 将 PVC 样品环置于压片机上,取约 5 g 电极粉末样品置于 PVC 样品环中,表面铺平；

(2) 15 MPa 压力保持 30 s 后成型,较光滑平整面作为测试面装在样品盒中。

2. 仪器开机与调节

(1) 确认循环水机、P-10 气体开启、仪器已提前预热后,打开仪器主机电源；

(2) 启动计算机及 ZSX 软件,软件与设备通信连接后,仪器进入初始化；

(3) 确认仪器状态正常后,开启 X 射线光管老化,放入 PHA 样品进行仪器调节。

3. 样品测试

(1) 新建定性分析方法,并设置好测试元素、扫描条件,以及待测样品位置和 ID 等信息；

(2) 将已装好的样品盒检高后放入仪器相应位置；

(3) 开始测试,测试过程中可观察到元素的特征荧光光谱,测试结束导出实验结果。

4. 关机

(1) 缓慢降低管电流至 2 mA,管电压至 20 kV；

(2) 关闭 X 射线,选择真空保护,关闭软件、计算机、仪器及循环水电源。

32.3.7　实验结果与数据处理

分析钠电池正极材料待测样品中常见元素(如 Na、P、Fe 等)结果,并与其他定量、半定量分析方法结果进行对比。

32.3.8　实验注意事项

(1) 如果设备恒温器开关长期关闭,则再次打开仪器时需要 6~8 h 后才能正常使用；

(2) 电极材料测试前需充分干燥,样品量不够可能造成压片不成型。

32.4　有机元素分析仪测试共价有机框架材料中的碳、氢、氮、硫元素实验

32.4.1　实验目的

(1) 了解有机元素分析仪(EA)的基本结构和基本原理；

（2）熟悉粉末样品的制样；

（3）熟悉使用有机元素分析仪分析共价有机框架（COFs）材料的 C、H、N、S 非金属元素的含量。

32.4.2 实验原理

有机化学发展初期，有机化合物的有机分析基本上可分为元素分析及官能团分析两大类，最初发展的是元素分析的研究，C、H、N、S、O 元素的测定是有机分析中最基本的数据之一，需求量大，应用广泛。从 1774 年法国化学家拉瓦锡开始研究有机化合物的燃烧产物算起，经典的有机元素常量分析的方法研究进行了多年，为有机合成、天然化学等的发展作出了重要贡献。

有机元素分析仪的工作原理是在纯氧的环境下使样品完全燃烧或不加氧完全热解，结合热导检出的气相色谱法、示差吸收法以及各种电化学分析法，通过测定燃烧产物来确定有机物中 C、H、N、S、O 的含量。

对于 C、H、N、S 元素的分析（CHNS 模式），需首先称取一定质量的待测物，用锡舟包裹，置于自动样品盘上，然后利用重力原理，保证样品进入高温燃烧室中。在氧气的环境下，样品经过含有氧化铜等催化剂的反应管中，在燃烧室中燃烧，瞬间燃烧的温度可达 1800℃，燃烧产物经过电解铜还原后，待测样品中的 C、H、N、S 元素分别转化为气体产物 CO_2、H_2O、N_2 和 SO_2。气体产物在载气（氦气）的运载下，经过吸附-分离方法或者气相色谱柱进行逐一分离，然后利用热导检测器（TCD）分别对不同的气体含量进行测定，最终得到样品中 C、H、N、S 的质量分数。不同厂家的仪器基本原理略有差别，主要仪器构造及样品分析流程如图 32-4 所示。另外，样品燃烧过程的主要影响因素有氧化剂的选择、待测样品的性质（如含碳含氮量等）、燃烧温度、燃烧时间、给氧量。因此在测试过程中，要根据需求和样品不同，选择合适的方法参数。

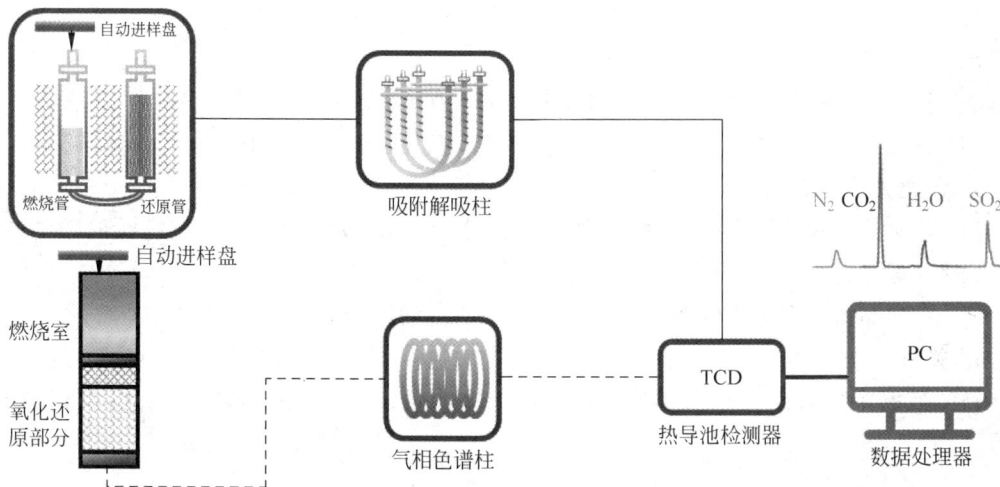

图 32-4 CHNS 模式下有机元素分析仪的构造和分析流程

O 元素的分析类似，只是原理和反应管稍有不同，进行 O 元素分析时关闭氧气气路，待测样品中有机质中的氧元素在反应管中高温裂解-还原后反应成为 CO，然后在载气的推动下,裂解后的气体产物经过色谱柱分离后由 TCD 检测。

32.4.3 实验基本要求

同 32.1.3 节。

32.4.4 实验仪器和材料

本实验使用德国元素(Elementar)分析系统公司的 vario EL cube 有机元素分析仪和百万分之一电子分析天平。材料为待测 COFs 样品、锡舟、微量称量勺、标准样品苯磺胺。

32.4.5 实验内容

(1)介绍和演示使用锡舟对 COFs 的制样操作;

(2)介绍仪器结构、基本原理及操作步骤并进行实验演示;

(3)学生上机操作。

32.4.6 实验步骤

1. 含能材料制样

锡舟置于天平并设置去皮后,使用微量称量勺少量多次取 3～4 mg COFs 材料粉末于锡舟底部,用镊子辅助将锡舟密封并排尽锡舟内部的空气,保证样品不遗洒,再次称量并按编号记录样品的准确质量。一般每个样品制备两个平行样,已制样按顺序放入样品盒内备用,具体制样步骤请扫描二维码观看示例视频。

32-1 有机元素分析制样

2. 仪器开机和预热

(1)开启稳压电源,待电压稳定后,开启仪器主机电源、打开操作程序 vario EL cube 进行联机;

(2)打开 He 及 O_2 气瓶,压力分别调至 0.12～0.13 MPa 和 0.25 MPa;

(3)炉温设置为燃烧管 1150℃,还原管 850℃,预热 2.5 h 等待炉温和气流稳定。

3. 新建方法和测试

(1)每次测试新建一个方法,按照空白样品、条件优化、标准样品及待测样品的顺序,在方法表格中输入样品名称、质量、测试方法;

(2)将样品按照表格内的顺序放入仪器顶部的自动进样盘中,开始测试。

4. 关机

测试结束保存测试方法及数据,待炉温下降后关闭气瓶,关闭软件、主机及计算机电源。

32.4.7 实验结果与数据处理

根据标准样品的测试结果计算本次测试的校正因子,并根据校正因子得到 COFs 材料样品的 C、H、N、S 的质量分数,分析同个样品两次平行测试的平行性与误差,从而分析

COFs 材料的纯度。

32.4.8　实验注意事项

（1）含氟化合物的燃烧产物会严重腐蚀气体管路,缩短仪器使用寿命,因此含氟样品禁止使用该有机元素分析仪；

（2）样品测试前应充分干燥,不含游离水等溶剂；

（3）测试结束后,需等待反应管和加热炉都降温至 100℃ 以下方可关机。

第33章
热分析仪器培训和应用

王珊珊　编

　　热分析技术作为一门实验科学,是仪器分析的一个重要分支,其发展历史较久,广泛应用于物质的各种转变与反应(例如玻璃化转变、结晶、熔融、脱水、分解、交联、固化等),并且可以用于物质的鉴定、物质组成及特征参数的测定等,涉及材料科学、化学、生命科学、催化科学、药学等多个科学领域。

　　国家标准《热分析术语》(GB/T 6425—2008)对热分析进行了全面的定义和规范。热分析(thermal analysis,TA)是在程序控温(和一定气氛)下,测量物质的物理性质与温度或者时间关系的一类技术。这些性质例如质量、温度、热量以及力学、光学、磁学量等,相对应的有热重分析(thermogravimetric analysis,TGA)、差热分析(differential thermal analysis,DTA)和差示扫描量热(differential scanning calorimetry,DSC)分析等各种分析方法。本实验指导书涵盖了常用的热重分析、差热分析和差示扫描量热分析技术,并且应用热分析技术对研究对象进行了相应的热分析表征和研究。

本实验指导书包含3个实验的设计,通过实验内容的实践,学生可以掌握和熟悉实验原理、仪器结构和组成、实验流程、数据处理及注意事项等相关内容,增强学生利用热分析技术解决相应科学问题的意识和能力。

33.1　五水硫酸铜的热分解实验

33.1.1　实验目的

(1)掌握热重-差热分析仪的实验原理;

(2)掌握热重-差热分析仪的结构和组成;

(3)熟练掌握热重-差热分析仪的操作流程和参数设置方法;

(4)掌握热重-差热分析的数据处理方法;

(5)理解五水硫酸铜的失水机理。

33.1.2　实验原理

(1)热重分析是指在程序控制温度和一定气氛条件下,测量物质的质量与温度的关系的一类技术。热重分析可以检测样品质量在所测温度范围内的变化(增加或者损失)。

热重分析的基本原理是,物质在加热或冷却过程中除产生热效应,往往还有质量变化,其变化的大小及出现的温度与物质的化学组成和结构密切相关。因此利用在加热和冷却过程中物质质量变化的特点,可以区别和鉴定不同的物质。将待测物置于一耐高温的惰性容器中,此容器被置于一具有可程式控制温度的高温炉中,将此容器置于一架具有高灵敏度及精确度的天平上(天平一端放置参比样品,另一端放置待测物)。在加热过程中,待测物会因为反应而导致质量的变化,这个由温度变化造成的质量变化可以由以上提及的热天平测量获得,一组热电偶被置于靠近待测物旁但是不直接接触,以测量待测物附近的温度。所以由此得到的待测物的质量作为时间或者温度的函数进行记录,得到的曲线称为热重曲线。热天平测定样品质量变化的方法有变位法和零位法。变位法是指利用质量变化与天平梁的倾斜成正比的关系,用直接差动变压器控制检测。零位法是指靠电磁作用力使因质量变化而倾斜的天平梁恢复到原来的平衡位置(即零位),则施加的电磁力与质量变化成正比,而电磁力的大小与方向是通过调节转换机构中线圈中的电流实现的,因此检测此电流值即可知质量变化。

(2)差热分析是指在程序控制温度和一定气氛条件下,测量物质和参比物的温度差与温度的关系。

差热分析的基本原理是,许多物质在加热或冷却过程中会发生熔化、凝固、晶型转变、分解、化合、吸附、脱附等物理化学变化;这些变化必将伴随体系焓变,因而产生热效应;其表现为该物质与外界环境之间有温度差。这个温度变化以差示法进行测定,就是差热分析的基本原理。试样和参比同时置于一个加热体系内,当试样产生热效应时,两个热电偶之间产生温差 ΔT,ΔT 随着温度变化而变化,并且记录下来。试样热电偶和参比热电偶反相串联(同极相连,产生的热电势正好相反),组成差示热电偶。样品和参比物在相同条件下加热或冷却,炉温由程序温控仪控制。当样品未发生物理或化学状态变化时,样品温度

(T_S)和参比物温度(T_R)相同,温差 $\Delta T = T_S - T_R = 0$,相应的温差电势为 0。当样品发生物理或化学变化而放热或吸热时,样品温度高于或低于参比物温度,产生温差 $\Delta T \neq 0$。相应的温差热电势信号经微伏放大器和量程控制器放大后送记录仪,与此同时,记录仪也记录下试样的温度 T(或时间 t),从而可以得到以 ΔT 为纵坐标,温度 T(或时间 t)为横坐标的差热分析曲线。其中基线相当于 $\Delta T = 0$,样品无热效应发生,向上或向下的峰反映了样品的放热或吸热过程。由此通过记录试样与参比物的温度差随温度或者时间的变化关系,得到的曲线称为差热曲线。

(3)同时联用技术是指在程序控制温度下,对一个试样同时采用两种或多种热分析技术。例如,同时进行热重测量与差热分析的分析仪器——热重-差热分析仪已经商业化。

五水硫酸铜失水分为三个阶段:两个结晶水与铜离子结合是以配位键相结合,比较容易脱水,反应温度相对比较低,所以最先失去这两个结晶水;随着温度的升高,两个结晶水与铜离子结合不仅有配位键,还有氢键,因此脱去这两个结晶水时的温度比脱掉前两个结晶水时的温度要高;最后一个结晶水与硫酸根以氢键结合,且第二次失水后铜离子对水的吸引力加大,所以需要很大的能量,即需要更高的温度,才能脱掉最后一个结晶水。通过热重-差热分析,不仅可以对反应失水阶段、失水量进行判断,同时可以判断每个阶段是吸热反应还是放热反应,从而验证五水硫酸铜的失水机理。

33.1.3 实验基本要求

(1)掌握热重分析和差热分析的分析原理;
(2)掌握热重-差热分析仪的结构和组成;
(3)掌握实验的操作规程和实验参数设置;
(4)掌握应用 TA-60AW 数据处理方式。

33.1.4 实验仪器和材料

DTG-60AH 型热重-差热分析仪、三氧化二铝坩埚、五水硫酸铜(分析纯)、一次性手套、镊子、药匙、称量纸、无水乙醇。

33.1.5 实验内容

(1)介绍热重分析、差热分析的实验原理;
(2)介绍热重-差热分析仪的结构和组成;
(3)演示操作步骤、参数设置以及注意事项;
(4)演示实验数据的基本处理方式;
(5)学生进行热重-差热分析仪的上机实践;
(6)学生进行热重-差热分析的实验数据处理。

33-1 五水硫酸铜的热分解实验

33.1.6 实验步骤

实验主要包括样品预处理(需要时进行)、试样和参比坩埚装载、参数设置、保存路径选择、样品测试、取样等步骤,具体操作请扫描二维码观看视频。

33.1.7 实验结果与数据处理

（1）点击 TA-60W 图标,打开数据分析软件。点击"file"菜单下的"open"选项,打开所需分析的测量文件。

（2）载入待分析数据后,鼠标选中 TGA 曲线,点击"Analysis"菜单中"Weight Loss"项,弹出"Weight Loss"窗口。设定温度或者时间范围,点击"Analysis",样品质量的变化以及起始点时间、温度等都显示出来(图 33-1)。

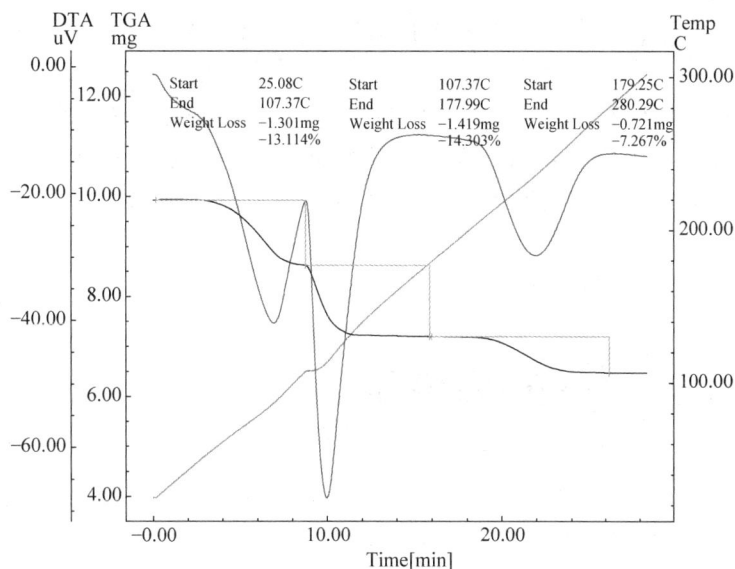

图 33-1　五水硫酸铜热重-差热曲线进行 TGA 处理结果

（3）鼠标选中 DTA 曲线,点击"Analysis"菜单中"peak"项,或者点击"peak"按钮,设定温度或者时间范围,即可给出质量变化起始点温度、峰值温度和终止温度(图 33-2)。

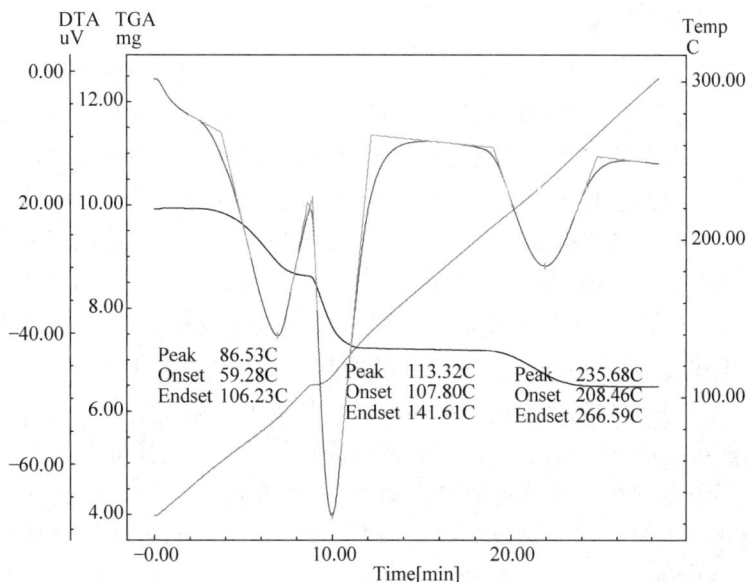

图 33-2　五水硫酸铜热重-差热曲线进行 DTA 处理结果

33.1.8　实验注意事项

（1）仪器最高设置温度是 1500℃，升温速率为±0.1～±99.9℃/min。

（2）使用过程中，一般需要通气，如果无特别要求，则普通样品测定时，气体流量为 30～50 mL/min。

（3）实验用量 3～5 mg，请勿放入太多样品（除非测试有要求），以免影响样品测定的热传递效果；样品量也不要太少，否则会影响测定结果的精度。

（4）样品制备完毕后放入仪器之前必须仔细检查，以防在实验中试样漏出，污染检测器。

（5）在称量阶段注意不可对检测器施加过大的力，包括压、拉、扭、推等操作，这样会造成支架的弯曲、变形甚至断裂，轻者使精度大大降低和重复性变差，严重者会使仪器损坏。

（6）样品放入检测器后，仪器示数需要稳定数分钟，同时保证炉体内的氛围是实验所需的气体氛围。

（7）样品取放时，需保证检测器温度在室温附近。

33.2　铟的熔点和熔化热的测定

33.2.1　实验目的

（1）掌握差示扫描量热仪的实验原理；

（2）掌握差示扫描量热仪的结构和组成；

（3）熟练掌握差示扫描量热仪的操作流程和参数设置方法；

（4）掌握差示扫描量热仪的数据处理方法。

33.2.2　实验原理

差示扫描量热分析是指在程序控制温度和一定气氛条件下，测量输给试样和参比物的热流速率（或加热功率）与温度（或时间）关系的技术。其中，测量输给试样和参比物的热流速率与温度或时间关系的技术属于热流型差示扫描量热分析；测量输给试样和参比物的加热功率与温度或时间关系的技术属于功率补偿型差示扫描量热分析。

热流型差示扫描量热分析的基本原理是，将有物相变化的样品和在所测定温度范围内不发生相变且没有任何热效应产生的参比物，在相同的条件下进行等温加热或冷却；当样品没有热变化的时候，样品端和参比端的温度均按照预先设定的温度变化，温差 $\Delta T = 0$；当样品发生性质转变（如熔融）时，提供给样品的热量都用来维持样品的熔融，而参比端温度仍按照炉体升温，参比端温度会高于样品端温度从而形成温度差。把这种温度差的变化转化为热流差随温度或时间的函数并记录，就形成热流型差示扫描量热曲线。

功率补偿型差示扫描量热分析的基本原理是，将有物相变化的样品和在所测定温度范围内不发生相变且没有任何热效应产生的参比物，在相同的条件下进行等温加热或冷却，当样品发生相变时，在样品和参比物之间就产生一个温度差。放置于它们下面的一组差示热电偶即产生温差电势,经差热放大器放大后送入功率补偿放大器,功率补偿放大器自动调节补偿加热丝的电流,使样品和参比物之间温差趋于零,两者温度始终维持相同。此补偿热量即样品的热效应,以电功率形式显示于记录仪上。由此得到试样与参比物的功率差随温度或时间的函数并进行记录,得到的曲线称为功率补偿型差示扫描量热曲线。

33.2.3 实验基本要求

(1)掌握差示扫描量热仪的实验原理;
(2)掌握差示扫描量热仪的结构和组成;
(3)熟练掌握差示扫描量热仪测定铟的熔点和熔化热的操作流程和参数设置方法;
(4)掌握差示扫描量热仪分析铟的熔点和熔化热。

33.2.4 实验仪器和材料

差示扫描量热仪、铝坩埚、铟(标准物质)、电子天平、一次性手套、镊子、药匙、称量纸、无水乙醇。

33.2.5 实验内容

(1)介绍差示扫描量热仪的实验原理;
(2)介绍差示扫描量热仪的结构和组成;
(3)演示操作步骤、参数设置以及注意事项;
(4)演示实验数据的基本处理方式;
(5)学生进行差示扫描量热仪测定铟的熔点和熔化热的上机实践;
(6)学生应用差示扫描量热仪分析铟的熔点和熔化热的分析。

33.2.6 实验步骤

实验主要包括样品预处理(需要时进行)、试样和参比样品装载、参数设置、保存路径选择、样品测试、取样等步骤,具体操作请扫描二维码观看视频。

33-2 铟的熔点和熔化热的测定

33.2.7 实验结果与数据处理

(1)点击 TA-60W 图标,打开数据分析软件。点击"file"菜单下的"open"选项,打开所需分析的测量文件。

(2)载入待分析数据后,鼠标选中 DSC 曲线,点击"Analysis"菜单中"DSC Peak"项,弹出"DSC Peak"窗口。设定温度或者时间范围,点击"Analyse",样品外推起始变化温度、峰值温度、外推终止变化温度,以及物相转化过程的吸放热的数值都可以得到(图 33-3)。

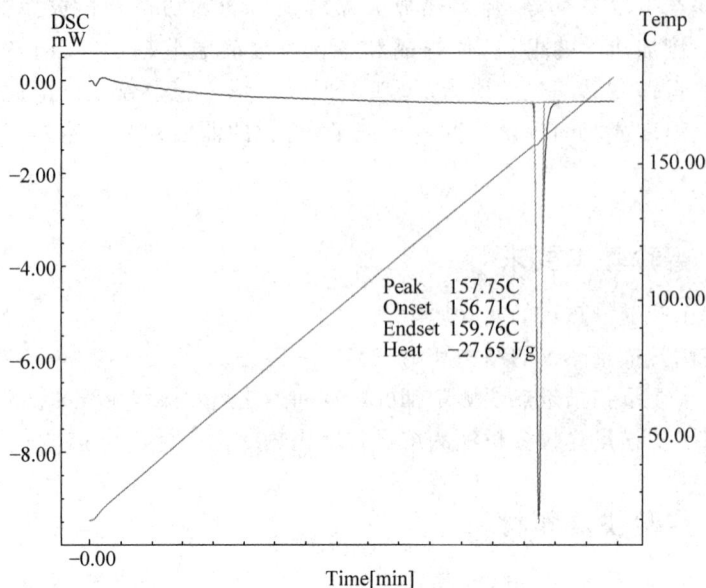

图 33-3　铟的差示扫描量热分析曲线分析结果

33.2.8　实验注意事项

（1）该仪器温度设置范围为 $-100\sim600℃$，升温速率范围为 $\pm0.1\sim\pm99.9℃/min$。

（2）样品测量前必须经过干燥，一般不做分解或者沸腾实验；挥发性样品请使用密封坩埚。

（3）样品制备完毕后放入仪器之前必须仔细检查，以防在实验中试样漏出，污染检测器。

（4）使用过程中，需要通氮气保护样品时，氮气流量为 $30\sim50$ mL/min。

（5）测定熔点和熔化热时，设置起始温度一般低于熔点 50℃，终止温度一般高于熔点 30℃。

（6）金属的熔点一般取"Oneset"，有机分子的熔点一般取"peak"。

（7）样品取放时，需保证检测器温度在室温附近。

33.3　聚苯乙烯的玻璃化转变温度的测定

33.3.1　实验目的

（1）掌握应用差示扫描量热仪测定聚合物的玻璃化转变温度；

（2）掌握差示扫描量热仪测定玻璃化转变温度的实验流程；

（3）掌握差示扫描量热仪的数据处理方法。

33.3.2 实验原理

玻璃化转变温度(glass transition temperature)是指聚合物由玻璃态转变为高弹态所对应的温度,常用符号 T_g 表示。T_g 一般为塑料的使用温度上限,橡胶的使用温度下限。从分子结构上讲,玻璃化转变温度是高聚物无定形部分从冻结状态到解冻状态的一种松弛现象,而不是像相转变那样有相变潜热,所以其是一种二级相变(高分子动态力学内称主转变)。在玻璃化转变温度以下,高聚物处于玻璃态,分子链和链段都不能运动,只是构成分子的原子(或基团)在其平衡位置作振动;而在玻璃化转变温度时,分子链虽不能移动,但是链段开始运动,表现出高弹性质;温度再升高,整个分子链运动表现出黏流性质。在玻璃化转变温度时,与高分子链段运动有关的物理量(如比热、比热容、介电常数、折光率等)都表现出急剧的变化。玻璃化转变温度是表示玻璃化转变的非常重要的指标。由于高聚物在高于或低于玻璃化转变温度时,其物理力学性质有巨大差别,所以测定高聚物的玻璃化转变温度具有重大的实用意义。

差示扫描量热(DSC)法是一种常用的测定玻璃化转变温度的方法。DSC 测定玻璃化转变温度的原理是基于材料在转变过程中的热响应差异。在 DSC 实验中,被测样品与一个参比样品同时放置在两个独立的炉腔中,通过控制两个炉腔的温度实现样品的升温和冷却过程。

当样品经历玻璃化转变温度时,虽然没有吸热和放热现象,但是比热容发生了突变。DSC 测定玻璃化转变温度就是基于高聚物在玻璃化温度转变时比热容增加这一性质,在 DSC 曲线上,其表现为在通过玻璃化转变温度时,基线向吸热方向移动。

33.3.3 实验基本要求

(1) 掌握应用差示扫描量热仪测定聚合物的玻璃化转变温度;
(2) 掌握差示扫描量热仪测定玻璃化转变温度的实验流程和操作流程;
(3) 掌握差示扫描量热仪对玻璃化转变温度的数据处理方法。

33.3.4 实验仪器和材料

差示扫描量热仪、铝坩埚、聚苯乙烯(分析纯)、电子天平、一次性手套、镊子、剪刀、称量纸、无水乙醇。

33.3.5 实验内容

(1) 介绍差示扫描量热仪测定玻璃化转变温度的实验原理;
(2) 演示操作步骤、参数设置以及注意事项;
(3) 演示实验数据的基本处理方式;
(4) 学生进行差示扫描量热仪测定聚苯乙烯的玻璃化转变温度的上机实践;
(5) 学生应用差示扫描量热仪分析聚苯乙烯的玻璃化转变温度。

33.3.6 实验步骤

实验主要包括样品预处理(需要时进行)、样品制备、试样和参比坩埚装载、参数设置、保存路径选择、样品测试、取样等步骤,具体操作请扫描二维码观看视频。

33-3 玻璃化转变温度的测定

33.3.7 实验结果与数据处理

(1)点击 TA-60W 图标,打开数据分析软件。点击"file"菜单下的"open"选项,打开所需分析的测量文件。

(2)载入待分析数据后,鼠标选中 DSC 曲线,点击"Analysis"菜单中"Glass Transition",弹出"Glass Transition"窗口。设定温度或者时间范围,点击"Analyse",样品外推起始变化温度、中点温度、外推终止变化温度都可以得到(图 33-4)。

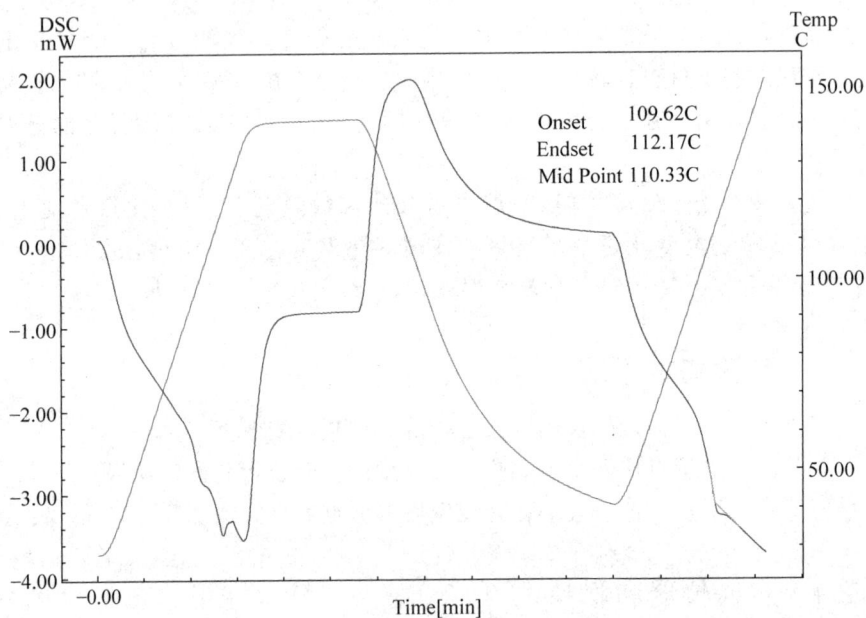

图 33-4 聚苯乙烯的 DSC 曲线分析结果

33.3.8 实验注意事项

(1)该仪器温度设置范围为 $-100 \sim 600$℃,升温速率范围为 $\pm 0.1 \sim \pm 99.9$℃/min。

(2)样品测量前必须经过干燥,一般不做分解或者沸腾实验;挥发性样品则需要使用密封坩埚。

(3)样品制备完毕后放入仪器之前必须仔细检查,以防在实验中试样漏出,污染检测器。

(4)使用过程中,需要通氮气保护样品时,氮气流量为 $30 \sim 50$ mL/min。

（5）对于聚合物，除非材料另外有规定，试样量采用 5～20 mg。对于半结晶材料，使用接近上限试样量。

（6）样品和试样的热历史及形态对聚合物的 DSC 测试结果有很大影响，根据需要取第一次热循环的数据或者进行第二次升温扫描测量。

（7）样品取放时，需保证检测器温度在室温附近。且制样和取放样品时用镊子或者戴手套处理。

第 34 章
等温滴定微量热仪的工作原理及在分子互作中的应用

姜雨佳　编

　　等温滴定量热法(isothermal titration calorimetry, ITC)是一种用于量化研究分子相互作用的技术,可以直接测量分子结合过程中释放或吸收的热量,实验数据以热谱图形式表示,提供有关反应中物质的量(滴定终点)和反应物质的特性(焓变)的数据。等温滴定量热法一般用于药物设计和蛋白质相互作用等方面的研究,例如蛋白质、抗体、核酸及其他小分子等的相互作用,具有快速、方便、无标记等特征。目前常应用于先导化合物优化、靶标发现苗头化合物验证、结合驱动机制评估和酶动力学研究,以及抑制剂设计等领域。

　　本实验指导书包括仪器基本原理介绍及标准实验操作流程。通过本实验课程,可以让学生了解分子互作的研究意义,以及等温滴定量热法在药物开发等领域的应用前景,熟悉等温滴定微量热仪的操作规程,掌握相关实验的设计思路。

34.1　实验目的

（1）掌握等温滴定微量热仪的原理及应用；

（2）熟悉等温滴定微量热仪的操作规程；

（3）掌握通过等温滴定微量热仪进行分子互作实验的设计思路。

34.2　实验原理

仪器包含参比池和样品池，其中参比池中加入背景缓冲溶液作为对照（一般水系溶液加入超纯水即可），彼此通过绝热装置隔开，如图 34-1 所示。在恒温条件下，滴定针中的配体通过程序控制逐滴滴入含有目标大分子的样品池中，两种物质相互作用，释放或吸收的热量与结合量成正比。校准加热器采用功率补偿的方式维持样品池和参比池之间的温差为零，从而测得两者之间的功率差异，实验数据以热谱图形式表示。对图进行分析，可以得知反应容器中发生反应的类型和数目，同时根据溶液中存在的各物质的浓度等信息，可获得生物分子相互作用的完整热力学信息：结合常数（K_a）、反应化学量（n）、焓（ΔH）和熵（ΔS）。因此，通过对等温滴定微量热仪数据的分析，可阐明潜在的分子相互作用机制。

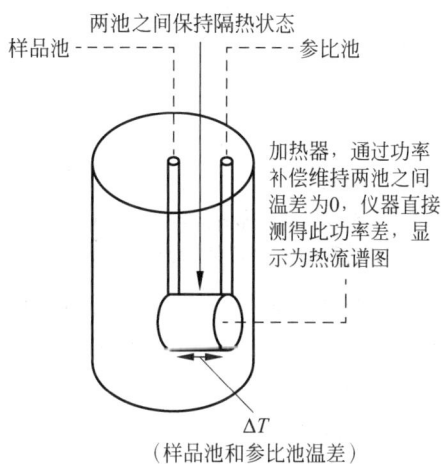

图 34-1　等温滴定微量热仪工作原理图

34.3　实验基本要求

（1）理解等温滴定微量热仪的工作原理；

（2）熟悉仪器的操作流程；

（3）学会设计简单的实验方案。

34.4　实验仪器和材料

TA nano ITC 等温滴定微量热仪、超纯水、氯化钙（$CaCl_2$）、乙二胺四乙酸（EDTA）。

34.5　实验内容

（1）介绍等温滴定微量热仪的硬件组成、软件界面以及原理和应用；

（2）讲解实验注意事项并演示实验操作步骤；

（3）学生上机操作实验。

34.6　实验步骤

1．开机

（1）打开仪器主机开关，待仪器正常启动后，点击桌面快捷软件 launch ITC Run；

（2）按提示确认把手上未安装滴定针，把手装回后仪器自检，随后进入软件设置界面；

（3）检查 online 绿色指示标志以及热流信号，确认联机正常。

2．运行

（1）样品准备：为降低背景热，配体及大分子需要处于完全一致的缓冲液环境，滴定前进行恒温超声脱气处理，避免气泡干扰。

（2）用超纯水清洗样品池、参比池、滴定针及进样针，用缓冲液润洗；向参比池中加入参比溶液。

（3）用进样针向样品池中加入目标大分子溶液，滴定针装载配体溶液，注意装样过程中避免气泡。

（4）将滴定针装载到把手上，确保拧紧安装，将装好滴定针的把手装回仪器相应位置。

（5）根据实验需求，设定滴定程序，滴定数量至少设定 20 滴，开启搅拌，启动程序。

（6）滴定结束后对样品池、滴定针、进样针进行清洗，建议用清洁剂清洗后再用超纯水清洗（清洁剂可使用 2%～5% 的迪康（Decon）90 或 1% 的十二烷基磺酸钠（SDS））。仪器清洗建议使用 500～1000 mL 洗剂清洗后再用 2 L 左右超纯水进行清洗。

3．关机

（1）仪器和针清洗完毕后，退出软件，关闭计算机、仪器；

（2）清洁台面卫生，归还滴定针和进样针；

（3）在仪器使用登记本上进行登记。

34.7　实验结果与数据处理

使用 Launch NanoAnalyze 软件进行数据处理分析，填入滴定溶液和被滴定溶液的浓度等信息，选择合适的拟合模型进行拟合，软件可计算得到反应的结合常数（K_a）、反应化学量（n）、焓（ΔH）和熵（ΔS）等信息。实验开始前可进行水滴水实验来检测仪器性能及清洁程度，滴定结果参照图 34-2(a)。以 Ca^{2+} 滴定 EDTA 为例，滴定结果和计算所得热力学相关数据参照图 34-2(b)。

34.8　实验注意事项

（1）仪器使用过程中避免断电和休眠；

（2）参比池中的参比液需要至多每隔一周更换；

（3）仪器无需预热，不可使用强酸强碱样品，测试样品形态需为均一稳定的溶液；

（4）每次使用前后必须认真清洗样品池，以避免样品间污染影响数据准确。

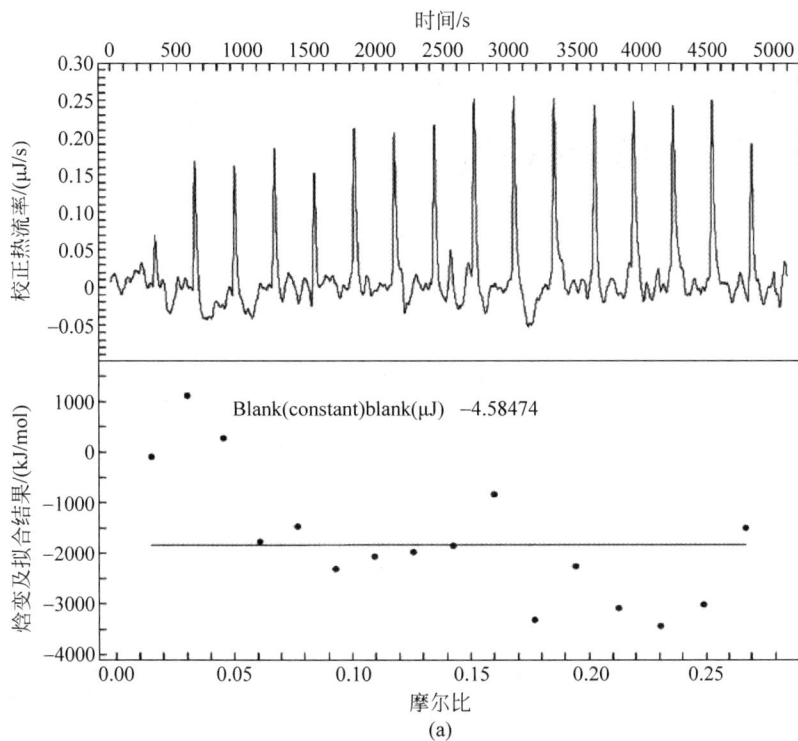

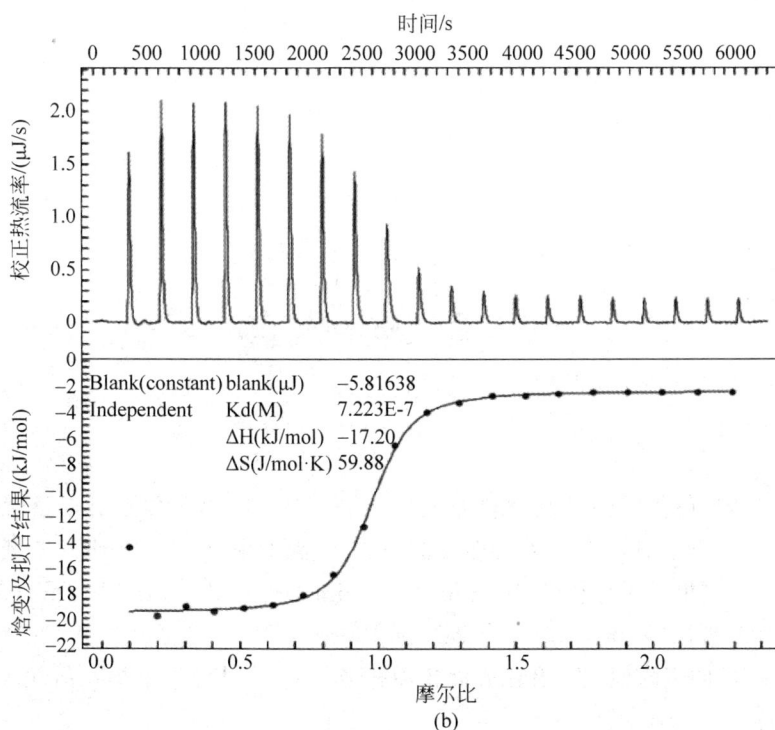

图 34-2 （a)水滴水谱图和(b)Ca^{2+}滴定 EDTA 谱图以及相关数据

第 35 章
活性炭吸附奥秘的探究

暴丽霞　高培峰　编

　　活性炭是吸附性能较强的炭材料的统称。本实验指导书主要是针对活性炭的吸附性能,旨在从原理上探索其具有强吸附性能的原因,利用材料吸附性能研究领域应用广泛的物理吸附仪——智能重量分析仪(intelligent gravimetric analyzer,IGA)(重量法)以及比表面积和孔结构分析仪(体积法,型号为 BELSORP-max Ⅱ)。以活性炭和炭黑做对比,研究两种物质对 CO_2 的吸附性能以及比表面积和孔径的差异,从原理上揭示活性炭比炭黑吸附性能更好的原因。

　　本实验指导书包括 3 个实验的设计。通过实验内容的实践,学生可以掌握吸附的相关基础知识、仪器工作原理、仪器操作及数据分析等内容,提高学生利用科学仪器进行探究的意识和兴趣。

35.1 利用 IGA 测定活性炭吸附 CO_2 的实验

35.1.1 实验目的

(1) 掌握利用 IGA 测试活性炭吸附 CO_2 的操作步骤;

(2) 了解实验过程中的注意事项,并用数据表示活性炭的吸附性能;

(3) 掌握实验数据的导出及数据分析。

35.1.2 实验原理

活性炭是一种常见的多孔材料,可以用于去除液相和气相中的一些杂质,这主要归功于其多孔结构提供了大量的比表面积,从而使其非常容易达到吸附收集杂质的目的。但被吸附的杂质的分子直径必须要小于活性炭的孔径,这样才可以保证杂质被吸附到孔径中。IGA 是一种利用重量法来研究材料吸附性能的精密仪器,主要是通过精密的电子微天平记录样品质量变化,进而得出材料的气体吸附性能。利用 IGA 软件记录抽真空前处理后样品的质量,再设定不同的压力点,测量每一个压力点下活性炭吸附 CO_2 后的质量,从而得到活性炭对 CO_2 在常压下的吸附曲线,并计算出常压下活性炭吸附 CO_2 的质量。

35.1.3 实验基本要求

(1) 明确实验目的,掌握实验原理;

(2) 实验中出现的仪器故障必须及时向指导教师报告,不可随意自行处理;

(3) 应独立完成实验并按时提交实验报告,报告内容要求对实验原理、仪器和操作步骤作简要说明,数据齐全,图线清晰,能对实验结论作出正确合理的分析。

35.1.4 实验仪器和材料

智能重量分析仪(IGA 100C)、加热炉、活性炭、CO_2 气体。

35.1.5 实验内容

(1) 讲解 IGA 的结构和工作原理;

(2) 讲解实验的注意事项,演示实验步骤并让学生上机操作;

(3) 介绍数据的保存及分析。

35.1.6 实验步骤

实验主要包括样品篮的清洗、称量空样品篮的质量、样品预处理、实验参数设定以及卸样等步骤,具体操作请扫描二维码观看视频。

35-1 智能重量
分析仪操作

35.1.7 实验结果与数据处理

（1）利用软件将活性炭吸附 CO_2 的数据导出 txt 格式；

（2）将 txt 格式数据作图，如图 35-1 所示；

（3）计算活性炭吸附 CO_2 的质量百分比，约为 7.4%。

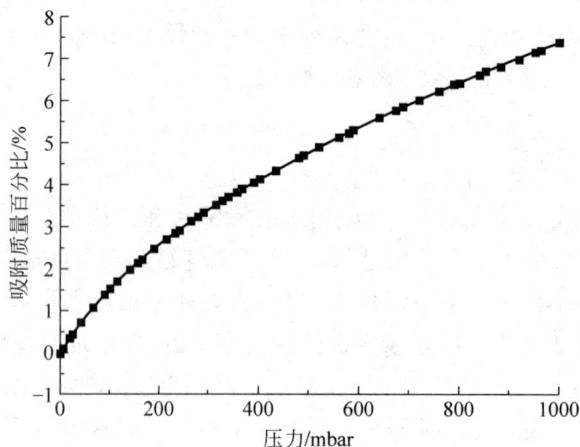

图 35-1　活性炭吸附 CO_2 的曲线

35.1.8 实验注意事项

（1）安装水浴装置时，一定要等样品温度降到 42℃以下才可进行；

（2）拆除水浴装置时，应先关闭电源或将进口处管线断开；

（3）在抽真空或真空状态反填气体时，要根据样品状态设置不同的速率，若样品为密度小的粉末状态时，则一般速率小于 20 mbar/min。

35.2　利用 IGA 测定炭黑吸附 CO_2 的实验

35.2.1 实验目的

（1）掌握利用 IGA 测试炭黑吸附 CO_2 的操作步骤；

（2）了解实验过程中的注意事项，并用数据表示活性炭的吸附性能；

（3）掌握实验数据的导出及数据分析。

35.2.2 实验原理

炭黑是一种无定形碳，比表面积范围为 $10 \sim 3000$ m^2/g。本实验选择比表面积为 50 m^2/g 左右的炭黑与 35.1 节实验中的活性炭进行对比，利用 IGA 测试其吸附 CO_2 的质量。将实验结果与活性炭吸附 CO_2 的质量进行比较。

35.2.3 实验基本要求

(1) 明确实验目的,掌握实验原理;

(2) 实验中出现的仪器故障必须及时向指导教师报告,不可随意自行处理;

(3) 应独立完成实验并按时提交实验报告,报告内容要求对实验原理、仪器和操作步骤作简要说明,数据齐全,图线清晰,能对实验结论作出正确合理的分析。

35.2.4 实验仪器和材料

智能重量分析仪(IGA 100C)、加热炉、炭黑、CO_2 气体。

35.2.5 实验内容

(1) 讲解 IGA 的结构和工作原理;

(2) 讲解实验的注意事项,演示实验步骤并让学生上机操作;

(3) 介绍数据的保存及分析。

35.2.6 实验步骤

同 35.1.6 节。

35.2.7 实验结果与数据处理

(1) 利用软件将炭黑吸附 CO_2 的数据导出 txt 格式;

(2) 将 txt 格式数据作图,如图 35-2 所示;

(3) 计算炭黑吸附 CO_2 的质量百分比,约为 0.13%。

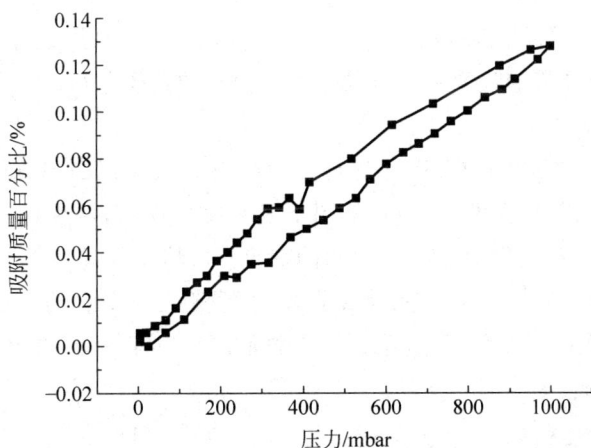

图 35-2 炭黑吸附 CO_2 的曲线

35.2.8　实验注意事项

（1）安装水浴装置时，一定要等样品温度降到 42℃ 以下才可进行；

（2）拆除水浴装置时，应先关闭电源或将进口处管线断开；

（3）在抽真空或真空状态反填气体时，要根据样品状态设置不同的速率，若样品为密度小的粉末状态时，则一般速率小于 20 mbar/min。

35.3　利用 BET 法测定活性炭和炭黑的比表面积和孔径实验

35.3.1　实验目的

（1）学会用 BELSORP-max Ⅱ 比表面积和孔结构分析仪测定固体的比表面积和孔径分布；

（2）了解吸附理论以及测定固体的比表面积和孔径分布的基本原理；

（3）掌握用 BET 法测定固体的比表面积，以及 BELSORP-max Ⅱ 比表面积和孔结构分析仪的原理、特点及应用。

35.3.2　实验原理

物理吸附法（体积法）一般是以氦气为背景气体（测量死体积），氮气为吸附气体，测量样品在不同压力下吸附气体的体积。测试前需先将样品进行脱气处理，脱气方式可以采取抽真空加热或惰性气体加热两种模式。脱气后，将样品管放入冷阱（吸附温度一般设定为吸附质的沸点，如用氮气则冷阱温度需保持在 77.3 K，即液氮的沸点），并给定一个 p/p_0 值。达到吸附平衡后便可通过恒温的配气管（manifold），测出吸附体积 V。通过一系列 p/p_0 及 V 的测定值，得到等温吸附线；反之，降低真空，脱出吸附气体得到脱附线，然后将吸脱附等温线代入不同模型计算得出样品的比表面积和孔径分布信息。

1. 比表面积测试原理

Brunauer-Emmett-Teller（BET）理论是分析材料比表面积的多分子层吸附理论，即物质表面（颗粒外部和内部通孔的表面）在低温下发生物理吸附，该理论基于多个假设：①吸附剂的表面是均匀的，各吸附中心的能量相同；②吸附粒子间的相互作用可以忽略；③吸附粒子与空的吸附中心碰撞才有可能被吸附，一个吸附粒子只占据一个吸附中心，吸附是单层的、定位的；④在一定条件下，吸附速率与脱附速率相等，达到吸附平衡。根据 BET 理论可以得到 BET 公式：

$$\frac{p}{V(p_0-p)}=\frac{C-1}{V_m C}\times\frac{p}{p_0}+\frac{1}{V_m C} \tag{35-1}$$

其中，V 为吸附量；p 为气体吸附平衡压力；p_0 为气体在吸附温度下的饱和蒸气压；C 为与吸附热相关的常数；V_m 为气体的单层饱和吸附量。

以 $p/[V(p_0-p)]$ 对 p/p_0 作图得到一条直线，如图 35-3 所示，由直线得到斜率（$C-$

1)/V_mC 和直线在纵坐标上的截距 $1/V_mC$,可以求得单分子层吸附量 V_m。从 V_m 可以算出固体表面铺满单分子层时所需的分子数。BET 公式通常只适用于相对压力为 $0.05\sim0.35$ 的吸附数据,这是由 BET 理论的多层物理吸附模型限制所致。当相对压力小于 0.05 时,不能形成多层物理吸附,甚至连单分子物理吸附层也远未建立;而当相对压力大于 0.35 时,毛细凝聚现象的出现又破坏了多层物理吸附。

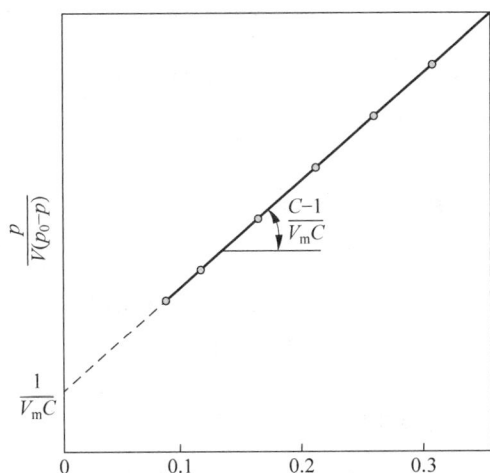

图 35-3　BET 图

若已知每个分子的截面积,就可以根据下式求出吸附剂的总表面积和比表面积:

$$S = \frac{V_m}{22\ 400}N_A\sigma_m \tag{35-2}$$

其中,S 为吸附剂的总表面积;σ_m 为吸附质分子的截面积;N_A 是阿伏伽德罗常量。

2. 孔径分布测定原理

气体吸附法孔径分布测量利用的是毛细管冷凝现象和体积等效交换原理,即将被测孔中充满的液氮量等效为孔的体积。毛细管冷凝指的是,在多孔材料的毛细管中,由于弯曲液面的存在,蒸气在低于其正常饱和蒸气压的条件下发生冷凝的现象。由毛细管冷凝理论可知,在不同的 p/p_0 下,能够发生毛细冷凝的孔径范围是不一样的,随着压力的增大,能够发生毛细管冷凝的孔半径也随之增大。对应于一定的 p/p_0,存在一临界孔半径 R_k,半径小于 R_k 的所有孔皆能发生毛细管冷凝,液氮在其中填充。临界半径可以由如下开尔文(Kelvin)方程给出:

$$R_k = -0.414/\lg(p/p_0) \tag{35-3}$$

R_k 完全取决于相对压力 p/p_0。该公式也可理解为,已发生冷凝的孔,当压力低于一定的 p/p_0 时,半径大于 R_k 的孔中的凝聚液汽化并脱附出来。实际过程中,凝聚发生前在孔内表面已吸附上一定厚度的氮吸附层,其厚度用 t 表示,由赫尔赛(Halsay)方程求得(见式(35-4)),该层厚也随 p/p_0 而变化,因此在计算孔径分布时需进行适当的修正,修正后的孔径见式(35-5)。将吸附层厚度与开尔文方程结合,得到式(35-6)。

$$t = 0.354[-5/\ln(p/p_0)]^{1/3} \tag{35-4}$$

$$d_p = 2 \times R_p = 2 \times (R_k + t) \tag{35-5}$$

$$d_p = 2 \left[\frac{0.414}{\lg(p_0/p)} + t \right] \tag{35-6}$$

从等温线上找出相对压力 p/p_0 所对应的 $V_气$（mL/g），并将其换算成液体体积 V_L（mL/g），以氮气为吸附质为例，如下式所示：

$$V_L = \frac{V_气}{22\,400} \times 28 \times \frac{1}{0.808} = 1.55 \times 10^{-3} \times V_气 \tag{35-7}$$

当 p/p_0 接近1（一般 $p/p_0 = 0.95$）时，V_L 即材料的总孔体积 $V_孔$。以 $V_L/V_孔$（%）对 R_p 作图，得到孔径分布的图形。

35.3.3　实验基本要求

（1）了解吸附的相关概念；

（2）掌握等温线的基本类型及体积法测定比表面积的原理；

（3）了解常用的吸附理论及相关理论的应用条件。

35.3.4　实验仪器和材料

BEL SORP-max Ⅱ比表面积和孔结构分析仪、液氮、高纯氮、氦气、活性炭、炭黑、电子天平。

35.3.5　实验内容

（1）讲解实验及数据分析的原理；

（2）介绍 BEL SORP-max Ⅱ比表面积和孔结构分析仪的结构及工作原理；

（3）讲解实验的注意事项，并演示实验操作步骤；

（4）学生上机操作及数据分析练习。

35-2　BEL SORP-max Ⅱ比表面积和孔结构分析仪操作步骤

35.3.6　实验步骤

实验主要包括样品称量、样品脱气处理、样品转移至分析站、测试参数设定等步骤，具体操作请扫描二维码观看视频。

35.3.7　实验结果与数据处理

（1）利用仪器分析软件导出活性炭和炭黑的吸脱附曲线，如图 35-4 所示。

（2）利用分析软件，根据 BET 理论分析活性炭和炭黑的比表面积，其 BET 图如图 35-5 所示。

（3）根据比表面积的数据，可分析得到两种材料的比表面积数值，见表 35-1。从表中的数据可知，活性炭的比表面积为 1113.8 m^2/g，炭黑的比表面积为 51.8 m^2/g，解释了活性炭吸附性能优于炭黑的原因。

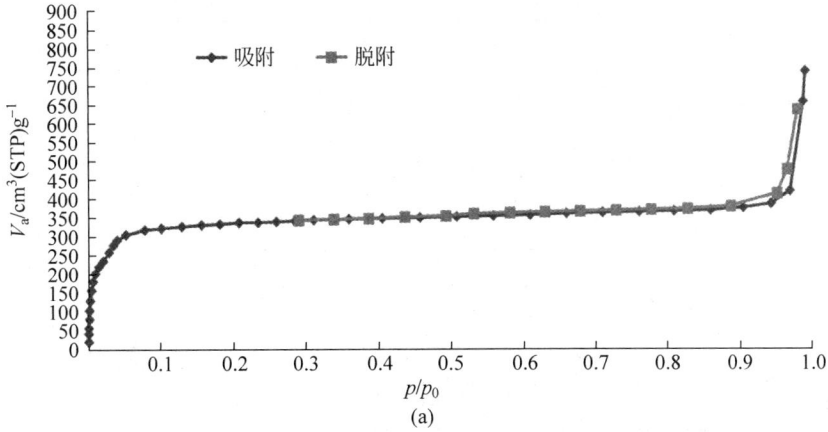

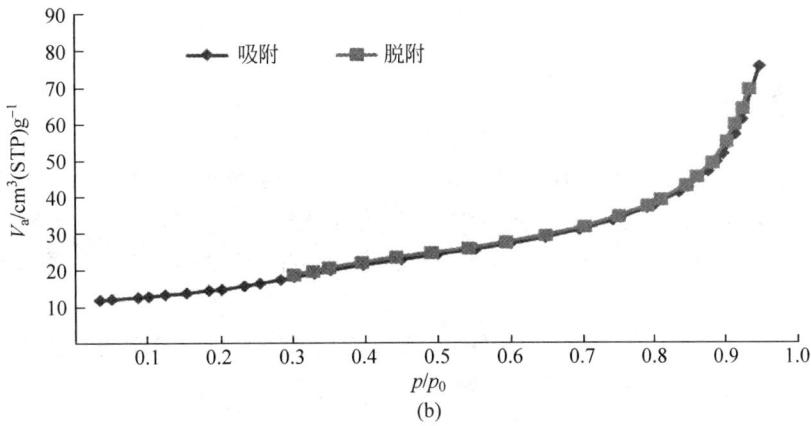

图 35-4　材料的吸脱附曲线

（a）活性炭；（b）炭黑

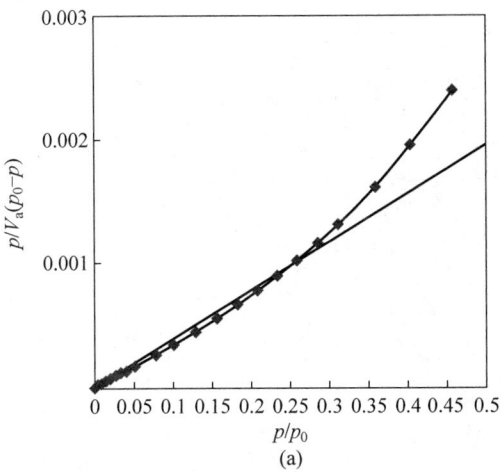

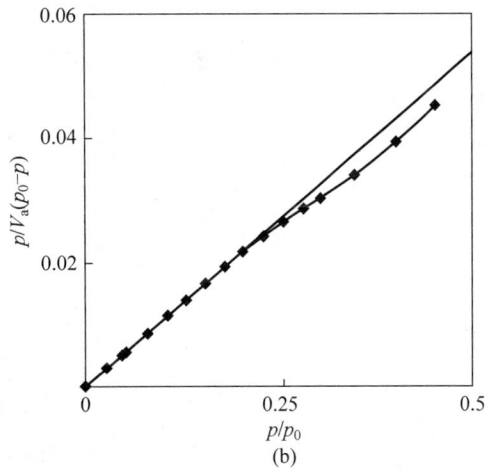

图 35-5　材料的 BET 图

（a）活性炭；（b）炭黑

表 35-1 活性炭和炭黑的比表面积

项　　目	活　性　炭	炭　　黑
起始点	8	4
终止点	10	8
斜率	0.003 897 5	0.083 597
截距	0.000 010 267	0.000 322 8
相关系数	0.9999	0.9999
孔体积$(V_m)/(cm^3/g)$	255.9(STP)	11.916(STP)
比表面积$(\alpha_{s,BET})/(m^2/g)$	1113.8	51.865
吸附热 C	380.63	259.98
总孔体$(p/p_0=0.948)/(cm^3/g)$	1.0891	0.1173
平均孔径/nm	3.9113	9.0447

35.3.8　实验注意事项

（1）实验进行前,先对仪器进行量程调整(span adjustment);

（2）实验前,一定要保证吸附气(N_2)和背景气(He)的钢瓶压力不低于 3 MPa;

（3）为了保证测试的精度和可重复性,一定要保证样品管和填充棒充分清洗和干燥;

（4）为了保证分析样品中的杂质不污染仪器,在样品预处理前,应先将样品放于烘箱中烘干 2 h;

（5）密度小的轻质细粉样品,如果压片不会改变孔结构,可以考虑压片后测试;

（6）在往杜瓦瓶中倒入液氮时一定要做好防护措施,防止冻伤。

第 36 章
气体吸附及其在多孔材料研究中的应用

崔 雨 宋廷鲁 编

　　物理吸附是物理化学学科中吸附理论的一部分,是对材料的基础物理性质(如比表面积和孔径分布)进行测试的基本原理,也是后期通过对实验原始数据的处理而获得材料性质的重要前提。本实验指导书详细介绍了物理吸附的基础知识、仪器测试原理和数据处理过程。

　　本实验指导书包括 2 个实验的设计。通过实验内容的实践,学生可以掌握比表面积和孔结构分析仪的基本构造、测试原理及操作方法,加深学生的理论知识记忆和实践操作能力。

36.1 氮气低温吸脱附法测试多孔材料的比表面积

36.1.1 实验目的

（1）理解吸附过程和基本原理等；

（2）掌握利用 BET（Brunauer-Emmett-Teller）方法计算材料的比表面积；

（3）掌握利用氮气吸附测试材料比表面积的实验方法。

36.1.2 实验原理

待测多孔材料的表面有过剩的自由能，当气体分子与材料接触时，会暂时停留在材料表面，造成材料表面的气体浓度大于气相中的气体浓度，这种现象称为吸附作用。由分子间作用力产生的吸附为物理吸附，被吸附的气体叫作吸附质，能吸附气体的固体材料叫作吸附剂，描述吸附质吸附能力大小的物理量就是吸附量，通常是用单位质量吸附剂达到平衡时所吸附的吸附质的体积表示，如 cm^3/g。

单位质量的固体材料具有的总表面积称为比表面积，单位是 m^2/g，是多孔固体材料的重要物理参数。而样品的比表面无法直接测量，因此根据物理吸附过程，将惰性吸附质气体分子作为一种分子探针，可控通入可计量的气体分子使气体分子慢慢覆盖于被测多孔材料的整个表面：吸附过程开始后，随着气体压力的增加，吸附量也逐渐非线性增加，气体以单分子层厚度覆盖在样品表面；当相对压力继续增加，气体分子会在材料表面形成多分子层吸附，进而有可能发生毛细管凝聚现象，气体分子液化而充满材料的整个孔道。记录取得不同压力下样品的饱和吸附量，得到样品的等温吸附曲线，进而可得到样品的比表面积。

常用 Brunauer、Emmett、Teller 三人总结归纳的多层物理吸附方程来描述比表面积，该方程称为 BET 方程，如下：

$$\frac{1}{n((P_0/P)-1)} = \frac{1}{n_m C} + \frac{C-1}{n_m C} \times \left(\frac{P}{P_0}\right)$$

其中，P_0 为给定温度下，吸附气体的饱和蒸气压力；P 为吸附气体的吸附平衡压力；P/P_0 为绝对压力 P 与饱和蒸气压力之比，其值在 $0\sim1$；n 是在相对压力 P_0/P 时的吸附气体量；n_m 为单分子层饱和吸附量，即吸附质分子铺满吸附材料单层时的吸附量；C 为 BET 常数，与吸附气体和吸附材料之间的第一吸附层的吸附能有关，为正值。

通过实验测得吸附等温线，在等温线上取对应的 P 和 V，计算出 $\frac{1}{n((P_0/P)-1)}$ 和 $\frac{P}{P_0}$，再以 $\frac{1}{n((P_0/P)-1)}$-$\frac{P}{P_0}$ 作图可得到一条直线，直线的斜率和截距与吸附质的吸附量有关。在已知吸附质分子的截面积时，即可根据吸附质分子的数量计算得到材料比表面积。

由于吸附法测定的关键是吸附质气体分子"有效地"吸附在被测颗粒的表面或填充在孔隙中，因此样品颗粒表面是否干净至关重要。样品处理的目的主要是让非吸附质分子占据的表面尽可能地释放，对于亲水和含微孔的样品，常温常压下很容易吸附杂质分子，有时需要通入惰性保护气体并在高真空度下延长脱气时间、提高脱气温度，以利于样品表面杂质的脱附。

另外,由于测试时样品所能提供的总表面积直接影响测量吸附平衡点的准确性和测试时间,因此氮气吸附的称样量同样需要提前考虑。一般需保证待测样品提供 $2\sim40$ m^2 表面积。而对于比表面积较大的样品,取样量也不能太少,尽量减少天平的称量误差。

36.1.3　实验基本要求

同 31.3 节。

36.1.4　实验仪器和材料

本实验使用 BELSORP-max Ⅱ 比表面积和孔结构分析仪和配套脱气工作站。

待测多孔材料固体粉末、天平、称量底座、石英样品管、石英填充棒、滤塞、长颈漏斗、液氮、药匙、称量纸、去离子水等。

36.1.5　实验内容

(1) 待测粉末样品的预处理;

(2) 介绍物理吸附仪的结构及物理吸附的原理,实验步骤的演示和学生上机操作;

(3) 讲解利用设备数据处理软件计算材料的 BET 比表面积和孔径分布。

36.1.6　实验步骤

1. 样品的脱气处理

使用减重法称取一定量的样品放入已去皮的样品管中,将样品管安装到脱气站上进行脱气,根据样品性质设置样品脱气温度和时间。脱气后样品的净重为该样品的准确质量。

2. 建立测试方法

确认空压机、真空泵、气瓶等附件工作状态良好,设备主机及专用软件 BELMaster 处于待机状态;然后在测试专业模式中新建一个模板方法,包括样品的存储路径、存储文件名及准确质量、该方法名称、吸附质类型及相应物理参数、吸附温度、吸脱附压力点、吸附阶段的进气量和吸附平衡条件等,保存该测试方法。

3. 等温吸脱附曲线测试

调出已建立的测试方法,检查样品信息和测试参数无误,开始进行测试,并按照软件的提示将样品管和盛有液氮的杜瓦罐安装在设备的相应位置,开始测试。测试过程中可根据曲线实时的测试趋势,适当调整吸脱附压力点、吸附阶段的进气量和吸附平衡条件等参数,尽可能保证吸脱附平衡点的数量和稀疏程度合适。

具体操作步骤可参考 35.3.6 节二维码视频。

4. 样品回收和数据处理

(1) 等待测试程序自动结束后,取下样品管和杜瓦罐,回收样品并清洗样品管。

(2) 打开 BELMaster 数据处理软件,导入样品的 .dat 文件,进行 BET 比表面积分析和 NLDFT 孔径分布分析,并将吸脱附曲线、BET 曲线和孔径分布曲线导出为电子表格。

36.1.7　实验结果与数据处理

（1）分析多孔材料的吸脱附曲线，计算多孔材料的 BET 比表面积（图 36-1(a) 和 (b)）；

（2）根据 NLDFT 模型的孔径分布曲线分析样品的主要孔宽（图 36-1(c)）。

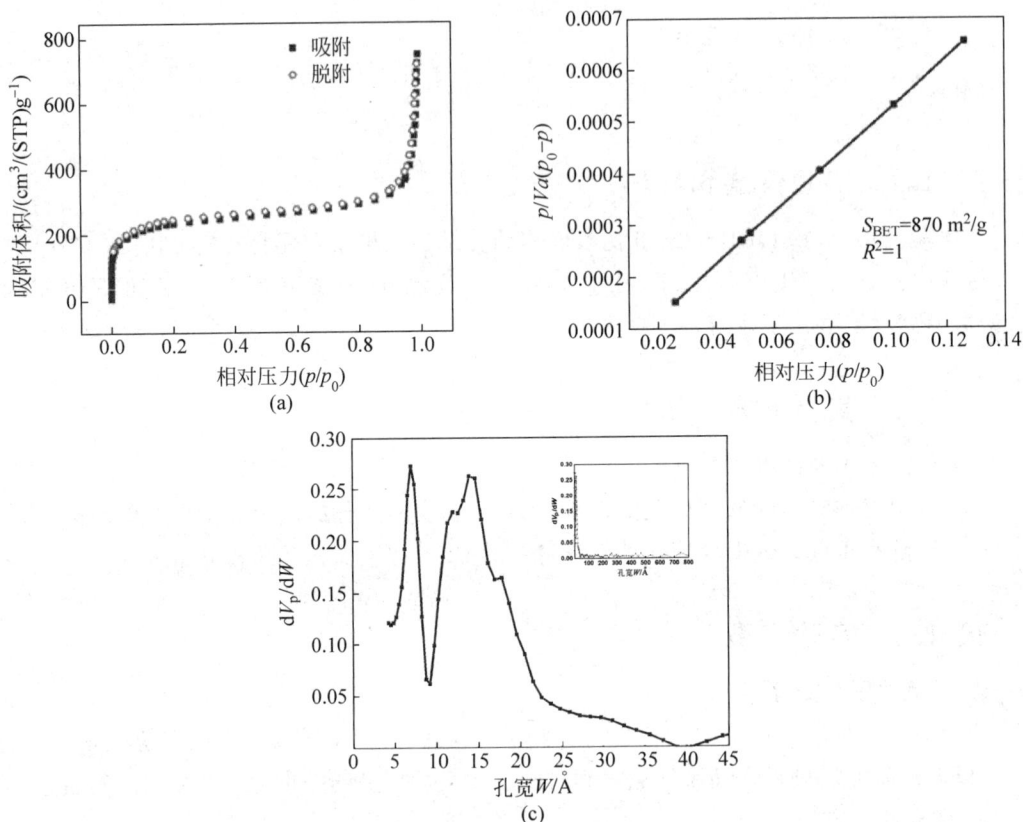

图 36-1　多孔材料的 (a) 氮气等温吸脱附曲线，(b)BET 曲线，(c)孔径分布曲线

36.1.8　实验注意事项

（1）使用液氮时注意个人防护，防止冻伤；

（2）脱气站使用温度较高时，结束加热后需等待样品管降温后方可取下，防止烫伤；

（3）为了保证液氮的纯度和测试时温度的准确可靠，测试结束后剩余的液氮不可倒回液氮罐。

36.2　二氧化碳吸附法研究碳材料的孔结构

36.2.1　实验目的

（1）能够熟练操作比表面积和孔结构分析仪进行吸脱附实验；

（2）了解物理吸附常见的吸附质分子；

（3）了解 CO_2 和 N_2 进行吸附实验的区别和特点。

36.2.2　实验原理

据国际纯粹与应用化学联合会（IUPAC）对孔直径大小的定义，将其分为微孔（<2 nm）、介孔（2～50 nm）和大孔（>50 nm），而微孔中小于 0.7 nm 的称为超微孔。

虽然低温下的 N_2 是对多孔材料的比表面和孔结构进行表征的常用方法，但是由于分子结构中孤对电子的存在，N_2 分子的四极距较强，在某些含有极性官能团的材料中的取向和分布并不均匀，且对于超微孔来说吸附压力极低，对测量仪器的真空度要求也相应较高。而当吸附质分子为 CO_2 时，由于其分子截面积小于 N_2 分子的，且 CO_2 的饱和蒸气压也大于 N_2 的，所以 CO_2 能够进入 N_2 无法进入的孔道，且降低了对仪器真空度的要求。所以，关于 CO_2 作为吸附质对多孔材料孔结构进行表征的研究也逐渐被报道。

36.2.3　实验基本要求

同 31.3 节。

36.2.4　实验仪器和材料

除将杜瓦罐替换为恒温水浴槽，其他仪器和材料同 36.1.4 节。

36.2.5　实验内容

（1）待测粉末样品的预处理；

（2）讲解实验注意事项及演示实验操作步骤；

（3）学生上机操作实验。

36.2.6　实验步骤

除在新建实验方法中将相应参数更改为 CO_2 吸附的参数，以及将装有液氮的杜瓦罐替换为恒温水浴槽进行控温，其他步骤与 36.1.6 节实验步骤基本一致。

36.2.7　实验结果与数据处理

（1）分析 0℃ 和 25℃ 下同种材料 CO_2 吸附最大吸附量的变化；

（2）根据 0℃ 的 CO_2 吸附等温线分析该材料的孔径分布。

36.2.8　实验注意事项

0℃ 的测试需要加入防冻剂防止结冰，提前打开水浴槽使温度稳定，检查循环水的橡胶管，确保接口处无破损。

第 37 章
电子束蒸发镀膜设备的工作原理及使用方法

毛鹏程　编

　　电子束蒸发(electron beam evaporation)镀膜有效地克服了电阻加热式蒸发源存在的加热元件、坩埚及其支撑部件污染等问题,能够快速地将靶材加热到几千摄氏度,几乎能够熔化所有的常用材料,在金属、氧化物和塑料等基体上均可实现薄膜的高速沉积。基于这些优势,电子束蒸发镀膜在工业生产和实验室中都得到广泛应用。本实验指导书旨在培训学生了解电子束蒸发镀膜设备的基本工作原理,掌握该设备使用的基本操作规程,掌握膜厚表征基本技能,以及培养学生的动手实践能力和对科研探索的兴趣。

　　本开放实验项目为大型仪器设备培训型课题,课程依托北京理工大学分析测试中心新引进的电子束蒸发镀膜设备开展,该设备在微纳米加工、光学薄膜蒸镀等方向有大量的科研案例可供学生学习。主要授课内容包含两方面:理论培训部分主要包括不同种类真空镀膜方式的介绍及优缺点对比,电子束蒸发镀膜设备的基本结构及工作原理,设备支撑科研案例简介；上机操作部分主要包括设备基本结构观摩，光学薄膜蒸镀实操，实操台阶仪进行薄膜厚度的表征。通过课程学习与设备实操，学生需要具备以下能力：独立完成基片的清洗和固定，根据指定参数完成设备设置和薄膜蒸镀，独立完成镀膜腔室的清洁和维护，独立操作台阶仪完成薄膜厚度的表征。

37.1　实验目的

（1）了解电子束蒸发镀膜设备的基本结构；

（2）掌握电子束蒸发镀膜设备的设置及操作步骤；

（3）掌握基片清洗及固定方法，靶材的填装及坩埚选择方法，蒸镀腔室的清洁及维护方法；

（4）可独立完成蒸镀薄膜的厚度表征。

37.2　实验原理

对于半导体、航空航天、材料科学、光电产业等诸多行业，薄膜沉积工艺至关重要。这里介绍的电子束蒸发是当下较为流行的沉积方法之一，该设备使用电子束加热和蒸发源材料，靶材蒸发后凝结到基板上形成薄膜。了解电子束蒸发的基本原理，可以帮助实验人员优化薄膜沉积工艺，从而获得高质量的沉积膜层。

薄膜沉积的本质是在基底上创建一层极薄的材料层，此过程可为陶瓷、金属等各种不同的基体提供不同种类的涂层。沉积层的厚度可以从几纳米到几微米不等。薄膜沉积涉及多种技术，包括物理气相沉积（PVD）、化学气相沉积（CVD）等。其中，物理气相沉积结合了溅射、热蒸发和电子束（E-beam）蒸发等方法。在电子束蒸发中，利用高能电子束加热和蒸发源材料。之后，蒸发的材料凝结在基底上，从而形成薄膜。为了避免薄膜污染，保证电子枪灯丝的使用寿命，该过程需要在高真空条件下进行。

与其他薄膜沉积方法相比，电子束蒸发具有多种优势。首先，它可以沉积金属、半导体和绝缘体等多种材料，包括钨和钼在内的高熔点材料也可以使用这种蒸镀方式蒸镀。其次，因为整个蒸镀过程是在高真空条件下进行的，可以防止薄膜受到污染，电子束蒸发能够生产出高纯度、高均匀性的薄膜。最后，高能电子束可以精确控制沉积过程，从而可以精确调节薄膜的厚度。但是，电子束蒸发也有一些缺点。由于电子束集中在蒸发靶材上的一个小点上，因此该过程的沉积面积有限。这限制了可以沉积的薄膜的尺寸。此外，高能电子束还存在损坏蒸发靶材的风险，当功率升高过快时电子束可能导致蒸发靶材的快速升温，从而导致热损伤，在某些情况下还会导致靶材的喷溅。

电子束蒸发镀膜系统由电子枪、坩埚、基片支架和真空室等组件组成。电子枪产生高能电子束加热和蒸发靶材，包括阴极、阳极和加热灯丝，通过在阴极和阳极之间施加电压而产生高能电子束，并将其聚焦在靶材上。坩埚是容纳靶材的容器，通常由能够承受电子束蒸发过程中所产生高温的材料制成，其位于电子束的路径之中，电子束加热和蒸发其内部的原材料。基片支架用于固定沉积薄膜的基片，位于蒸发材料的路径中，使蒸发出来的材料能够凝结在基片上，蒸镀过程中，基片支架可匀速旋转以确保薄膜的均匀沉积。真空室用于创造电子束蒸发所需的高真空条件,真空室的设计目标是保持大约 10^{-6} torr(1 torr= 133 Pa)的真空度,以防止薄膜受到污染。这里所介绍的电子束蒸发镀膜设备使用直接沉积技术,即电子束加热并蒸发源材料,然后将产生的蒸气凝结到基材上。

电子束蒸发可用于沉积多种材料,包括金属、半导体和绝缘体。一些常用的材料包括金、银、铜、钛、钨和铝等金属,硅、锗、砷化镓等半导体材料,二氧化硅和二氧化钛等绝缘体。沉积材料的选择取决于薄膜所需的特性,如电导率、光学特性和机械特性。影响电子束蒸发效果的因素有很多,如沉积速率、沉积角度和基板温度等。沉积速率取决于电子束功率、电子枪与坩埚之间的距离以及坩埚的大小。同时,沉积角度取决于基板与坩埚之间的距离以及基板支架的位置。此外,基板温度在沉积过程中对薄膜的附着力和结晶度也起着重要作用。

电子束蒸发的应用已遍布各行各业。半导体行业通过电子束蒸发将金属和半导体薄膜沉积在基板上,以生产晶体管、二极管和集成电路等电子设备。光学领域,为了制造镜子、镜头和滤光片等光学元件,需要使用电子束蒸发在基板上沉积金属和电介质薄膜。航空航天领域使用电子束蒸发将金属和陶瓷薄膜沉积在基板上,以生产用于卫星等航天器的部件。

37.3 实验基本要求

实验地点为超净间,实验过程中全程穿着洁净服,不得在超净间饮食,制样过程需佩戴一次性手套。电子束蒸发镀膜设备为贵重仪器设备,学生进行实验需得到指导教师的允许,并在指导教师在场的情况下完成样品蒸镀。

37.4 实验仪器和材料

电子束蒸发镀膜机(Angstrom Engineering 公司,Amod),石英片、硅片、铬靶材、金靶材、二氧化硅靶材。

37.5 实验内容

1. 电子束蒸发镀膜设备使用实操
(1) 电子束蒸发镀膜设备结构观摩;
(2) 基片的清洗及固定;
(3) 样品蒸镀基本操作步骤学习;
(4) 指定参数样品蒸镀实操;
(5) 光学薄膜蒸镀实验演示;
(6) 设备腔室的清洁与维护。
2. 膜厚的测定方法学习
(1) 膜厚测定方法简介;
(2) 台阶仪膜厚测试实操。

37.6 实验步骤

（1）开设备空调、水冷机。水冷机打开主电源即可；真空泵由计算机软件控制，不需要进行任何操作。设备配套的小型吸尘器电量有限，开始操作前需给吸尘器充电。

（2）打开仪器后侧墙上的气路开关（竖直为开，横为关），需要打开压缩空气（仪器阀门及挡板气动需要）及氮气（vent 时充入舱室）开关。

（3）打开仪器操作面板（右下侧），最下面红色的为仪器主开关，逆时针旋转到 on 位置，仪器电源及控制计算机中的软件会自动打开。

（4）点击控制软件右上角 login in 登录，登录账号和密码均为 Supervisor，控制软件下侧为主菜单，分为 Main（控制镀膜过程和源）、System（仪器部分，如真空、挡板、坩埚及镀膜完成后的 overrides 等）、Recipe（编写和修改镀膜程序）、Setup（控制材料参数，如 PID，Tooling factors）、Data（镀膜曲线，一般用不到）、Alarms（报警信息）。

（5）腔室破真空，点击 System—Vaccum system—vent—start ，等待 7～8 min 后，开启舱门。正常情况下电子束蒸发电子枪的挡板是关着的，此时无法放置坩埚及原材料，需要先关闭舱门（舱门打开后仪器会自动断电，电子束控制器会断电，各挡板会无法控制开关，关闭舱门后可以进行开关挡板操作），点击 System—shutter—ebeam 的 shutter 打开（open），挡板打开后再开舱门。

（6）放置坩埚及源材料。一共有 6 个电子束蒸发坩埚，可以在 Main—load materials 中查看当前坩埚位置，先选择左侧坩埚（ebeam pocket 1～6），右侧点 move to pocket 即可移动到坩埚位置，与 shutter 不同，舱门开时也可以更换坩埚位置。选择好坩埚位置后，放置坩埚及原材料，原材料的体积占坩埚容量的 2/3～3/4 为适宜，不得超过 80% 或低于 30%，以防止镀膜过程中原材料溢出或电子束打到坩埚壁导致坩埚破裂，放置材料后，在 current material 设置为当前蒸镀的材料。

（7）在样品台上粘贴要做的样品（硅片等使用聚酰亚胺胶带粘牢，可在样品台上先粘一层锡箔纸，可防止粉尘污染，也可以粘得更牢），注意样品一定要粘牢，不然蒸镀过程中样品掉落到坩埚内会损伤电子枪，并造成污染。样品台顶端有两颗螺母，螺母松时样品台固定，螺母紧时样品台可拆卸。

（8）关闭舱门并锁紧，关闭 ebeam 的 shutter（System—shutter—ebeam 的 shutter close），点 system—vaccum syetem—pump dpwn—start 进行抽真空，持续 40～50 min，待真空度到达 5×10^{-6} torr 以下，仪器上方指示灯变绿方可运行 recipe。

（9）检查样品台高度，蒸镀金、铂密度较大，样品台需降到最低保证蒸镀效率。其他材料一律将样品台升至最高以保证镀膜均匀性。升降样品台在 system—overrides 界面，设备顶端标尺可显示样品台实际高度。样品台高度错误会导致实际膜厚与设置值的较大差异，运行镀膜程序前务必核对样品台高度。

（10）镀膜程序设置，程序分为几个主要部分：

① sources，设置靶材参数；

② startup，仪器状态设置，不需要改动；

③ process，一个 layer 中分为 precondition、AT（Auto tune）、stabilize、deposite、 postcondition。

一般一个程序中运行一个 layer。

sources：设置材料名称 name、曲线颜色 color、靶材位置、电子束扫描图案 sweep select（1 为点；3 为边缘扫描，用于二氧化硅；4 为小同心圆，用于镀铬；6 和 8 用于镀银等材料）。

Use rate control PID DB 勾选，在下面的 rate control PID reference 中设置材料属性 source、material、最大功率值 max power（对于新材料，建议先设置一个较小的值，如 2% 左右；若设置的值太大，在软件运行 AT 时，会将功率升到最大值，操作不当会引起材料溢出或坩埚损坏），最大速率 max rate（一般为目标值的 200%～300%），其余的不用改动。勾选下方的 physical sensor 1A 和 1B，设置新的 Tooling factor，对于新材料，设置 100%，镀膜后再加以修正，如镀膜后膜厚为显示值的 50%，则下次蒸镀时将 Tooling factor 改为 50。

对 AT 功能的解释：程序运行时，由于热量的积累和散热、材料填装多少、各种材料热参数的不同，达到目标速率后实际功率会一直变化。仪器控制端会根据 PID 的负反馈机制实时调节当前的功率值，以保持镀膜速率的稳定。AT 阶段会将电子束功率先下降然后上升，经过 1～2 个循环后即可获得当前材料的特性，这样仪器即可通过调节功率来稳定镀膜速率。

precondition：预熔，将材料熔化及达到目标镀膜速率，设置目标功率输出 target output，对于新材料，设置一个较小的值如 1%～2%，镀膜时再慢慢升。

ramp rate：电子束功率爬升速率，为防止熔化过快造成坩埚破裂，适用较低的爬升速率（2%～5%/min，注意区分单位，min 和 second，2%/second 的话就相当快了，很容易打坏坩埚或材料熔化过快造成溢锅）。

soak time：达到目标功率值后停留时间，可设置稍长，如 300 s。

source shutter 和 sensor shutter 保持 open。

AT：设置目标速率 target rate、timeout（一般为 200～300 s）。

stabilize：目标速率、速率容差 accuracy threshold，一般为 10；hold time，10～20 s；time out，200～300 s。

deposite：设置目标速率、蒸镀厚度。

postcondition：沉积已完成，将功率降到 0，target output，0；ramp rate，2%～5%/min，与升功率相同，降功率时也要缓慢下降，防止快冷时热应力过大胀破坩埚，Source shutter 保持 open，可避免蒸镀材料过多沉积到电子枪挡板上。

设置好 recipe 后，左上角 verify 一下，看是否有 error 和 warning，确认无误后保存镀膜设置。

（11）运行镀膜程序。main—process，在右侧 load—browse 选择设置好的程序，load recipe，即可运行程序。点击开始前确认电子束控制模块为上位机控制状态，液晶屏右侧 remote control 指示灯亮。在镀膜过程中，需实时进行监控并根据速率调整灯丝功率。precondition 阶段将 power 值提高，直至达到目标速率；达到目标速率后点击最上边金属参数，将最大功率设置为当前功率值的 120%。设置好后，再将 precondition 步骤中的 soak time 设置为 30 s，30 s 后程序自动跳转到下一步骤进行 AT，AT 阶段会将功率值先下降再升到设置的最大值（max power，如果此过程中的镀膜速率超过 recipe—source 中设置的 max rate，仪器会进行报错，可降低 max power 值或提高 max rate 的值再次运行 recipe）。

AT 阶段运行两个正弦曲线后会进入下一步 stabilize,此阶段会逐渐将速率稳定到设置值,15 s 内速率误差都保持在设置的 10% 以内,即会开始进行 deposit。此时样品台挡板打开(substrate),注意此时不要频繁开启观察窗,因为会在玻璃上也沉积上材料,时间长了观察窗就看不清了。Deposit 结束后,运行 postcondition,电子枪功率逐渐下降至 0。

(12)镀膜结束后,稍等 5 min,待样品冷却后再进行破真空,syetem—vaccum syetem—vent—start,破真空需等待 7~8 min;舱门打开后,用设备上的静电消除棒点触样品台、腔室壁、挡板等位置消除静电,防止薄膜被静电击伤,取出样品,取出源材料及坩埚,用吸尘器清理舱室,检查晶振片寿命,如低于 85% 则及时更换。蒸镀结束后粘样品的金属台放置腔外,用铝箔纸包好即可。

(13)关闭舱门,回到 system—overrides 界面,foreline value 打开(open),这一步的目的是用前级泵将舱室抽至低真空,防止不用的时候舱室被污染。等真空度到 10^{-1} torr 时,foreline value 关闭(close),再关闭 rough pump(stop),关闭仪器主电源及鼠标电源。

(14)关闭气路,到隔板间关闭空调及水冷机。

(15)在电子束蒸发用户登记册上登记使用信息。

37.7　实验结果与数据处理

要求学生使用台阶仪测试实际蒸镀薄膜的厚度。本实验将参考蒸镀薄膜厚度的均匀性与准确性对学生的仪器设备掌握水平作综合评定。

37.8　实验注意事项

(1)预热时先用散焦电子预热。

(2)蒸发粉末状绝缘膜材时,由于电子在膜材上积累,粉末颗粒带负电荷,带电颗粒之间相互排斥,导致膜材在真空室内飞溅。为避免这种现象发生,初始加热时,加热电流要小,使膜材局部熔化,然后再增大电子束流,这样就不会出现膜材飞溅现象。

(3)多场电子枪蒸发材料,蒸发的膜材可能沉积在缝隙处,导致坩埚盖卡死,或造成对其他蒸发源的污染,针对这种情况必须在每次蒸镀结束后取出所有坩埚,使用手持式吸尘器认真清理腔室。

(4)灯丝加功率到经验值以上时,若不出现蒸镀速率,则不能继续增加灯丝功率,立即从观察窗检查电子束轰击位置有无坩埚;若视野中坩埚位置很暗,则立即将灯丝功率降到 0,破真空,开门检查坩埚位置,此问题大多数时候为实验者将坩埚放错位置所致。

(5)关机必须按照流程规定开前机阀、降真空、关前机阀、关前机泵,切不可 pump down 腔体,否则断电时分子泵运转将打坏扇叶。

第38章

超精细加工之电子束曝光技术及应用

尹红星 编

微纳米加工技术是当今科技界的热门研究领域之一,特别是近期二维材料、光子晶体、超材料等新型材料的兴起,微纳米加工已经成为一个必不可少的加工手段。电子束曝光,也叫作电子束光刻(electron beam lithography,EBL),作为一种超高精度加工设备而成为当今微纳米科学研究与技术开发的重要工具。电子束曝光设备的照片以及电子束曝光制备的超表面结构如图 38-1 所示。本实验指导书的目的是使学生了解微纳米加工技术的原理和方法,熟悉微纳米加工在科学研究方面,特别是微电极制备、光子晶体的制备,以及工业生产中芯片流片等工艺流程,培养学生对大型设备的动手实践能力和对科研的兴趣。

本实验指导书包括对电子束曝光技术的理论培训和上机操作两个方面。

(1) 理论培训主要包括微纳米加工技术中微纳米加工的工艺流程,光刻技术,曝光的工艺过程,光刻胶的特性,扫描电子显微镜的工作原理,电子束曝光的原理与系统,以及电子

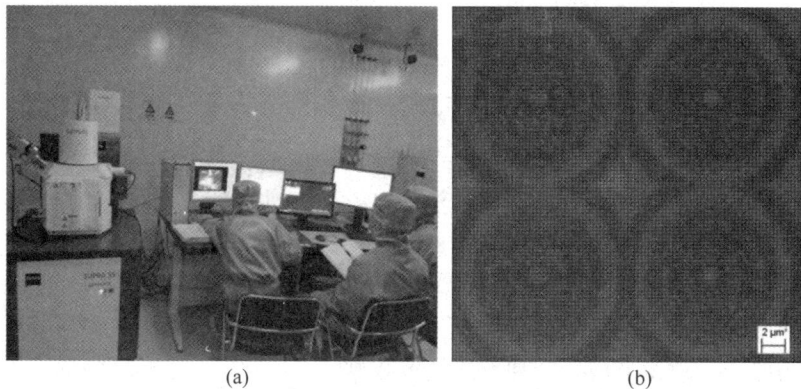

图 38-1　(a)电子束曝光设备照片和(b)电子束曝光制备的超表面全息图的微纳结构

束曝光图形的设计。

　　(2)上机操作培训主要包括超净间工作注意事项,扫描电子显微镜的操作步骤,光刻胶旋涂机和热板的操作,电子束曝光设备的操作,以及曝光图形的画图和对曝光图形的曝光与显影定影。

38.1　扫描电子显微镜的操作步骤实验

38.1.1　实验目的

　　(1)在扫描电子显微镜理论指导的基础上了解扫描电子显微镜的基本结构和原理;
　　(2)掌握扫描电子显微镜样品的制备原则和方法;
　　(3)熟练掌握扫描电子显微镜的操作方法和调节步骤,为电子束曝光设备的操作打下基础。

38.1.2　实验原理

　　扫描电子显微镜的基本结构可分为电子光学系统、扫描系统、信号检测放大系统、图像显示和记录系统、真空系统、电源及控制系统六大部分。

　　扫描电子显微镜主要是利用二次电子信号成像来观察样品的表面形态。通过电子光学系统产生的极狭窄的电子束在样品表面逐点扫描,通过电子束与样品的相互作用产生各种信号,其中主要利用二次电子信号来记录成像,然后通过调节电压、光阑孔径,以及电子束聚焦和消像散来达到最佳的分辨能力。

38.1.3　实验基本要求

　　扫描电子显微镜是一种精密的仪器设备,要求学生必须按照要求操作,穿着洁净服,遵守北京理工大学微纳加工中心超净间工作须知。

38.1.4　实验仪器和材料

Zeiss Supra55 扫描电子显微镜,扫描电子显微镜配套标准样品、金属样品和二维材料样品。

38.1.5　实验内容

(1)扫描电子显微镜仪器界面介绍及进样抽真空操作;

(2)扫描电子显微镜聚焦像散调节;

(3)扫描电子显微镜光阑孔径和电压调节步骤。

38.1.6　实验步骤

(1)装试样:在备用样品座上装好样品,并记录样品形状、编号和位置。注意,各样品观察点高度应基本一致。确认样品不会脱落,并用氮气枪吹一下。

(2)放气:点击"Vent"等待 1~2 min。注意,应确认"Z move on vent"已选上,放气时样品台会自动下降。

(3)拉开舱门:拉开舱门前,应确认样品台已经降下,周围探测器处于安全位置。

(4)更换样品座:操作时应戴手套,避免碰触样品。

(5)关舱门:注意,舱门上 O 圈有时会脱落,关门时勿夹到异物。

(6)抽真空:点击"Pump",等待真空就绪(留意 Vacuum 面板上真空状态)。等待过程中,可先移动样品台初步定位样品。

(7)定位样品:打开 TV,移动样品台至正中间。升至工作距离 5~10 mm 处,可以直接输入一个 Z 值至指定高度,一般输入 42.8mm,平移对准样品。可打开"stage navigation"帮助定位。

(8)开高压和调整合适的光阑孔径:根据检测要求和样品特性,设定加速电压和光阑孔径。

(9)观察样品,定位观察区:全屏快速扫描(点击工具栏上);选择"Inlens"或 SE2 探头,将放大倍数缩至最小,聚焦并调整亮度和对比度(Tab 键可设置粗调 Coarse 或细调 Fine),读取 WD 数值,必要时升降样品台,WD 常用 5~10 mm,移动样品台 X、Y,或使用 Centre Point(Ctrl+Tab 键)定位,聚焦、放大至约 5k×,再聚焦、定位。

(10)必要时调光阑对中:选区快速扫描,Aperture 面板上,选上"Wobble",调 Aperture X 和 Y,消除图像水平晃动。完成后取消 Wobble。

(11)消像散:选区扫描,依次调 Stigmation X、Y 和聚焦直到图像最清晰。

(12)成像:进一步放大至约 50k×,并进一步聚焦和消像散,全屏扫描,调亮度和对比度,用 Beam Shift 或 Ctrl+Tab 定位成像位置,点击 Mag 设置所需放大倍数,Scanning 面板选择消噪模式(一般用 Line Avg),选择扫描速度和 N 值(使 cycle time 在 40 s 左右为宜),确认 Freeze on=end frame,点击 Freeze,等待扫描完成。

(13)存储:点击"文件→保存图片",或点击鼠标右键,弹出快捷菜单→Send to→Tiff file,设置文件夹、文件名、文件名后缀,点击 Save,同一样品图片再次存储,直接左键点击工具栏上快捷按钮。存储结束后,点击 unfreeze,点击 2 快速扫描。

(14) 关闭高压,卸真空,取出样品:在 SEM Control 面板中选择"EHT Off",确认 EHT 已经关闭,在 Vacuum 栏点击 vent 并确定,等待 1~2 min,待腔门可以打开后取出样品,关闭腔门点击"pump"将腔体抽真空。

38.1.7 实验结果与数据处理

用扫描电子显微镜观察金属样品、氧化物颗粒样品和二维材料样品,通过调节电压、光阑孔径、工作距离、聚焦、消像散、亮度、对比度等步骤得到清晰的表面形貌,并对不同样品拍摄不同放大倍数的表面形貌照片。对颗粒样品和二维材料样品的扫描电子显微镜图像中的特征尺寸进行长度标记并保存,并对数据进行初步的分析。

38.1.8 实验注意事项

(1) 在使用之前确认样品室和电子枪的真空度及仪器状态是否正常;
(2) 样品制备过程中样品的选择和装样,不导电的样品要做喷金处理;
(3) 样品要用导电胶粘在样品台上,并确保固定结实;
(4) 根据观察所需,选择合适的电压、光阑孔径和信号源。

38.1.9 其他说明

电子束曝光是一种电子束直写技术,是指使用电子束在样品表面制备图样的工艺,扫描电子显微镜的操作是电子束曝光设备操作的基础,只有掌握了扫描电子显微镜的基本操作才能进行电子束曝光。

38.2 电子束曝光设备的操作实验

38.2.1 实验目的

微纳米加工技术是当今科技界的热门研究领域之一,电子束曝光作为一种超高精度加工设备已成为当今微纳米科学研究与技术开发的重要工具。通过电子束曝光设备的操作培训和上机实操,使学生了解微纳米加工技术的原理和方法,掌握微纳米加工中扫描电子显微镜和电子束曝光设备的操作流程,熟悉现代半导体行业特别是微机电系统(micro-electro-mechanical system,MEMS)的工艺流程,培养学生对大型设备的动手实践能力和对科研的兴趣。

38.2.2 实验原理

电子束曝光是指利用电子束在涂有电子束抗蚀剂的晶片衬底上直接描画或投影复印微纳米级图形的技术,电子束抗蚀剂制作图形的工艺流程如图 38-2(a)所示。电子本身是一种带电粒子,根据波粒二象性可以得到电子的波长,并且电子能量越高,波长越短,比光波长短百倍或千倍,因此电子束具有极高的分辨率。电子束曝光设备就是利用电子束的超高分辨率对电子束光刻胶进行曝光的。电子束曝光系统通过电子光学系统对电子束进行聚焦偏转,然后通过光栅扫描或矢量扫描的方式对曝光图形进行扫描,从而将电子抗蚀剂进行感光,电子束高斯圆束的矢量扫描模式如图 38-2(b)所示,然后通过显影就可以得到需要的图形结构。

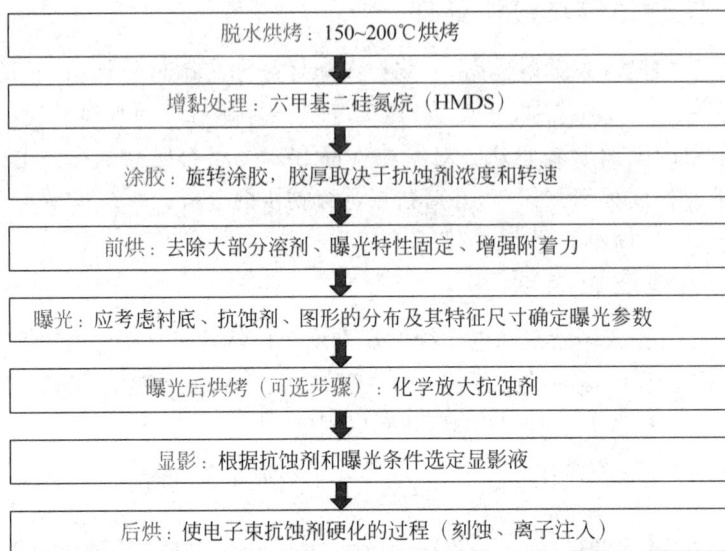

脱水烘烤:150~200℃烘烤
增黏处理:六甲基二硅氮烷(HMDS)
涂胶:旋转涂胶,胶厚取决于抗蚀剂浓度和转速
前烘:去除大部分溶剂、曝光特性固定、增强附着力
曝光:应考虑衬底、抗蚀剂、图形的分布及其特征尺寸确定曝光参数
曝光后烘烤(可选步骤):化学放大抗蚀剂
显影:根据抗蚀剂和曝光条件选定显影液
后烘:使电子束抗蚀剂硬化的过程(刻蚀、离子注入)

(a)

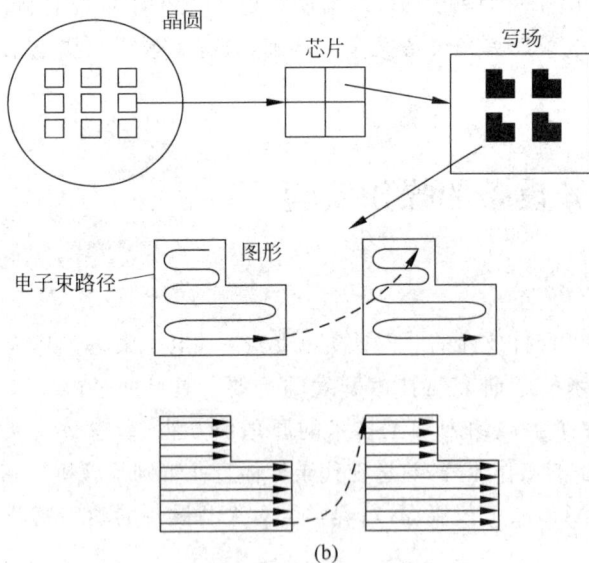

(b)

图 38-2　(a)电子束抗蚀剂制作图形工艺流程和(b)高斯圆束的矢量扫描模式示意图

38.2.3　实验基本要求

电子束曝光设备是一种精密的仪器设备,要求学生必须按照要求操作,对扫描电子显微镜有一个基本的了解,穿着洁净服,遵守北京理工大学微纳加工中心超净间工作须知。

38.2.4　实验仪器和材料

Zeiss Supra55 扫描电子显微镜+ Raith GmbH Elphy plus 电子束曝光套件、涂胶机、微波等离子体去胶机、热板。单抛硅片、聚甲基丙烯酸甲酯(PMMA)光刻胶、甲基异丁基酮:异丙醇 MIBK:IPA 为 1:3 的显影液、IPA 定影液。

38.2.5　实验内容

(1) 电子束曝光软件介绍;

(2) 电子束曝光坐标系的建立及特征点标记操作;

(3) 电子束曝光写场调节及注意事项;

(4) 电子束曝光图形的设计原则及操作步骤;

(5) 电子束曝光束流测试及曝光剂量的优化;

(6) 电子束曝光复杂图形的设计;

(7) 电子束曝光图形的画图参数与工艺流程的设计;

(8) 电子束曝光图形的曝光参数的优化;

(9) 电子束曝光图形的显影和定影;

(10) 电子束曝光图形的观察及改进。

38.2.6　实验步骤

(1) 清洗硅片并烘干:在硅片上旋涂 PMMA 光刻胶,在热板上用 180℃烘烤 2 min。

(2) 同 38.1.6 节步骤(2)~(8)。

(3) 定位样品左下角为观察区:全屏快速扫描(点击工具栏上),选择 Inlens 探头,放大倍数缩至最小,聚焦并调整亮度和对比度(Tab 键可设置粗调 Coarse 或细调 Fine),调整 WD 为 6.5 mm,移动样品台 X、Y,聚焦、放大至约 5k×,再聚焦、定位。

(4) 同 38.1.6 节步骤(10)~(11)。

(5) 建立坐标系:空白样品可以通过两点定标的方法建立坐标系,以样品左下角和下边缘为 u 轴建立 uv 坐标系,注意原点和 P1 点设置为同一个点,P2 点为样品右下角读取的点,设置好之后点击 Adjust 建立 uv 坐标系。

(6) 调整写场:预先选取合适的写场大小,如有必要则需要调整写场参数,通过 chessy 标样来调节,在 scan manager 栏点击 Writefield Alignment Procedures 下的 Manual 中选取相应的写场调节文件,将该文件拖到新建的 Positionlist 窗口右键点击 Scan 完成操作。在 Calculated Writefield correction 中查看 Zoom U 和 Zoom V 越接近 1 越好,完成之后点击 Accept。

(7) 测定束流并计算束斑停留时间:在 Stage Control 窗口中的 Positions 栏选择 Faraday cup on holder 并点击 Go,到达法拉第筒处,并将扫描放大倍数放得足够大而让法拉第筒覆盖整个屏幕,用外置皮安表测定电子束流。在 Patterning Parameter Calculation 处计算点、线、面的 Dwell Time,计算完毕点击 OK 保存计算值。

(8) 画图并设定参数:创建一个 GDSII 数据库,新建一个 Design. csf 文件,然后点击 Create a New Structure 按钮并打开用 Toolbox 画出点、线、圆、多边形和文字,熟练操作 Toolbox 中的各种功能。通过 Modify＞Duplicate＞Matrix 创建一个 5×5 的矩阵图形,设定矩阵周期、曝光 dose 和图层,设定完毕保存图形。

(9) 对所画图形进行曝光:新建一个 Positionlist,路径为 File＞New Positionlist,将所画的图形结构拖进 Positionlist 窗口,选择需要曝光的图层,设定好工作区域和位置即可进行曝光,如需用 63 层对准,则要在曝光前提前调整。

(10) 取出样品进行显影和定影处理:待曝光文件曝光完成,在 SEM Control 面板中选择 EHT Off,确认 EHT 已经关闭,在 Vacuum 栏点击 vent 并确定,等待 1～2 min,待腔门可打开后取出样品,将曝光完成的样品进行显影和定影处理,显影液为 MIBK:IPA,定影液为 IPA,显影时间为 40 s,定影时间为 30 s。定影完成之后用氮气枪将样品吹干。

(11) 抽真空。关闭腔门,点击"pump"将腔体抽真空。

38.2.7　实验结果与数据处理

电子束曝光得到的图形,需要经过特定的显影液显影并用定影液定影之后才可以查看曝光图形效果,可以先用光学显微镜查看。但由于光学显微镜分辨率较低,看不到精细结构,因此电子束曝光图形需要用扫描电子显微镜观察。通过调节电压、光阑孔径、工作距离、聚焦、消像散、亮度、对比度等步骤得到清晰的表面形貌,并对曝光图形用不同放大倍数观看表面形貌,曝光得到的光刻胶的星形图案的扫描电子显微镜照片如图 38-3(a)所示。对曝光图形的特征尺寸进行长度标记并保存,曝光得到的光刻胶的星形结构的线条宽度测量结果如图 38-3(b)所示,最小线宽在 60 nm 左右,对数据进行初步的分析,会改变参数对曝光图形进行修正。

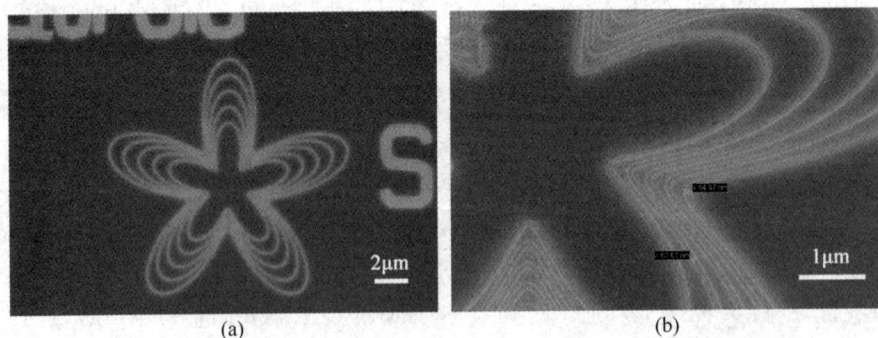

(a) 　　　　　　　　　　　　　　(b)

图 38-3　电子束曝光得到的光刻胶图案

(a) 星形图案的扫描电子显微镜照片;(b) 星形结构线条宽度测量结果

38.2.8　实验注意事项

(1) 样品表面的洁净度;

（2）电子束光刻胶 PMMA 旋涂的转速和前烘温度；

（3）样品的放置方位和装样顺序；

（4）真空室的真空度；

（5）曝光参数，如电压、光阑孔径、曝光剂量、写场大小、电子束流大小等；

（6）显影和定影时间。

第 39 章
电子产品制造中的引线键合外观形貌观测

李 红 编

　　引线键合(wire bonding)又称线焊,是指用金属细丝将裸芯片的电极焊区与对应的封装外壳的输入、输出或者基板上金属布线焊区连接起来。一般通过温度、压力、超声连接,破坏金属表面氧化层和污染,产生塑性变形,使界面亲密接触,产生电子共享和原子扩散而形成焊点。根据键合方式的不同,分为球形键合和楔形键合。本实验指导书从引线键合设备构造、工作原理以及键合工艺探究进行讲解,并利用超景深三维显微镜对键合产品进行形貌观测。

　　本实验指导书包括 3 个实验的设计,通过实验内容的实践,学生可以掌握引线键合设备和超景深三维显微镜的基本构造、原理及操作方法,增强学生利用科学仪器进行实验探究的意识。

39.1　引线键合——金丝球焊实验

39.1.1　实验目的

(1) 了解设备的组成、结构和原理;

(2) 了解在芯片互连过程中经常出现的不良问题;

(3) 通过改变焊接超声功率、焊接压力、焊接时间和温度等参数,掌握金丝球焊工艺。

39.1.2　实验原理

球焊的基本原理是在超声能量、温度、压力的共同作用下形成焊点,其工艺过程可简单表示为烧球——一焊—拉丝—二焊—断线—烧球。

具体的焊接过程如下:焊接时金丝通过中空的劈刀到达劈刀尖,留出可控制长度的尾丝,打火杆动作,由 EFO 系统产生高压对尾丝放电产生电火花,高温瞬间熔化金线的尾丝端部,由于表面张力的作用,熔化的尾丝端部迅速凝固形成金球,根据标准工艺推荐和实际操作经验,金球的直径一般控制为 2~3 倍金线直径;在超声焊接时,Z 轴运动系统将控制劈刀下降至芯片上方,根据事先设定的压力将金球压在镀金的引脚和芯片焊盘上,同时启动超声电源,电功率通过换能器转换成纵向或横向的机械振动能量,这种高频的机械振动促使金球或金丝与芯片电极的镀层金属之间发生形变和金属原子的相互扩散,在预设的焊接时间结束即完成第一焊点的焊接;焊头可运动到第二焊点位置,由于二焊没有金球,进行的是楔形焊接,通过劈刀尖的圆弧倒角对金线施加压力,以楔形焊接的方式完成第二焊点;之后劈刀升起,尾丝控制系统将控制线夹完成扯丝,金丝将在二焊焊点被扯断,劈刀回到初始位置,金丝将被精确预留到预设的尾丝长度,系统启动 EFO 系统对金线尾丝打火成球,等待下一个焊接循环过程。

39.1.3　实验基本要求

(1) 熟悉实验设备,理解金丝球焊的原理,熟悉操控面板的各个按钮、参数的意义;

(2) 先在没有芯片的电路板上进行焊接练习,能够焊出高度和跨度合理的焊线;

(3) 在装有芯片的电路板上进行焊接;

(4) 焊接过程中很容易出现断线,练习对焊线重新穿线,能独立完成穿线,合理维护仪器。

39.1.4　实验仪器和材料

引线键合设备(金丝球焊部件)、金线、镊子、基板、芯片、焊锡膏、氮气、测力计、劈刀(瓷嘴)、乙醇(酒精)、棉球、内六角。

39.1.5　实验内容

（1）球焊试样准备,包含点胶、固晶、烘烤、球焊样品焊线前表面处理；

（2）学习引线键合设备的基本操作；

（3）进行劈刀穿线练习；

（4）改变不同工艺参数,进行引线键合实验；

（5）改变不同的基板和芯片、工艺参数,进行引线键合实验。

39.1.6　实验步骤

（1）操作人员穿戴整齐,佩戴口罩、手套。

（2）安装劈刀、金线线圈,完成金线穿线到劈刀内。

（3）打开主电源和加热电源开关。

（4）打开气瓶,调节到合适的气压。

（5）调节、检查各参数。

（6）待加热夹具达到设置温度后,调节金丝球焊机上的显微镜,通过显微镜及操作杆对位,按下操作杆使劈刀下压,通过显微镜对位,确保金线不会打偏,抬起操作杆,完成一焊；观察确认金线焊于电极上,重复上述动作,完成二焊；抬起操作杆,待金线尾丝打火成球,移动到下一焊点,同上继续打线。

（7）打线完毕后,关电源、气瓶。

39.1.7　实验结果与数据处理

（1）用不同工艺参数完成引线键合；

（2）观察和分析不同工艺参数下引线（第一焊点、第二焊点）的外观区别。

39.1.8　实验注意事项

（1）打线人必须穿戴整齐,佩戴口罩、手套等；

（2）实验前注意要将设备、过丝通道等用酒精棉球擦拭干净；

（3）确认各个参数值设定准确,以保证打线效果良好；

（4）金球边缘不得超过电极边缘；

（5）注意安全,避免被夹具烫伤或被打火杆电击。

39.2　引线键合——楔焊实验

39.2.1　实验目的

（1）了解设备的组成、楔焊结构和原理；

（2）掌握楔焊的基本操作方法；

（3）通过改变焊接时超声功率、焊接压力、焊接时间等参数,掌握楔焊工艺。

39.2.2　实验原理

楔焊主要使用铝线,但也可用金线、铜线,通常在室温下进行。楔焊是将两个楔形焊点压下形成连接,在这种制程中没有球形成。铝线焊接制程被归为超声波线焊,形成焊点只用到超声波能、压力以及时间等参数。

超声波来自超声波发生器,经过换能器产生高频振动,然后通过换能器传递到劈刀,当劈刀和引线与被焊件接触时,在压力和振动的作用下,使待焊金属表面与引线之间产生摩擦,促使焊接表面氧化层被破坏,并发生塑性变形,致使两个纯净的金属面精密接触,达到原子距离的结合,最终形成牢固的机械连接。

楔焊键合是一个单一方向的键合,即第二键合的位置必须在第一键合点的轴线上,并且一般在第一键合点的后面。楔焊键合比球焊键合要慢,但是它具有更小间距键合能力,并且可以键合带状引线。楔焊键合的优点包括焊盘间距窄,引线弧线低,引线长度可控,以及可以进行低温键合。

39.2.3　实验基本要求

（1）熟悉实验设备,理解楔焊的原理,熟悉操控面板的各个按钮、参数的意义;
（2）在基板上进行焊接练习,能够焊出高度和跨度合理的焊线;
（3）练习楔焊配件下穿线,能独立完成穿线,合理维护仪器;
（4）区分楔焊和球焊的不同工艺。

39.2.4　实验仪器和材料

引线键合设备（楔焊部件）、金线/铝线、镊子、基板、芯片、焊锡膏、氮气、测力计、劈刀（钢嘴）、乙醇（酒精）、棉球、内六角。

39.2.5　实验内容

（1）楔焊试样准备,包含点胶、固晶、烘烤、楔焊样品焊线前表面处理;
（2）学习引线键合设备楔焊的基本操作;
（3）进行钢嘴穿线练习;
（4）改变不同工艺参数,进行引线键合实验;
（5）改变不同的基板和芯片、工艺参数,进行引线键合实验。

39.2.6　实验步骤

（1）操作人员穿戴整齐,佩戴口罩、手套。
（2）安装劈刀、铝线线圈,完成铝线穿线到劈刀内。
（3）打开主电源开关。
（4）打开气瓶,调节到合适的气压。

（5）调节、检查各参数值。

（6）调节显微镜，通过显微镜及操作杆对位，按下操作杆使劈刀下压，通过金丝球焊机上的显微镜对位，完成一焊。重复上述动作，完成二焊。移动到下一焊点，同上继续打线。

（7）打线完毕后，关电源、气瓶。

39.2.7　实验结果与数据处理

（1）用不同工艺参数完成铝丝键合；

（2）观察和分析不同工艺参数下引线的外观区别，以及区分金线键合外观形貌。

39.2.8　实验注意事项

（1）打线人必须穿戴整齐，佩戴口罩、手套等；

（2）实验前注意要将设备、过丝通道等用酒精棉球擦拭干净；

（3）确认各个参数值设定准确，以保证打线效果良好。

39.3　利用超景深三维显微镜观测样品形貌实验

39.3.1　实验目的

（1）掌握超景深三维显微镜的基本结构与操作，掌握显微结构的观察与分析方法；

（2）了解半导体封装结构的基本特征，掌握引线键合线弧的微观形貌分析方法。

39.3.2　实验原理

超景深三维显微镜可以集体视显微镜、工具显微镜和金相显微镜于一体，可以观察传统光学显微镜由于景深不够而不能看到的显微世界。其应用领域可以拓展到光学显微镜和扫描电子显微镜之间。它具有独特的环形照明技术，并配有斜照明、透射光等，能满足一般的金相照片拍摄、宏观的立体拍摄和非金属材料的拍摄，还可以进行动态的显微录像，呈现光彩夺目的一面。

景深是指在固定像平面上成清晰像时对应的物方深度范围，也就是说在保证得到清晰像时物体能够在物方空间前后移动的最大距离。通常的光学成像系统其景深范围是有限的，当通过某种方法使成像系统的景深增大后，就称此时的成像系统是超景深成像系统，此系统具有大景深特性。

超景深光学成像系统理论是基于标量衍射理论，在普通光学成像系统的光瞳处增加特殊设计的相位模板并结合后续的图像复原而实现的。

39.3.3　实验基本要求

（1）掌握光学显微镜的结构和基本操作；

（2）学会用显微镜观察与分析材料和器件的微观形貌。

39.3.4　实验仪器和材料

超景深三维显微镜、镊子、超小型高性能变焦镜头（20～200 倍）、大范围变焦镜头（100～1000 倍）、高清晰度变焦镜头（500～5000 倍）、缆线。

39.3.5　实验内容

（1）学习超景深三维显微镜的基本操作；

（2）观察劈刀的形状、金线的表面形貌，测量金线的直径尺寸；

（3）观察引线键合后线弧的形状、键合金球的形貌，测量线弧高度以及键合金球的尺寸和高度；

（4）对比分析金丝球焊和楔焊线弧的不同；

（5）对比金丝球焊不同工艺参数下，键合金球的尺寸和高度的变化。

39.3.6　实验步骤

（1）接通本机电源：打开平台控制器的电源开关，打开本机左侧下部的主电源开关，按下前面面板下方的"power"开关。

（2）初始化 XY 平台，原点校准完成后，按照对话框的步骤进行操作，执行 θ 初始化。

（3）调整色调（白平衡），使图像清晰显示。

（4）调整亮度、焦点，在平台上设置观察对象，旋转控制板的调整亮度旋钮，调整亮度；旋转控制板的对焦旋钮，调整焦点。也可以使用自动对焦功能进行对焦。通过旋转变焦驱动环，调整倍率。

（5）使用控制板中的操纵盘移动平台或使用鼠标移动平台，将待观察的样品放置到视野中央。

（6）拍摄（保存）图像或动画。

（7）改善图像：用高灰度级进行观察高动态范围成像（high dynamic range，HDR）和保存 HDR 图像；用除去反光（去除光晕）可以简单地去除发生光反射的观察对象的反光，合成多张感度不同的图像；使用将颜色调鲜艳并强调轮廓（锐化图像模式）的功能，选择最佳的图像。

（8）深度合成和 3D 显示，观察具有高度/深度的样品时，如不能针对整体进行对焦，则通过不同距离拍摄的画像进行合成，显示针对整体进行变焦的图像，将该图像转化为 3D，改变角度进行观察。

（9）测量尺寸，在拍摄的静止图像上指定想要测量的点或区域，测量距离、长度、角度、面积等。

（10）完成观察和测量后，关闭仪器电源。

39.3.7　实验结果与数据处理

对拍摄的图像和测量的数据进行分析。

39.3.8 实验注意事项

（1）使用过程中不要堵塞各元件的通气口；

（2）不要趴在机器上，可能造成损坏；

（3）不要在设备上放置任何物品，否则可能导致故障；

（4）弄脏超景深三维显微镜的液晶显示屏或者主机时，要用干布擦干净；

（5）实验过程中注意不要碰到镜头，以免划伤镜头。

第 40 章
电子封装微凸点制备工艺研究

李 红 编

　　倒装芯片互连技术是指芯片面朝下,利用芯片上的凸点与基板(或载体)进行互连的一种先进封装工艺。金具有导电和导热性好、易于成形、与焊盘材料互连接头可靠性高等特点,使得采用金凸点的倒装互连结构在高速、高频及大功率的军用集成电路器件上使用时,更能够满足军用电子产品的使用可靠性,成为开发军用集成电路倒装芯片封装首选的芯片点材料。本实验指导书介绍金凸点制备工艺,并对金凸点表面形貌及其与芯片结合强度进行测试,从而得到不同工艺条件下金凸点的形貌、结合强度的变化规律,获得具有较高性能的金凸点。

　　本实验指导书包括 4 个实验的设计,通过金凸点的制备及性能检测实验,使学生掌握半导体行业先进凸点制备技术,并通过凸点制备实验、凸点形貌观测试验、凸点结合强度检测实验,锻炼学生的实践动手能力、分析解决问题的能力和科学研究能力。

40.1 金球凸点制备实验

40.1.1 实验目的

（1）了解设备的组成、结构和原理；

（2）掌握引线键合设备的基本操作；

（3）通过改变焊接超声功率、焊接压力、焊接时间和温度等参数，掌握金球凸点制备工艺。

40.1.2 实验原理

本实验采用美国 Westbond 公司的 747677E 金丝球焊机在芯片/基板焊盘上制作金凸点，此制备工艺成本低（无需额外购置新设备），工艺相对成熟，适合于芯片凸点数量较少的情况使用。其基本制备工艺与金丝球第一焊点的形成工艺一致，先采用电火花法在金丝尖端成球（图 40-1）；然后在加热、加压和超声的共同作用下，金球焊到集成电路(IC)芯片的金或银电极上；接着焊机丝夹提起，并且稍稍水平移动；再对金球上方的金丝加热并施加压力，最后丝夹提起拉断金丝，完成了一个金球凸点的制备。但是该工艺方法一般会在钉头凸点的顶部留有长 $0.03 \sim 0.3$ mm 的金丝线尾。尾丝长度直接决定了金球的大小，尾丝越长，金凸点越大。

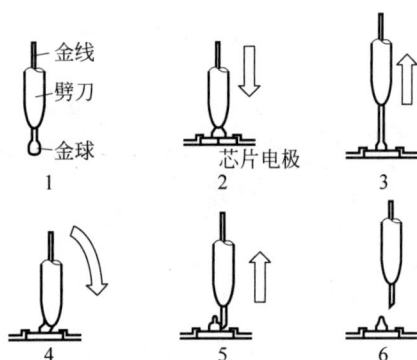

图 40-1 金球形成过程

超声功率、超声时间、焊接压力等工艺参数决定了凸点的特性，包括机械性能、金凸点形态，以及最后的电接触特性。焊接工艺参数如果偏小，会导致制备金凸点失败，或者凸点与基板的结合强度不够；而工艺参数偏大，就会导致金球被压扁，金凸点的典型"阶梯"形状不明显，而且凸点高度偏小，尾丝变长，严重的话，会把芯片的焊盘打坏，甚至把芯片打碎。

40.1.3 实验基本要求

（1）熟悉实验设备，熟悉操控面板的各个按钮、参数的意义；

（2）设备使用过程中很容易出现断线，练习对焊线重新穿线，能独立完成穿线，合理维护仪器；

（3）通过改变超声功率、焊接压力和温度等参数，在芯片或基板的焊盘上制备不同金球凸点。

40.1.4 实验仪器和材料

同 39.1.4 节。

40.1.5　实验内容

（1）学习引线键合设备的基本操作；

（2）芯片或基板前表面处理；

（3）使用不同工艺参数，进行金球凸点制备实验。

40.1.6　实验步骤

（1）操作人员穿戴正确，佩戴口罩、手套；

（2）安装劈刀、金线线圈，完成金线穿线到劈刀内；

（3）打开主电源、加热电源开关；

（4）打开气瓶，调节到合适的气压，并调节、检查各参数值；

（5）待加热夹具达到设置温度后，调节显微镜，设置好工艺参数，通过显微镜及操作杆对位，按下操作杆使劈刀下压，通过显微镜对位，确保金球不会打偏，抬起操作杆，完成一凸点制作；

（6）打线完毕后，关电源、气瓶。

40.1.7　实验结果与数据处理

（1）用不同工艺参数完成凸点制作；

（2）观察和分析不同工艺参数下凸点的形貌及性能。

40.1.8　实验注意事项

（1）打线人必须穿戴整齐，佩戴口罩、手套等；

（2）实验前注意要将设备、过丝通道等用酒精棉球擦拭干净；

（3）确认各个参数设定准确，以保证打线效果良好；

（4）金球边缘不得超过电极边缘；

（5）注意安全，避免被夹具烫伤或被打火杆电击。

40.2　金球凸点表面修平工艺实验

40.2.1　实验目的

（1）了解结合强度测试仪的组成、结构和原理；

（2）掌握结合强度测试仪的基本操作；

（3）掌握金球凸点表面修平基本操作工艺。

40.2.2　实验原理

为了更有利于倒装使用，金凸点的共面性是一个特别重要的指标，即金凸点高度一致性问题,这成为影响金凸点倒装芯片互连的关键性技术问题。所谓芯片凸点共面性是指芯片上所有凸点顶端位置都在同一个几何平面上的特性。如果非共面现象显著(例如某些凸点比其他凸点高),金凸点倒装芯片键合时那些较低的凸点就会接触不到封装基板,为了保证键合,就需要增大键合压力和增长键合时间,可能造成芯片损伤。

本实验研究采用焊接强度测试仪(PTR-1100 型结合强度测试仪)去除残留尾丝,即采用推刀将金凸点修平,如图 40-2 所示,由于推刀提升的高度可通过焊点强度测试仪准

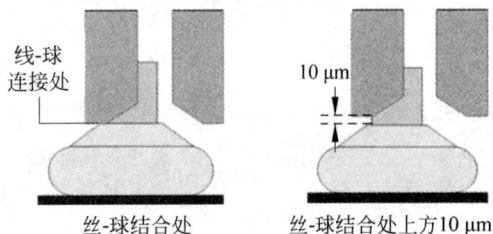

图 40-2 推刀修平凸点示意图

确控制,因而剪切修平时控制推刀剪切位置即可获得高度基本相同的金凸点,解决金凸点共面性问题,使所制备的所有金凸点的高度差控制在 $5\mu m$ 以内。

40.2.3 实验基本要求

(1) 掌握结合强度测试仪的结构和基本操作;
(2) 通过实验参数摸索,获得最佳修平工艺参数以及清洗工艺参数。

40.2.4 实验仪器和材料

RHESCA PTR-1101 结合强度测试仪、台式机、原材料若干、镊子、乙醇(酒精)、超声玻璃清洗器、烧杯。

40.2.5 实验内容

先选择适合大小的推刀,设置好推刀速度和推刀上升高度,然后将金凸点的尾丝推断,最后将样品依次放入烧杯中,用酒精超声振荡,去除黏附在凸点上的尾丝残留,并清洁凸点表面。

40.2.6 实验步骤

(1) 安装合适的剪切力传感器;
(2) 打开电源"POWER"启动设备,打开计算机软件;
(3) 确定显示状态是否正确后,按"Enter"键,进入待测状态;
(4) 软件打开后,新建测试,设定关键参数(如推刀速度、高度);
(5) 调节显微镜,将显微镜的焦点和倍率调整到适合样品测定的位置;
(6) 点击开始,进行金凸点修平;
(7) 将样品放入装有酒精的烧杯中,设置合适的超声参数(功率、时间等),进行超声,去除凸点上的尾丝残留。

40.2.7 实验结果与数据处理

通过光学显微镜进行 3D 合成,测试金凸点的高度,分析不同参数制备的金凸点高度的

一致性。

40.2.8 实验注意事项

（1）选择合适量程的剪切力传感器；

（2）传感器安装取出时，一定要非常小心操作，传感器的治具安装时应避免用力过大。

40.3 凸点结合性能测试实验

40.3.1 实验目的

（1）掌握结合强度测试仪的功能、基本结构及操作方法；

（2）掌握金凸点键合质量评价方法。

40.3.2 实验原理

电子设备工作时键合点承受着机械应力和应变，这主要是由电子元器件和电路板之间不同的热胀系数造成的。如果系统温度变化，则键合点将承受温度循环载荷；如果热膨胀的差异导致应力超过屈服应力，则有可能发生塑性变形，键合点处就承受拉应力。另外，在某些环境下电子设备在使用过程中经常发生晃动，使键合引线承受很强的机械循环载荷。为了确保键合引线的可靠性，则键合引线必须具备一定的力学性能，如一定的抗拉强度，因此引线键合的抗拉强度成为电子封测厂判断产品是否失效的重要性能指标。键合质量的好坏往往通过破坏性实验判定。本实验凸点与焊盘金属的结合强度是通过剪切力的测试进行判断。具体测试方式如图 40-3 所示。

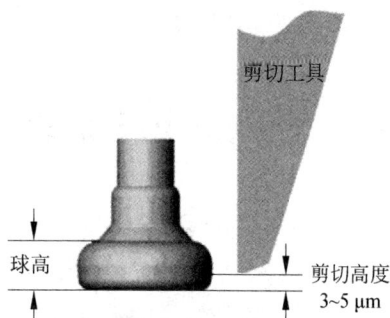

图 40-3 剪切力测试示意图

40.3.3 实验基本要求

（1）掌握结合强度测试仪的结构和基本操作；

（2）掌握金凸点的剪切力测试及分析方法。

40.3.4 实验仪器和材料

RHESCA PTR-1101 结合强度测试仪、台式机、原材料若干、镊子。

40.3.5 实验内容

（1）学习结合强度测试仪的基本操作；

（2）对比不同工艺条件下，金凸点剪切力的变化。

40.3.6　实验步骤

（1）安装合适的剪切力传感器；

（2）打开电源"POWER"启动设备，打开计算机软件；

（3）确定显示状态是否正确后，按"Enter"键，进入待测状态；

（4）软件打开后，新建测试，设定参数；

（5）调节显微镜，将显微镜的焦点和倍率调整到适合样品测定的位置；

（6）点击开始，进行剪切力测试；

（7）测试完成后，关软件、电源。

40.3.7　实验结果与数据处理

对不同工艺参数下的剪切力数据进行分析，并且通过光学显微镜进行光学形貌观测，判断结合强度的优劣，并依此更改引线键合工艺参数，优化工艺。

40.3.8　实验注意事项

（1）选择合适量程的剪切力传感器；

（2）传感器安装取出时，一定要非常小心操作，传感器的治具安装时应避免用力过大。

40.4　凸点微观形貌观测实验

40.4.1　实验目的

（1）掌握光学显微镜的基本结构与操作；

（2）掌握显微结构的观察与分析方法；

（3）掌握金凸点形貌观测方法。

40.4.2　实验原理

金凸点的外观是评价其键合质量最为简单和定性的方法，通过光学显微镜观测焊点外形，可初步判断键合质量的优劣。本实验采用 KEYENCE 超景深三维立体显微镜观察金凸点的表面形貌，测量金凸点的高度和直径，并观察剪切后断面形貌。

超景深三维显微镜可以集体视显微镜、工具显微镜和金相显微镜于一体，可以观察传统光学显微镜由于景深不够而不能看到的显微世界。其应用领域可以拓展到光学显微镜和扫描电子显微镜之间。景深是指在固定像平面上成清晰像时对应的物方深度范围，也就是说在保证得到清晰像时物体能够在物方空间前后移动的最大距离。通常的光学成像系统的景深范围是有限的，当通过某种方法使成像系统的景深增大后，就称此时的成像系统是超景深成像系统。

40.4.3　实验基本要求

（1）掌握光学显微镜的结构和基本操作；

（2）学会用显微镜观测金球凸点的微观形貌。

40.4.4　实验仪器和材料

同 39.3.4 节。

40.4.5　实验内容

（1）学习超景深三维显微镜的基本操作；

（2）观测金凸点的表面形貌，测试金球凸点的尺寸、高度；

（3）测试金凸点表面修平后高度一致性；

（4）观察金凸点剪切力测试后的断面形貌。

40.4.6　实验步骤

（1）选择合适的镜头，打开电源，系统自动初始化 XY 平台；

（2）调整色调（白平衡），使图像清晰显示，以及调整亮度、焦点和倍率；

（3）使用控制板中的操纵盘移动平台或使用鼠标移动平台，将待观察的样品放置到视野中央；

（4）拍摄（保存）图像，在拍摄的图像上指定想要测量的点或区域，测量距离、直径、面积等；

（5）观察金凸点的高度时，可将不同距离拍摄的画像合成 3D 图像，进行金球凸点高度测量；

（6）完成观察和测量后，关闭仪器电源。

40.4.7　实验结果与数据处理

观察不同工艺参数下的凸点形貌，进行分析，并且通过图像测量等进行数据分析。

40.4.8　实验注意事项

（1）使用过程中不要堵塞各元件的通气口；

（2）不要趴在机器上，可能造成损坏；

（3）不要在设备上放置任何物品，否则可能导致故障；

（4）弄脏超景深三维显微镜的液晶显示屏或主机时要用干布擦干净；

（5）实验过程中注意不要碰到镜头，以免划伤镜头。

第 41 章
倒装芯片焊接工艺研究

石素君　编

　　倒装技术在传统 IC 行业中已被广泛应用且比较成熟,如各种球栅阵列封装、芯片尺寸封装、晶片级芯片尺寸封装等,全部采用倒装芯片技术,其优点是生产效率高、器件成本低和可靠性高。

　　倒装芯片封装就是通过芯片上的凸点直接将元器件朝下互连到基板、载体或者电路板上,即芯片通过凸点直接连接基板和载体。

　　倒装技术在 LED(light emitting diode)领域还是一个相对较新的技术概念。LED 作为第四代发光光源,随着照明市场对 LED 输出功率的要求逐渐提高,大功率倒装 LED 器件应用越来越广泛。与正装 LED 芯片结构相比,倒装 LED 芯片可以承受更大的电流,可有效降低器件的热阻,提高散热能力,且封装工艺简单,是较好的选择。对于倒装 LED 器件,其固晶层往往对器件的性能和可靠性有着较大的影响,成为器件失效的关键因素之一。

本实验指导书包括 2 个实验内容的设计,分别采用超声热压焊和丝网印刷锡膏共晶焊这两种方式将倒装芯片焊接到基板上;学生通过学习倒装贴片机、丝网印刷机、回流焊机、结合强度测试仪及超景深三维显微镜的基本构造、原理及操作方法,了解倒装焊接的方法,探索工艺参数对芯片焊接质量的影响。通过本实验项目的实施,可锻炼学生的动手能力和科学研究能力。

41.1　倒装芯片超声热压焊实验

41.1.1　实验目的

(1) 了解倒装贴片机的结构与工作原理,掌握倒装贴片机的基本操作及倒装芯片焊接的共晶工艺;

(2) 掌握结合强度测试仪的结构和基本操作,了解芯片固晶后焊接质量的剪切力测试评价方法。

41.1.2　实验原理

本实验利用超声热压焊技术,将芯片与陶瓷基板焊接,如图 41-1 所示。

实验所用的倒装贴片系统,其贴装头安放在一旋转摆臂上,对准前轴臂垂直于基底所在的面,裸芯片和基底分别经过一物镜放大后,由半透半反棱镜将它们同时聚焦于 CCD 成像,通过对叠加的基准标记或特征判断对准的情况,由基底所在的平面运动实现对准,对准完成后,光学器件平移到一旁,紧接着摆臂转到基底位置完成键合。该设备可用于焊料贴片、金球凸点倒装贴片,半导体器件的高精度贴装,并做返修,适合电子封装技术领域的研发和小批量生产。

焊接质量的好坏往往通过破坏性实验判定。本实验采用剪切力测试方法。本实验方法用于半导体芯片与基板之间以面键合结构进行连接的内部键合,也可用来试验基板和安装芯片的中间载体或子基板之间的键合。用适当的工具或劈刀正好在位于主基板之上的位置与芯片(或载体)接触,在垂直于芯片或载体的一个边界并平行于主基板的方向上施加外力,如图 41-2 所示,由剪切力引起键合失效。当出现失效时,记录失效时力的大小和失效类别。

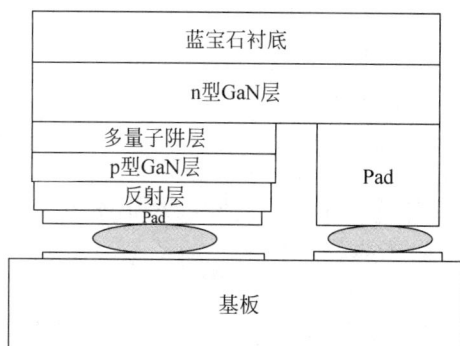

图 41-1　倒装芯片焊接示意图

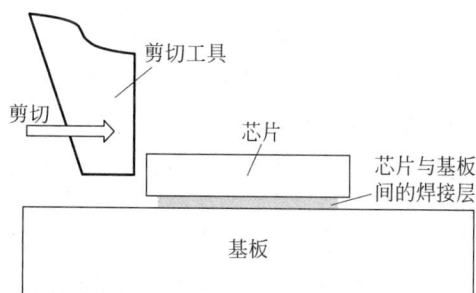

图 41-2　芯片剪切测试示意图

41.1.3　实验基本要求

(1) 能够使用超景深三维显微镜观测与分析 LED 芯片结构和基板的表面微观形貌;

(2) 能够熟练操作倒装贴片机,改变工艺参数制备 LED 样品。

41.1.4　实验仪器和材料

Finetech 倒装贴片机、倒装 LED 芯片、基板、焊点强度测试仪、超景深三维显微镜。

41.1.5　实验内容

(1) 介绍倒装贴片机的结构和原理;讲解倒装贴片机的基本操作及使用注意事项;

(2) 学生上机操作,改变工艺参数,制备 LED 样品以及对样品进行剪切力测试与分析。

41.1.6　实验步骤

1. 超声热压焊

(1) 将超声模块所用吸嘴安装到设备的贴装头上。

(2) 检查设备,打开空气压缩机,打开倒装贴片机电源开关,打开超声模块电源开关,打开计算机以及对应的 profile 程序。

(3) 设备真空状态校准:在"Placer control box"页面中点击"calibrate tool"进入校准界面。

(4) 设置 profile 程序的曲线,如超声功率、超声时间、温度等。

(5) 将 LED 基板真空吸附在工作台上,将倒装芯片吸附在超声焊接头上;加热工作台使基板温度达到设定值,通过移动气浮工作台(踩下脚踏开关)完成倒装芯片和基板对位。

(6) 右侧力臂设定压力,手动移动右侧力臂装置使超声头压合下降,将芯片与基板相互接触。

(7) 运行 profile 程序,在施加一定的压力下,经过一定时间,倒装芯片与基板互连成功。

(8) 改变工艺参数,如超声功率、超声时间、压力等,制备不同的样品。

(9) 使用结合强度测试仪对样品进行剪切强度测试,并使用超景深三维显微镜观测剪切后的断面形貌。

2. 剪切力测试

使用结合强度测试仪对制备的样品进行剪切力测试,具体操作步骤参考 40.3.6 节内容,注意要选择合适量程的剪切力传感器。

3. 失效模式观测

使用超景深三维显微镜观测剪切后的芯片与基板表面形貌。具体操作步骤同 39.3.6 节内容。

41.1.7　实验结果与数据处理

对焊接后样品进行外观观测及剪切力测试,对比分析超声功率、超声时间、压力等不同工艺参数对焊接质量的影响。

41.1.8 实验注意事项

（1）使用前要检查设备是否通电，压缩空气和氮气阀门以及各设备急停开关是否打开；

（2）随时保持基础平台平整干净，防止异物破坏气浮台下表面的贴膜，保持光学部件的清洁（分光镜/摄像头/照明灯）。

41.2 倒装芯片锡膏固晶实验

41.2.1 实验目的

（1）掌握丝网印刷机、回流焊机的原理、结构及基本操作；

（2）掌握丝网印刷上锡方式的工艺步骤与实验方法；

（3）掌握芯片剪切力的测试方法。

41.2.2 实验原理

丝网印刷过程是将钢网作为载板覆盖在基板上，之后将锡膏通过钢网网口印刷到基板上，随后进行固晶操作。丝网印刷的过程如图 41-3 所示。回流焊接是指为锡膏熔化提供合适的温度后，倒装 LED 芯片、焊料、基板三者进行共晶融合形成一体，形成金属间化合物。采用这种焊接方式制备的倒装 LED 灯机械强度高、热阻较小、散热快。

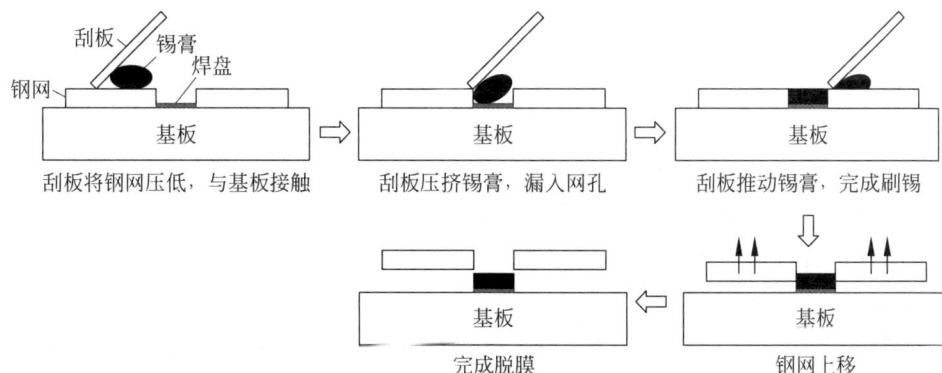

图 41-3 丝网印刷流程示意图

倒装 LED 芯片焊接工艺可使用 Sn-Ag-Cu 系列、Sn-Bi-Cu 系列、Sn-Bi-Ag 系列等多种无铅锡膏。本实验使用 Sn-Ag-Cu（SAC）系列锡膏，该系列锡膏在可焊性、润湿性、抗蠕变性、耐热性和强度上均表现出优异的性能，具有很强的推广价值。

实验用的回流焊炉为热风循环无铅型热风回流焊接系统，具体为六个温度控制区：两个快速预热区，两个回流焊接区，两个恒温干燥区。温区上下对称分布。上预热区同上回流焊接区采用高效节能的瑞典 110 V 镍烙发热管，下预热区、下回流区同两个慢速干燥区为普通对流均匀传递加热。

41.2.3　实验基本要求

（1）掌握丝网印刷机、回流焊机的基本操作及注意事项；

（2）能够改变工艺参数，完成倒装 LED 芯片与基板的焊接。

41.2.4　实验仪器和材料

半自动丝网印刷机、回流焊机、RHESCA PTR-1101 焊点强度测试仪、LED 芯片、基板、钢网、SAC 锡膏、超景深三维显微镜。

41.2.5　实验内容

（1）讲解丝网印刷机、回流焊机及结合强度测试仪的工作原理及基本操作步骤；

（2）学生上机操作，改变工艺参数，制备 LED 样品，以及对样品进行剪切力测试。

41.2.6　实验步骤

1. 丝网印刷锡膏

（1）抬起刮刀后，将基板固定在工作平台上。

（2）放置钢板：置钢板于基板之上；调节钢板的位置，对准丝网印点；利用上下左右键调节工作平台，使线路板与钢板精确吻合；拧紧钢板固定螺丝（注意对称固定螺丝，以免出现歪曲）。

（3）调节刮刀的印制宽度：放下刮刀，调节刮刀宽度传感器，使刮刀进行印制的宽度能够完全覆盖丝印点。

（4）转动设备上方的方向盘来调节刮刀与钢板的距离（顺时针调节是增大刮刀与钢板之间的距离，反之则减小）。

（5）刷焊锡膏：在钢板上距离丝网印点的一侧刷上一定厚度的焊锡膏。

（6）打开空气压缩机，打开设备电源，进入系统，选择半自动工作模式。

（7）两手同时按住设备两侧的"START"键，设备开始工作，完成锡膏在基板上的印刷。

2. 固晶

采用手动固晶台，用吸笔吸取（或镊子夹起）芯片，轻轻将芯片放置在基板对应的位置上。

3. 回流焊

（1）打开设备电源，打开台式机，打开设备软件。

（2）设定实验参数，包含设备各温区工作温度、运输速度，点击保存。

（3）设定温度上限及温度下限，即实测温度高于或低于设定温度一定数值之后开始报警的温度。

（4）打开操作面板，设备在开机时默认自动加热。打开操作面板可以通过点击每个按钮单独控制该功能的"开、闭"。

（5）将样品放到入口处，待样品从回流焊炉中出来后，取下样品。

（6）实验完成后，点击操作面板关机键，设备降温到一定温度，自动关机。

4. 对样品进行剪切力测试，以及对剪切后断面进行形貌观测

41.2.7　实验结果与数据处理

对焊接后样品进行外观观测及剪切力测试，对比分析回流温度、传送速度等不同工艺参数对焊接质量的影响。

41.2.8　实验注意事项

（1）实验前，将锡膏置于室温（25℃左右）回温 1~2 h。如果针筒中锡膏不能一次性用完，则将针筒剩下的锡膏按要求冷藏。

（2）丝网印刷实验之前，清洗钢板与刮刀，保证钢板与刮刀的清洁。

（3）在实验操作过程中，佩戴实验手套，以免手上粘有焊料。

（4）设备出现故障或其他紧急情况，按下设备急停按钮。

第 42 章
电子产品简易机器狗的制作

石素君　编

　　在当今科技快速发展的时代,电子产品的智能制造技术成为人们关注的焦点。电子产品制造作为一个重要的行业,为我们的日常生活提供了各种各样的产品,包括智能手机、计算机、电视等,通过应用智能制造技术,电子产品的生产和制造效率得到极大的提升。

　　本实验指导书选用经典实践项目——机器狗电动玩具制作,重现电子器件实现各种功能的过程。该产品具有机、电、声、光、磁结合的特点,主要工作原理是利用 555 定时器构成的单稳态触发器,在声控、光控、磁控三种不同的控制方法下,均以低电平触发,促使电机转动,从而达到使机器狗停、走的目的。即该产品可以实现拍手即走、光照即走、磁铁靠近即走,但都是持续一段时间后就会停下,再满足其中一个条件时将继续行走。

　　本实验指导书包含 3 个实践内容,通过机器狗的制作完成电子产品设计与组装的全过程训练。该实践项目由学生参与从认知与绘制电路原理图、设计与制备印制电路板,直到完成整机的装配与性能调试的产品设计制造全过程,达到培养学生工程实践能力的目的。

42.1 原理图与PCB图设计

42.1.1 实验目的

(1) 了解电子设计自动化(EDA)技术的基本概念、基本原理以及应用概述;

(2) 掌握EDA软件的基本使用,完成机器狗原理图的绘制及印制电路板图设计。

42.1.2 实验原理

机器狗是声控、光控、磁控机电一体化电动玩具。图42-1为机器狗的电路原理图,主要由声控检测电路、光控检测电路、磁控检测电路、单稳态触发电路、电机驱动电路组成。

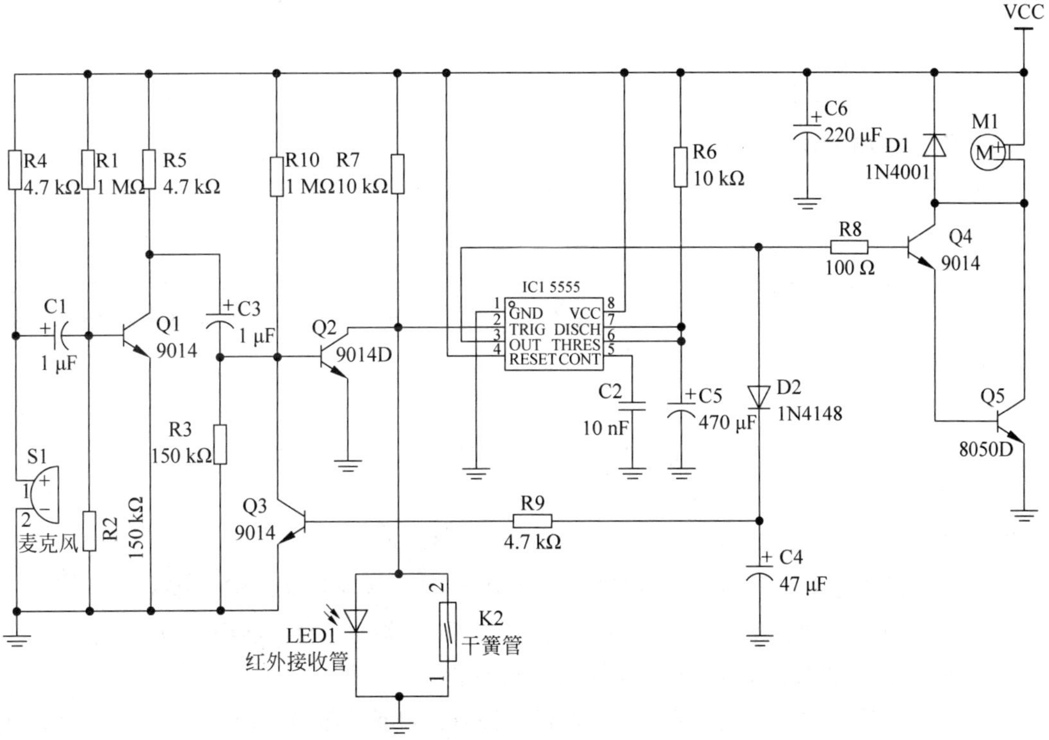

图 42-1 机器狗电路原理图

声控、光控、磁控检测电路分别由麦克、光敏三极管、干簧管实现,将声、光、磁信号转变为电信号,为单稳态电路提供触发信号。信号经功率放大后驱动电机运转,带动机器狗运动。

印制电路板(printed circuit board,PCB)是电子设备中用于实现电气互连和机械支撑的核心组件。其结构由交替叠压的导电层(铜箔)与绝缘介质层构成,通过精密布设焊盘、过孔、导线实现电气互连。同时包含安装孔、接插件等机械接口。根据线路板的层数,可以将其分为单面板、双面板、四层板、六层板以及更多层数的线路板。本实验设计为单面板。

42.1.3　实验基本要求

（1）掌握嘉立创 EDA 软件的基本操作；

（2）能够完成机器狗原理图和 PCB 图的设计；

（3）了解 PCB 导线的宽度、间距和焊盘的直径、孔距等设计规则。

42.1.4　实验仪器和材料

嘉立创 EDA 软件。

42.1.5　实验内容

（1）安装所用的嘉立创 EDA，学习使用软件基本操作；

（2）设计机器狗的原理图和 PCB 图。

42.1.6　实验步骤

1. 嘉立创 EDA 软件下载与安装

网上搜索嘉立创 EDA 官网，注册个人账号，推荐下载嘉立创 EDA 专业版。加载激活后，打开软件使用。

2. 新建或打开工程

"顶部菜单—新建—工程"。新建工程会自动创一个板子，里面包含原理图和 PCB。创建原理图并命名。

3. 原理图设计

（1）工作界面设置：右下角标题栏包含基本信息，右侧为属性栏。

（2）图纸修改："设置—图纸"，可修改默认信息。

（3）路径设置："设置—系统—通用—客户端"，修改保存路径。

（4）环境配置："设置—系统—通用—原理图/符号—常规"，根据需要修改。

（5）绘图工具：放置菜单下拉选项—选择快捷器件、器件、导线、网络标识等放置。

（6）常用元件放置：也可选用浮动工具窗口或者快捷菜单。

（7）放置元件：鼠标左键选中放置；鼠标左键点击可重复放置，元件编号自动增加；点鼠标右键可取消；空格键可调整元件方向。

（8）选择元器件后，合理布局，添加导线，绘制出原理图。本实验选用插件元器件。绘制完成后，采用 DRC 检查，根据检查结果进行相应的修改，直至无错误提示。

4. PCB 设计

（1）PCB 设置：打开 PCB 后，在右边属性面板可以设置画布常用的设置，如单位、网格类型、网格尺寸、线宽尺寸等；可以在"系统设置—PCB/封装—通用设置"查看和修改相关属性。

（2）放置板框：点击"系统放置—板框—矩形"在图纸上绘制一个矩形框。绘制完成后,点击鼠标右键或按键盘 ESC。单击板框属性,修改矩形轮廓中的尺寸,本实验设置板框尺寸为 80 mm×50 mm,圆角为 1.5 mm。

(3)原理图导入 PCB:点击"设计—从原理图导入变更",确认导入信息全部勾选,点击"应用修改",完成原理图导入 PCB。

(4)元器件布局:本实验采用手动布局,需要用鼠标逐个将元器件拖放到合适的位置。根据原理图及按照元件布局规则,完成所有元件布局。

(5)设计规则:点击"设计—设计规则",在弹出的设计规则对话框中,点击"规则管理"。在此对话框下可设置布线间距将 copper Thickness 1 oz 的默认值改为 0.5 mm;可在物理—导线右侧的⊕增加电源线和地线的规则,默认线宽设置为 2 mm;其他设计规则采用默认设置,完成布线间距和布线线宽设置后,点击确认。

(6)布线:执行菜单栏命令"布线—布线宽度—跟随规则";这样布线时导线默认宽度为设计规则中已经设置好的宽度。点击"单路布线"或快捷键绘制导线;在布线过程中可在属性栏更改线宽。布线完成后,DRC 检查,依据 DRC 错误进行相应修改。

5. 嘉立创 EDA 的详细教程可以在软件的"帮助"里下载"教程"学习

42.1.7 实验结果与数据处理

(1)完成机器狗原理图的绘制,如图 42-2 所示;

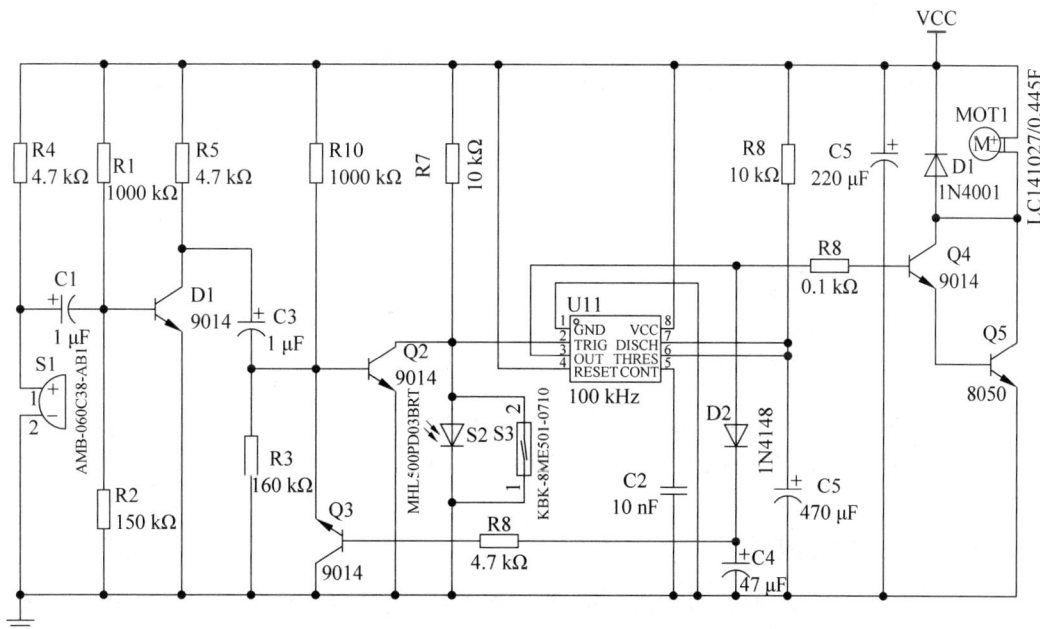

图 42-2 机器狗原理图

(2)PCB 图设计完成后,对 PCB 进行完整性检查,包括外观、尺寸、导线连接等方面。确保 PCB 符合设计要求并无缺陷。图 42-3 为设计的 PCB 图。

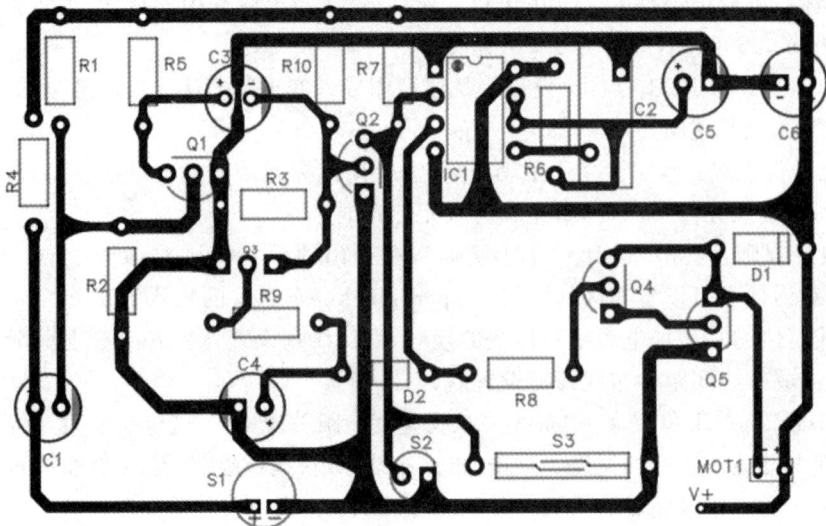

图 42-3 机器狗 PCB 图

42.1.8 实验注意事项

（1）在 PCB 设计时，需要接导线或线缆的接口元件，一般优先布局在电路板外侧。

（2）元件布局要遵守一般规则，如一般情况下元件布置在 PCB 顶层，元件距离 PCB 边缘一般不小于 2 mm；一般将同一模块电路放在同一区域进行布局，减小布线的复杂性；放置元件一般遵守"先大后小、先难后易"的原则，先布局重要的单元电路；信号线避免直角或者锐角布线，一般选择 45°角；尽量加宽电源及地线的宽度。

42.2　PCB 制作实验

42.2.1　实验目的

（1）了解雕刻机制板系统的组成和原理；

（2）掌握机械雕刻法制作 PCB 的工艺流程，制作 PCB。

42.2.2　实验原理

加工 PCB 的方法有很多种，如激光法、机械雕刻法、热熔塑膜制板法、热转印法、化学法等。机械雕刻法是最直接的方法，也是一种快速制板的方法，利用计算机软件控制小型电机的运转，电机带动各种类型的小钻头在敷铜板上进行雕刻操作，从而制成 PCB，这为实验室制作电路、小批量制作电路和电子产品的研发提供了极大的便利。

42.2.3　实验基本要求

（1）熟悉使用雕刻机的基本操作；

（2）制备机器狗的 PCB。

42.2.4　实验仪器和材料

华文默克线路板雕刻机、手动裁板机、单面覆铜板、钻头、铣刀、雕刻刀、双面胶。

42.2.5　实验内容

（1）学习雕刻机的基本操作，学生独立操作；
（2）采用机械雕刻法完成机器狗的 PCB 制作。

42.2.6　实验步骤

（1）从嘉立创 EDA 软件中导出 pcb(Gerber)文件。
（2）开启雕刻机，进入设备软件界面，打开转换好的 Gerber 文件，在向导中设置参数。
（3）按预先设计好的尺寸用裁板机切板，用双面胶将其粘在雕刻机的木板上。
（4）钻孔：点击"向导"后，根据提示安装相应钻头，点击"主轴启停"使刀转动起来；移动位置使钻头至覆铜板左脚下区域，使主轴靠近覆铜板表面；调节旋钮帽逆时针至钻头碰到板面。
（5）雕刻：钻孔完成后，因本实验设计的 PCB 为单层板，所以直接进行底层雕刻。先细雕刻，后粗雕刻。
细雕刻：安装 0.2 mm 雕刻刀后，点击"主轴启停"，调节 Z 轴深度使刀尖临近覆铜板面，再"试雕"一周（为了调节雕刻的深度）；点击"顶层细雕刻"直至完成后回到原点。
粗雕刻：换上 0.4 mm 雕刻刀，同细雕刻操作。
（6）割边：换上 0.8 mm 的铣刀，调节 Z 轴使其碰到覆铜板面，然后点击割边直至完成。
（7）割边完成，待机器主轴转动停止后，移动 XY 按键板将制作的 PCB 取出。

42.2.7　实验结果与数据处理

制作完成后，对 PCB 进行完整性检查，包括外观、尺寸、导线连接等方面，确保 PCB 符合设计要求并无缺陷。

42.2.8　实验注意事项

（1）更换钻头、雕刻刀时，一定要等到主轴完全停止后再更换。
（2）钻孔时当孔径超过 0.8 mm 时统一选择挖孔，安装 0.8 mm 铣刀，样品一定要牢固地粘在样品台上。
（3）线路板雕刻时以粗刀具为宜（0.4 mm＞0.2 mm＞0.1 mm），若线距较大则使用普通雕刻，一般选择 0.4 mm 即可。如果不能确定或者有些线距较小则选择"智能雕刻"，选择细雕刻刀（较小的刀）、粗雕刻刀（较大的刀），一般可以搭配的组合为（0.4 mm 与 0.2 mm；0.4 mm 与 0.1 mm；0.2 mm 与 0.1 mm）。

（4）PCB 制作完成后，应将工作台面清理干净，避免留下双面胶等残留物，以保持下次使用时雕刻机平台板的平整。

42.3　PCB 组装与产品性能调试

42.3.1　实验目的

（1）了解焊接的基本知识；

（2）熟悉手工焊接所需的工具、材料，掌握其正确使用方法，通过实际操作，完成机器狗的组装与调试。

42.3.2　实验原理

焊接是使金属连接的一种方法，是电子产品生产中必须掌握的一种基本操作技能。现代焊接技术主要分为熔焊、压焊和钎焊三类。本实验采用钎焊中的一种方式——锡焊。

在电子工业中，锡焊广泛用于连接电子元器件（如电阻、电容、集成电路等）和 PCB。锡焊是使用锡基合金焊料进行焊接的一种焊接形式。其过程分为下列三个阶段。

（1）润湿阶段（第一阶段）：熔融的焊料靠毛细管的作用扩展，焊料原子与工具金属原子接近到原子引力起作用的距离。

（2）扩散阶段（第二阶段）：由于金属原子在晶格点阵中呈热振动状态，所以在温度升高时，原子会从一个晶格点阵自动转移到其他晶格点阵。在界面处形成新的合金。

（3）焊点的形成阶段，界面层的结晶和凝固（第三阶段）：焊接后，焊点降低到室温，在焊接处形成由焊料层、合金层和工件金属表层组成的结合结构。

42.3.3　实验基本要求

（1）学会使用万用表，掌握各类元器件的检测方法；

（2）学会使用电烙铁，能熟练焊接元器件，完成机器狗的组装与性能调试。

42.3.4　实验仪器和材料

电烙铁、万用表、吸锡电烙铁、偏口钳、剥线钳、螺丝刀、元器件、焊锡丝、导线、松香膏。

42.3.5　实验内容

（1）学习使用电烙铁、吸锡电烙铁、万用表等工具；

（2）元器件检测和 PCB 焊接；

（3）完成整机装配与调试。

42.3.6　实验步骤

（1）元器件检测：全部元器件安装前使用万用表进行测量。

（2）PCB 焊接：将元器件全部卧式焊接，注意二极管、三极管及电解电容的极性。本实验采用插件元器件，依据"先轻后重、先小后大、先低后高、先内后外"的原则，建议插件的焊接次序为：二极管（D1，D2）→电阻（R1～R10）→电容（C1～C4）→集成电路（IC1）→ 三极管（Q1～Q5）→声敏传感器→红外接收管→连接线。

（3）其中注意，干簧管、红外接收管、麦克风、电动机、电池盒均使用导线连接。

42.3.7　实验结果与数据处理

（1）通电前检查元器件焊接及连线是否有误，装入电池前用万用表测量 V_+、V_- 间是否短路，以免烧毁电机发生危险；

（2）机器狗组装好之后，分别进行声控、光控、磁控功能测试，能实现走、停过程即认为合格。

42.3.8　实验注意事项

（1）电烙铁使用中，不要用力敲击，防止跌落。烙铁头上焊锡过多时，注意用湿海绵随时擦拭烙铁头。不可乱甩，谨防烫伤他人。

（2）整机装配时，在连导线前，先将机壳拆开，避免烫伤及其他损害，并保存好机壳和螺钉。注意，在安装时机器狗机身上的电机不要拆下来。

（3）简单测试完成后再组装机壳，注意，螺钉不宜拧得过紧，以免塑料外壳损坏。

第 43 章
生活中常见材料阻燃性能评价方法的应用

刘宜娜　编

　　火灾是一种极具破坏性的灾害,不仅威胁着人们的生命安全,还对社会经济、自然环境以及文化遗产等造成不可估量的损失。火灾的控制措施有预防、监控、灭火,其中预防措施中可燃材料的控制使用是重要的措施之一。为了了解火对环境的潜在影响,检测评估材料和构件在火灾中的抗燃烧能力,必须通过测定材料的各种阻燃参数,以便对各种材料的阻燃性进行比较,材料的极限氧指数和燃烧热释放是诸多阻燃参数中的两个。

　　极限氧指数(limiting oxygen index,LOI)是指在规定条件下,试样在氧、氮混合气体中,维持燃烧所需的最低氧浓度(体积分数)。极限氧指数是用来表征材料可燃性的性能参数之一,适用于泡沫材料、层压材料、薄膜材料、液体材料等。

　　锥形量热仪(cone calorimeter,CONE)是按照物质燃烧的耗氧原理,由美国国家标准与技术研究院(NIST)研制的小型材料燃烧性能测试仪,以其锥形的加热器而得名。CONE

是一台高度综合性的测试仪器,用于评估材料在火灾中的燃烧行为,模拟真实火灾条件下材料的热释放速率、质量损失速率、点火时间、烟雾产生量以及其他燃烧特性。

　　本实验指导书包括阻燃处理和未经阻燃处理两种材料的极限氧指数及燃烧热释放的测试,通过实验内容的实践,学生可以掌握氧指数仪(OI)和 CONE 的基本构造、原理、操作方法以及数据处理,直观地观察到不同材料在燃烧过程中的表现,增强学生的实践能力,深刻领会提高火灾预防和控制的重要性。

43.1　极限氧指数的测试

43.1.1　实验目的

(1)掌握 LOI 的实验原理;
(2)掌握材料 LOI 测定的测试原理和实验操作;
(3)理解 LOI 的数据处理方法和测定 LOI 的意义。

43.1.2　实验原理

　　燃烧的三要素是可燃物、助燃物和着火源。其中助燃物是指能够帮助和支持可燃物质燃烧的物质,最常见的助燃物为氧气。不同的可燃物,其燃烧时需要消耗的氧气量不同,因此通过对物质燃烧过程中消耗最低氧气量的测定,计算出物质的 LOI,以此评价物质的燃烧性能。

　　LOI 的测试是将一个试样垂直固定在向上流动的氧、氮混合气体的透明燃烧筒里,点燃试样顶端,观察试样的燃烧特性,将试样持续燃烧时间或燃烧长度与给定的判据相比较,通过在不同氧浓度下的一系列试验,估算出能维持试样燃烧所需氧浓度的最小值。氧指数仪结构示意图如图 43-1 所示。

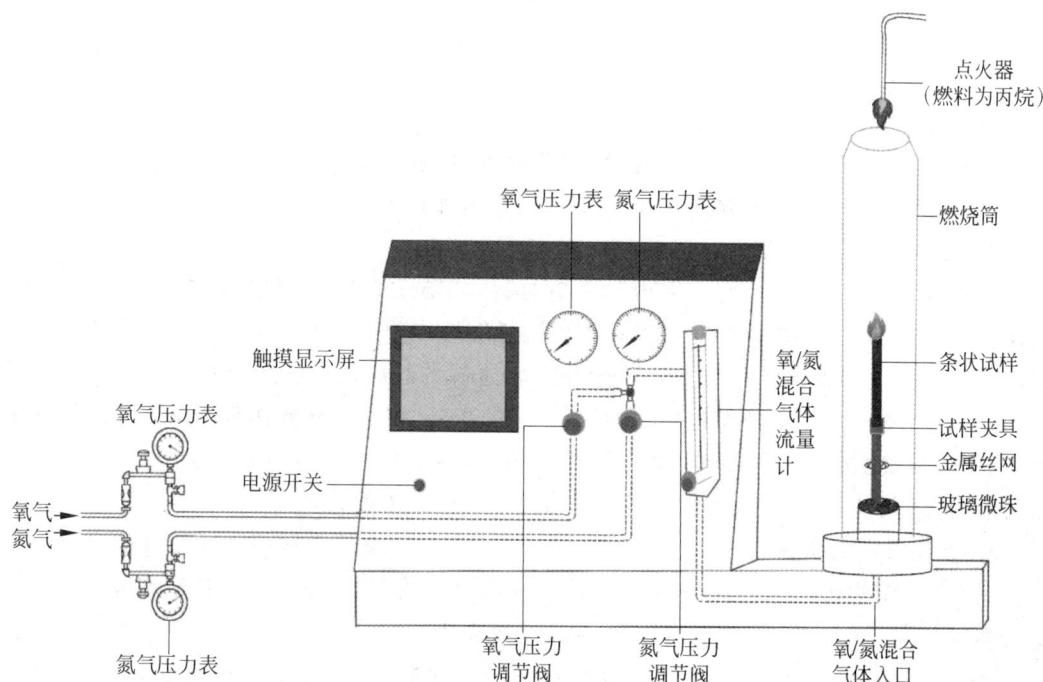

图 43-1　氧指数仪结构示意图

43.1.3 实验基本要求

（1）了解氧指数仪的仪器结构和工作原理；

（2）掌握 LOI 测试样品的处理方法；

（3）掌握整个实验的正确操作规程和数据处理方法。

43.1.4 实验仪器和材料

COI 氧指数测试仪、游标卡尺、氮气、氧气、丙烷、聚丙烯（PP）、阻燃 PP。

43.1.5 实验内容

（1）介绍 COI 氧指数仪的仪器构造和组成；

（2）介绍样品处理方法、COI 氧指数仪使用和参数设置；

（3）讲解 LOI 测试步骤及数据处理；

（4）学生上机操作实验。

43-1　氧指数测试过程

43.1.6 实验步骤

实验过程主要包括样品处理、设备校准、样品测试、数据处理等，具体操作请扫描二维码观看视频。

样品测试步骤如下所述。

1. 氧浓度的选择

对于条状试样，试样点燃后，燃烧长度未超过试样顶端以下 50 mm 且燃烧时间不超过 180 s 时，记为"O"反应；如果燃烧时间超过 180 s 或燃烧长度超过试样顶端以下 50 mm，则记为"X"反应。

按下述步骤选择所用的氧浓度：

（1）如果前一个试样燃烧行为是"X"反应，则降低氧浓度。

（2）如果前一个试样燃烧行为是"O"反应，则增加氧浓度。

2. 初始氧浓度的测定

（1）初始氧浓度确定：对于未知 LOI 的材料，可先将试样在空气中点燃，如果试样迅速燃烧，则选择的起始氧浓度约为 18%；如果试样缓慢燃烧或不稳定燃烧，则选择的起始氧浓度约为 21%；如果试样在空气中不连续燃烧，选择的起始氧浓度至少为 25%。

（2）选定合适的起始氧浓度，采用任意合适的步长，按照上述操作步骤调节测试氧气浓度，直到得到相差小于或等于 1.0% 的两个氧浓度，且其中一个反应符号为"O"，另一个反应符号为"X"为止，则反应符号为"O"的氧浓度即初始氧浓度。

3. 确定极限氧指数

（1）N_L 系列测试：在初始氧浓度基础上，以 0.2% 为步长，重复上述步骤调节氧气浓度进行测试。直至出现与上一个试验反应相反的反应为止。

（2）保持 $d = 0.2\%$ 的步长，继续测试 4 个试样，将最后一个试样的氧浓度记为 c_f。

43.1.7 实验结果与数据处理

（1）初始氧浓度的测定：初始氧浓度的确定案例见表 43-1。

表 43-1 初始氧浓度的确定案例

氧浓度/%	26.0	25.0	24.0	—	—	—
燃烧时间/s	—	—	30	—	—	—
燃烧长度/mm	>50	>50	35	—	—	—
"X"或"O"	X	X	O	—	—	—
初始氧浓度/%	24.0					

（2）确定 LOI：LOI 的确定案例见表 43-2。

表 43-2 LOI 的确定案例

	N_L 系列测试					最后 5 次测定				c_f
氧浓度/%	24.0	24.2	24.4	—	—	24.4	24.2	24.4	24.2	24.4
燃烧时间/s	21	20	—	—	—	—	28	—	17	—
燃烧长度/mm	24	23	>50	—	—	>50	43	>50	21	>50
"X"或"O"	O	O	X	—	—	X	O	X	O	X
k 值[a]	−0.46									
极限氧指数 LOI/%	24.3									

[a] 通过查 k 表得到；最后的 5 次反应，当以"O"计，对应 k 表中第 1 栏的反应，$LOI=c_f+kd$；最后的 5 次反应，当以"X"计，对应 k 表中第 6 栏的反应，$LOI=c_f-kd$（LOI 只保留 1 位小数，不修约）。

（3）k 表见表 43-3。

表 43-3 k 表

1	2	3	4	5	6
最后五次测定的反应	N_L 前几次测量反应如下时的 k 值				
	O	OO	OOO	OOOO	
XOOOO	−0.55	−0.55	−0.55	−0.55	OXXXX
XOOOX	−1.25	−1.25	−1.25	−1.25	OXXXO
XOOXO	0.37	0.38	0.38	0.38	OXXOX
XOOXX	−0.17	−0.14	−0.14	−0.14	OXXOO
XOXOO	0.02	0.04	0.04	0.04	OXOXX
XOXOX	−0.50	−0.46	−0.45	−0.45	OXOXO
XOXXO	1.17	1.24	1.25	1.25	OXOOX
XOXXX	0.61	0.73	0.76	0.76	OXOOO
XXOOO	−0.30	−0.27	−0.26	−0.26	OOXXX
XXOOX	−0.83	−0.76	−0.75	−0.75	OOXXO
XXOXO	0.83	0.94	0.95	0.95	OOXOX
XXOXX	0.30	0.46	0.50	0.50	OOXOO
XXXOO	0.50	0.65	0.68	0.68	OOOXX
XXXOX	−0.04	0.19	0.24	0.25	OOOXO
XXXXO	1.60	1.92	2.00	2.01	OOOOX
XXXXX	0.89	1.33	1.47	1.50	OOOOO
	X	XX	XXX	XXXX	最后五次测定的反应

43.1.8 实验注意事项

（1）气瓶的分压需小于 0.35 MPa；

（2）实验开始前检查设备气路管道，以防漏气，实验结束后切记要关掉 O_2、N_2、丙烷气瓶阀门。

43.2 材料热释放、烟释放的测试

43.2.1 实验目的

（1）掌握 CONE 的工作原理；

（2）熟练掌握使用 CONE 测试材料热释放和烟释放的测试原理和实验操作；

（3）了解通过 CONE 得到的每种数据处理方法以及意义。

43.2.2 实验原理

1918 年，Thomton 发现，物质完全燃烧时每消耗单位质量的氧会产生基本上相同的热量。1980 年，Huggett 应用耗氧原理对常用易燃聚合物及天然材料进行系统计算，得到耗氧燃烧热（E）的平均值为 13.1 kJ/g。CONE 是由美国国家科学技术研究所的 Babrauskas 提出，美国国家标准与技术研究院于 1982 年研制的，后续经过 20 多年的不断进步和完善。

CONE（图 43-2）是以氧消耗原理为基础的新一代聚合物材料燃烧性能测定仪，由

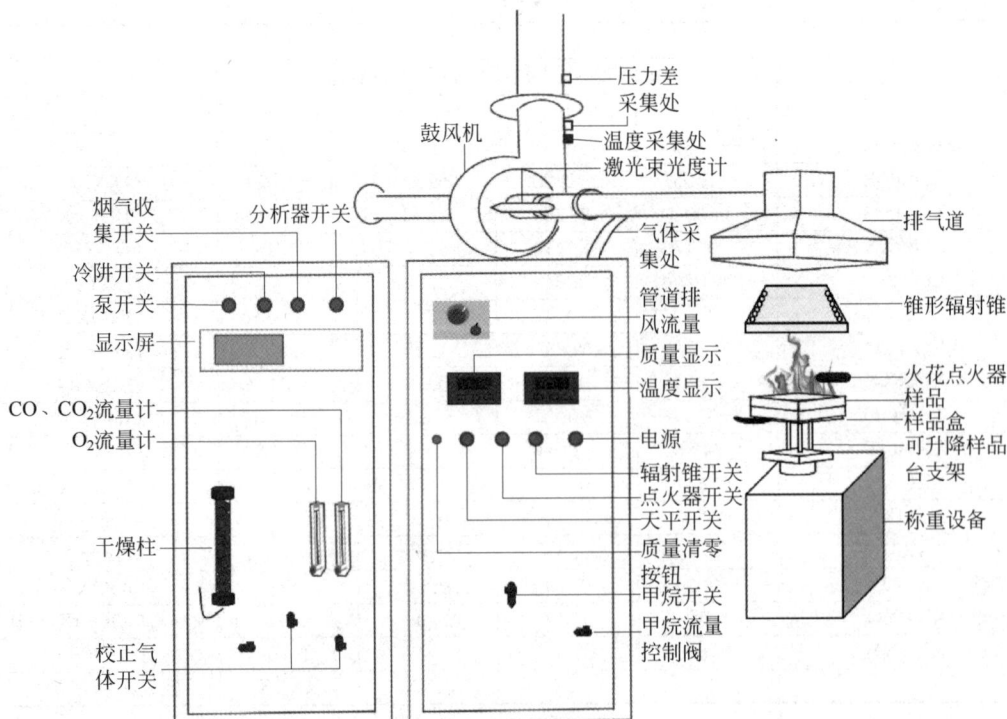

图 43-2　CONE 结构示意图

CONE 获得的可燃材料在火灾中的燃烧参数有多种,包括热释放速率(heat release rate, HRR)、总释放热(total heat release,THR)、有效燃烧热(effective heat combustion,EHC)、点燃时间(time to ignition,TTI)、质量损失速率(mass loss rate,MLR)、烟生成速率(smoke produce rate,SPR)等。锥形量热仪法具有参数测定值受外界因素影响小、与大型实验结果相关性好等优点,被广泛应用于很多领域的研究。

本实验方法的氧消耗原理如下:一般来说,净燃烧热和燃烧所消耗的氧气质量成正比。这个关系是每消耗 1 kg 的氧气释放出的热量大约为 $13.10×10^3$ kJ。在大气环境条件下,将试样放置于规定的 $0～100$ kW/m^2 的外部辐射条件下,测量其燃烧时氧气浓度和排气流量。关于测试功率的选择,通常用 35 kW/m^2 来模拟火灾初期的辐射强度;用 50 kW/m^2 来模拟火灾发展阶段的辐射强度;用 75 kW/m^2 来模拟火灾最盛阶段的辐射强度。但是对于燃烧过程中没有氧气参与的反应,其反应热效应不能用 CONE 测出。

43.2.3　实验基本要求

(1) 掌握 CONE 的仪器结构和分析原理;
(2) 了解 CONE 的操作过程;
(3) 了解数据参数 HRR、THR、EHC、TTI、MLR、SPR 等的含义。

43.2.4　实验仪器和材料

R-S/FT 0007 锥形量热仪、钢直尺、甲烷、PP、阻燃 PP。

43.2.5　实验内容

(1) 介绍 CONE 的仪器构造和组成;
(2) 介绍 CONE 样品的安装方法;
(3) 介绍样品处理方法,CONE 的使用方法和参数设置;
(4) 介绍数据的处理及应用。

43.2.6　实验步骤

实验过程主要包括样品安装、设备校准、设备操作等,请扫描二维码观看视频。

43-2　CONE
测试过程

43.2.7　实验结果与数据处理

需要记录的数据如下所述,图 43-3 给出了部分数据曲线案例。

HRR 是指在预置的入射热流强度下,材料被点燃后,单位面积的热量释放速率。HRR 是表征火灾强度的较重要性能参数,单位为 kW/m^2;HRR 的最大值为热释放速率峰值(peak of HHR,pkHRR),pkHRR 的大小表征了材料燃烧时的最大热释放程度。HRR 和 pkHHR 越大,材料的燃烧放热量越大,形成的火灾危害性就越大。

THR 是指在预置的入射热流强度下,材料从点燃到火焰熄灭为止所释放热量的总和,单位为 MJ/m^2。将 HRR 与 THR 结合起来,可以更好地评价材料的燃烧性和阻燃性,对火灾研究具有更为客观、全面的指导作用。

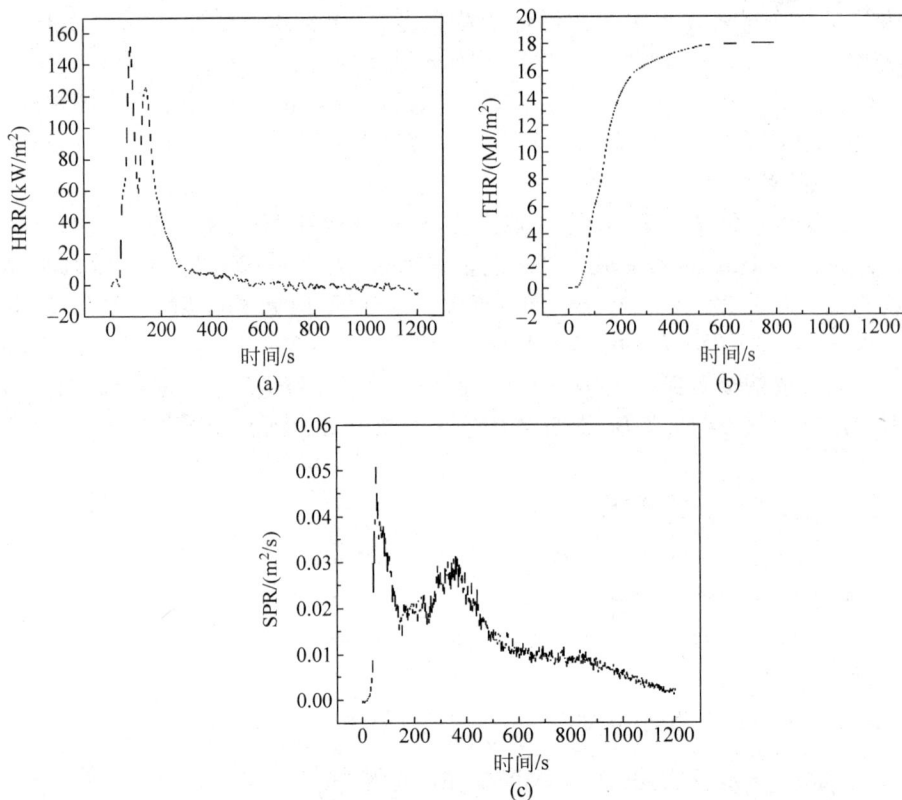

图 43-3　某材料燃烧数据

(a) HRR-时间曲线；(b) THR-时间曲线；(c) SPR-时间曲线

EHC 表示在某时刻 t 时,所测得热释放速率与质量损失速率之比,反映了挥发性气体在气相火焰中的燃烧程度,对分析阻燃机理(气相机理/凝聚相机理)很有帮助。

TTI 是评价材料耐火性能的一个重要参数(单位为 s),是指在预置的入射热流强度下,从材料表面受热到表面持续出现燃烧时所用的时间。TTI 可用来评估和比较材料的耐火性能。TTI 越长,表明聚合物材料在此条件下越不易点燃,耐火性越好。

MLR 是指燃烧样品在燃烧过程中质量随时间的变化率,MLR 的单位为 g/s。它反映了材料在一定火强度下的热裂解、挥发及燃烧程度。

SPR 被定义为比消光面积与质量损失速率之比,单位为 m^2/s,即 SPR＝SEA/MLR。式中 SEA 为比消光面积；SEA 表示挥发单位质量的材料所产生的烟,它不直接表示生烟量的大小,只是计算生烟量的一个转换因子。

有毒气体释放率(如碳氧化物)：材料燃烧时放出多种气体,其中含有 CO、HCN、SO_2、HCl、H_2S 等毒性气体,毒性气体对人体具有极大的危害作用,其成分及体积分数可通过 CONE 中的附加设备收集分析。

CO 和 CO_2 的生成量：CO 的生成量越大,说明烟的毒性越大；CO_2 越大,CO 越小,说明气相燃烧越完全,烟气毒性越小。

43.2.8　实验注意事项

测试前后检查气路、阀门,无气体泄漏、管路堵塞等现象,测试时必须关闭冷阱放水阀门。

第 44 章
锂离子电池制备及电化学性能表征

郭竞泽　编

　　锂离子电池是一种绿色二次电池,它通过锂离子在正负极之间的移动来存储和释放能量,具有高能量密度、长循环寿命、轻量化等特点,在电子设备、电动汽车等多个领域得到广泛应用。本实验指导书对锂离子扣式电池的构造、工作原理及制作过程进行讲解,并通过实验测试探究其性能。

　　本实验指导书包括 2 个实验的设计,通过实验内容的实践,学生可以掌握锂离子扣式电池的基本构造、组成方式及性能表征方法,增强学生的动手操作能力与实验数据处理分析能力。

44.1 锂离子扣式电池制备实验

44.1.1 实验目的

(1) 掌握锂离子扣式电池的组成及工作原理;

(2) 熟练掌握锂离子扣式电池装配相关仪器的使用;

(3) 熟练掌握锂离子扣式电池的装配方法,制备出符合要求的扣式电池。

44.1.2 实验原理

锂离子扣式电池是基于锂离子在正负极之间的移动来储存和释放能量。在充电过程中,锂离子由正极材料脱出,通过电解质移动并嵌入负极材料中。与之相反,在放电过程中,锂离子由负极材料脱出,通过电解质回迁至正极材料中,在此过程中,电子通过外部电路从负极流向正极,为所连接的设备提供电力。实验用锂离子扣式电池主要由正极壳、负极壳、正极片、锂片、电解液、隔膜、垫片和弹片组成,如图 44-1 所示。

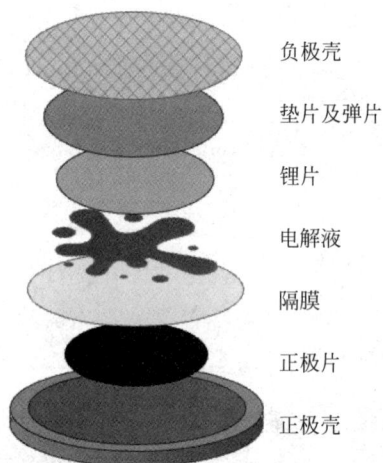

图 44-1 锂离子扣式电池结构示意图

44.1.3 实验基本要求

(1) 了解锂离子电池组成;

(2) 熟悉实验方案,掌握相关仪器操作方法;

(3) 完成锂离子扣式电池组装。

44.1.4 实验仪器和材料

分析天平、手套箱、压片机、正极极片、锂片、电解液、隔膜、电池壳、垫片、弹片、镊子。

44.1.5　实验内容

(1) 介绍锂离子扣式电池的构造及原理;

(2) 介绍实验仪器的原理及使用方法;

(3) 讲解锂离子扣式电池的装配方法;

(4) 学生操作锂离子扣式电池的组装。

44.1.6　实验步骤

(1) 极片称重:挑选表面平整、形状无缺损的正极极片,放入分析天平进行称量,待示数稳定后记录质量并分别装入密封袋。另外取 3 片纯铝箔,称重并取平均,其平均质量作为单片正极极片上的铝箔质量,用于计算活性物质的质量。

(2) 装配前准备:将称量好的极片放入手套箱小舱中,关闭外舱门。随后对小舱进行三次抽真空及充氩气操作,以最大限度地降低小舱内空气含量。在手套箱内打开内舱门,取出准备好的正极极片,关闭舱门。

(3) 电池装配:首先取一枚正极壳,内部朝上放置。用镊子将正极极片放入正极壳中,轻敲正极壳边缘使极片位于正极壳中央。随后,用镊子取一块规整的隔膜覆盖在极片上方。用移液枪吸取约 $200~\mu L$ 电解液,均匀地滴于隔膜上,尽可能完全浸润隔膜,置于一旁备用。取一枚负极壳,同样内部向上放置,取一片金属锂放入负极壳中。将负极壳与锂片扣在刚刚组装的正极材料上,轻轻按压。最后用压片机压紧,即可完成扣式电池的制备。

具体操作请扫描二维码观看视频。

44-1　锂离子扣
式电池制备

44.1.7　实验结果与数据处理

依据实验演示,合格实验需达成以下几项标准:

(1) 电子天平使用操作规范,称量结果正确;

(2) 手套箱使用操作规范,氧压无明显变动;

(3) 电池组装顺序正确,电池正负极电池壳紧密结合(图 44-2),无漏液情况。

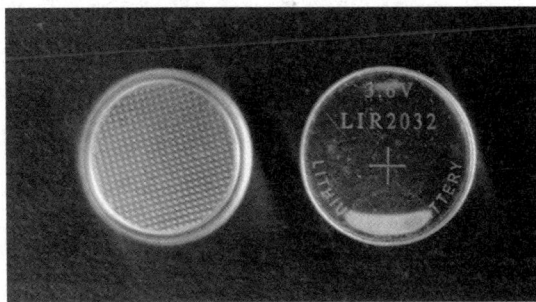

图 44-2　合格锂离子扣式电池外观

44.1.8　实验注意事项

（1）使用分析天平时,待示数稳定后再记录数值;

（2）待进入手套箱的物品需确保包装全部开启,无密封状态;

（3）物品放入小仓后,确保三次洗气后才可打开手套箱内舱门;

（4）使用手套箱时,指甲不宜过长以防划破手套。

44.2　锂离子电池充放电测试实验

44.2.1　实验目的

（1）掌握锂离子电池充放电测试的实验原理;

（2）掌握锂离子电池充放电测试的实验操作;

（3）掌握数据处理方法,由测试结果分析锂离子电池性能。

44.2.2　实验原理

锂离子电池的充放电测试是评估其性能的关键方法。通过电化学仪器监测电池在充放电周期中电压和电流随时间的变动情况,对电池性能进行判定。恒流充电(CC)和恒压充电(CV)是两种主要的测试模式。在恒流充电过程中,电池会以一个预设的稳定电流进行充电,随着锂离子的不断嵌入,电池的电压开始逐步上升。直到电池电压达到预定的充电截止电压,此时电池已经接近充满状态,从而进入放电过程。而在恒压充电阶段,仪器会维持一个恒定的电压充电,随着电池逐渐充满,电流逐渐减小直到降低至预设的低电流截止点。这时电池为充满状态,因而进入放电阶段,依次循环至设定的充放电周数。

44.2.3　实验基本要求

（1）理解蓝电电池测试系统的仪器结构和分析原理;

（2）掌握整个实验的正确操作规程和数据处理方式。

44.2.4　实验仪器和材料

蓝电电池测试系统(CT3002A)、扣式锂离子电池。

44.2.5　实验内容

（1）讲解蓝电电池测试系统的仪器构造和组成;

（2）讲解蓝电电池测试系统仪器的使用操作和参数设置;

（3）学生进行电池安装及测试操作;

（4）讲解数据处理方式,学生实际操作。

44.2.6　实验步骤

（1）每人准备两枚组装好的待测电池；

（2）选择蓝电电池测试系统上的空余通道将待测电池夹上，电池负极与夹具上"－"标识相对应；

（3）打开蓝电电池测试系统监控界面，找到待测电池的对应通道，单击鼠标右键点击"启动"；

（4）选择"充放电测试"程序；

（5）选择实验数据储存路径并填写实验对象名称，点击"开始"，即开始测试。

详细操作介绍请扫描二维码观看视频。

**44-2　锂离子电
池充放电测试**

44.2.7　实验结果与数据处理

（1）导出测试数据：从蓝电电池测试软件中导出测试结果，选取前 3 周充放电循环的比容量（specific capacity）及电压（voltage）数据。

（2）使用 Origin 软件绘图：将选取的数据粘贴到 Origin 软件中，以比容量作为横坐标，以电压为纵坐标，以第 1、2、3 周的充电和放电过程分别生成曲线。共得到 6 条曲线，如图 44-3 所示。

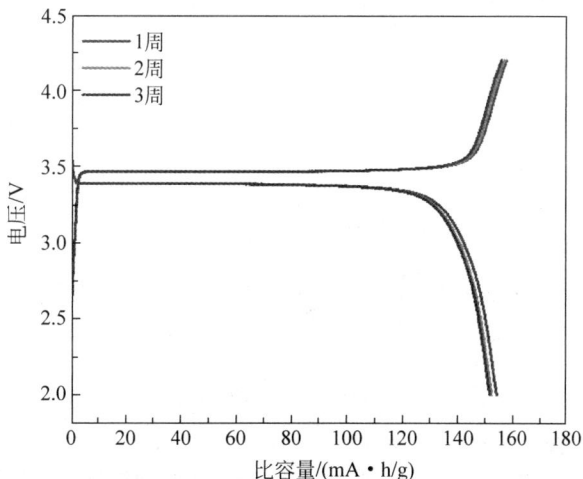

（3）由测试数据分析电池性能情况。

图 44-3　锂离子扣式电池比容量-电压曲线例图

44.2.8　实验注意事项

（1）电极在安装时注意区分正负极，防止正负极接反；

（2）夹具按规定摆放，禁止重叠堆放，以防短路；

（3）测试后回收电池，标记后分类存放在指定地点，待报废处理。

第 45 章
实时荧光定量 PCR 技术的操作与在生命科学研究中的应用

罗茂国 编

聚合酶链式反应(polymerase chain reaction,PCR)技术利用序列特异性寡核苷酸、热稳定性 DNA 聚合酶和热循环,可将特异性 DNA 序列"扩增"至数百万倍,自 1985 年问世以来,在推动现代分子生物学乃至整个生命科学的研究和应用发展中起到了基础性作用。但传统 PCR 通量低,无法精确定量。实时荧光定量 PCR(real-time quantitative PCR,RT-qPCR)技术,通过在 PCR 反应体系中加入荧光基团,利用荧光信号累积实时监测整个 PCR 进程,可借助标准曲线实现对未知模板的定量分析,实现 PCR 从定性到定量的飞跃,已成为核酸检测的金标准以及科研和临床诊断的有力检测手段,不仅广泛应用于基因表达、突变检测、遗传分析等基础研究,也是病原体检测、肿瘤分子诊断、新药筛选等应用研究的重要工具。

本实验指导书包含 3 个实验的设计,通过 RT-qPCR 技术的原理与基本应用介绍、实践操作,让学生在理解 RT-qPCR 技术的原理、实验设计和操作思路的同时,学会应用荧光染料或者 TaqMan 探针检测 mRNA、MicroRNA、Long Non-coding RNA 在特定样本中的表达,运用 TaqMan 探针法实现单碱基突变检测、基因拷贝数变化检测、稀有突变检测、DNA 甲基化检测等,从而为疾病的诊断、监测和预后提供帮助。本实验指导书注重学生对定量 PCR 技术基础知识的了解、前沿基础和临床研究的关注,以及探究精神和创新素质的培养,贯穿基础知识、实践能力与创新思想相结合这一主导思想,在教学内容上体现 RT-qPCR 技术的最新进展、试验操作、结果分析与实际应用,在教学手段上强调教、学互动,拓宽学生的视野和思路,着重培养并激发学生的综合分析能力与创新精神,为他们更好地从事科研或临床检验工作打下坚实的基础。

45.1　RT-qPCR 不同样本的 cDNA 样品准备与质量控制

45.1.1　实验目的

(1) 掌握 RT-qPCR 的技术原理以及常规和高阶应用;
(2) 掌握不同类型样本 RNA 的提取方法与质量控制要求;
(3) 掌握反转录制作 RT-qPCR 模板 cDNA 的过程。

45.1.2　实验原理

PCR 是分子生物学领域功能最强大的技术之一。在传统 PCR 中,扩增序列的检测和定量是在反应结束后进行,且需要凝胶电泳等 PCR 后图像分析。实时荧光定量 PCR 每次循环结束后均通过荧光染料检测 PCR 产物;且荧光染料产生的荧光信号与生成的 PCR 产物分子数成正比,通过监测指数扩增期(处于 DNA 线性扩增阶段)的反应,可以确定靶点的起始量,且精度极高,如图 45-1 所示。

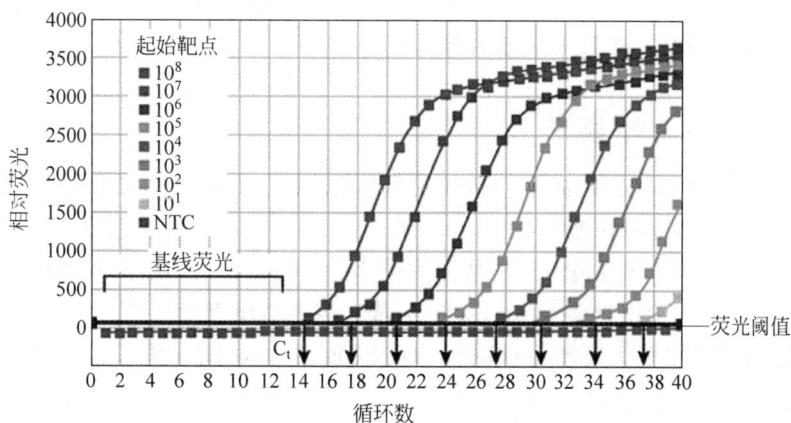

图 45-1　相对荧光与循环数

RT-qPCR 常用的荧光检测系统有 TaqMan 探针法和 SYBR Green 染料法。二者都具有 5′核酸酶活性,当 DNA 合成结束后能降解与模板结合的 DNA。以 TaqMan 探针法为例,它由包括两条与目的基因片段以碱基互补配对结合的 PCR 引物;一个荧光报告基团(reporter,R),如 FAM、VIC、TET、HEX 等;和一个淬灭基团(quencher,Q),如 TAMRA、BHQ 三部分组成。在 PCR 开始之前,TaqMan 探针完整,荧光报告基团和淬灭剂之间具有天然的亲和力,发生荧光共振能量转移,使得报告基团的荧光信号淬灭,如图 45-2 所示。

在 PCR 过程中,引物和探针与靶点退火结合。DNA 聚合酶延伸探针上游的引物。如果探针与正确的靶序列结合,则聚合酶的 5′核酸酶活性会切断探针,释放出含有报告基团染料的片段。剪切完成后,报告基团和淬灭染料不再相互吸引;释放的报告基团分子将不再被淬灭。机器检测反应中报告基团的荧光强度,从而计算起始模板的 DNA 量,如图 45-3 所示。

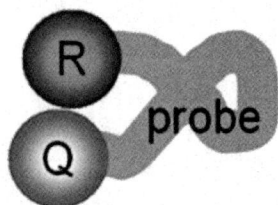

图 45-2　TaqMan 探针构造　　图 45-3　TaqMan 探针的结合、释放与扩增产物信号累积

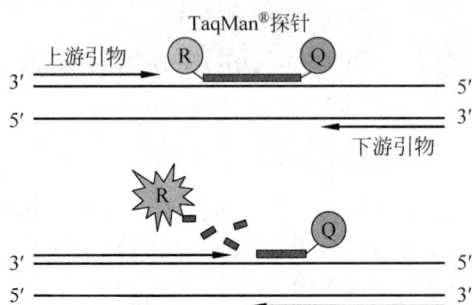

因此,RT-qPCR 的直接检测对象是互补 DNA(complementary DNA,cDNA),当我们需要检测 mRNA、MicroRNA、Long Non-coding RNA 在特定样本中的表达时,需要先提取出相应质量合格的 RNA,并通过反转录过程获得实验所需的 cDNA。TRIZOL 可以裂解细胞,氯仿可将溶解在水中的核酸从有机相中萃取出来,并通过乙醇沉淀核酸,加入 DNase 后可以消化掉 DNA,得到纯度较高的 RNA,并利用微量分光光度计 NanoDrop 测量 RNA 在 260 nm 波长下的光吸收值来计算 RNA 的浓度。然后通过反转录酶可以将 RNA 反转录变成 cDNA,用于后续 RT-qPCR 实验或者稳定保存。

45.1.3　实验基本要求

(1) TRIZOL、氯仿是有刺激性气味的受管制化学品,实验全程需要注意自身防护(佩戴手套、口罩等),并将废液正确回收。

(2) RNA 不稳定且容易降解,提取过程要迅速,并在 RNA 酶干净的环境(超净工作台)中于冰上进行。实验用枪头为 RNase-free 或经高温高压灭菌。

(3) 反转录前需要根据反转录试剂盒的反转录效率和提取 RNA 浓度确定起始 RNA 用量,并确保各样本 RNA 用量一致。

45.1.4　实验仪器和材料

RNA 提取试剂盒(TRIZOL、氯仿、裂解液、DNA 酶等)、RNA 反转录试剂盒、PCR 仪、NanoDrop。

45.1.5　实验内容

（1）介绍 RT-qPCR 的技术原理与常规和高阶应用；

（2）介绍细胞、组织、血浆等不同样本 RNA 提取过程及要求；

（3）以细胞为例，进行 mRNA 提取、NanoDrop 定量；

（4）以 mRNA 为模板，反转录得到 cDNA，并对其进行稀释。

45.1.6　实验步骤

实验主要包括样本总 RNA 提取、RNA 质量检测、浓度测定与定量、反转录获得 cDNA 以及 RNA 和 cDNA 的保存等，具体操作请扫描二维码观看视频。

45-1　RT-qPCR 的操作流程

45.1.7　实验结果与数据处理

（1）用 NanoDrop 对提取的 RNA 进行浓度测定和质量分析，如图 45-4 所示。

（2）剔除浓度过低或纯度不够（盐粒子浓度过高）的 RNA 样本，确定起始 RNA 总量，计算各个样本所需的 RNA 体积，进行反转录获得 cDNA，并将其用双蒸水进行稀释。

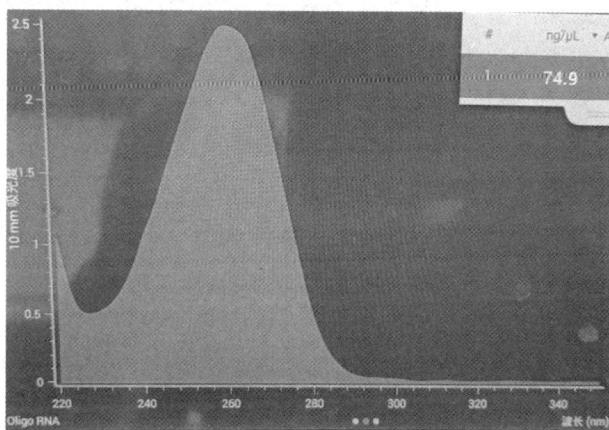

图 45-4　NanoDrop 测定 RNA 浓度

45.1.8　实验注意事项

（1）用于 RNA 提取的不同样本间的细胞或组织的量应适量，且尽量保持一致，过少导致提取 RNA 浓度过低，过多则不利于充分裂解。且浓度过高，或不同样本间浓度跨度大，容易导致后续浓度测定和稀释等过程出现误差，影响定量结果。提取过程应防止 RNA 酶污染，避免 RNA 降解。

（2）反转录所用起始 RNA 的量应适量，过多或过少容易引起不同样本间 cDNA 产物浓度不均。以 ThermoFisher 反转录试剂盒为例，对于 $20\ \mu L$ 反转录体系，$500\sim1000\ ng$ 的起始 RNA 量是比较合适的。

（3）当提取 RNA 浓度过低（低于 100 ng）或者盐粒子浓度过高（260/230 小于 1.8）时，

会影响反转录效率,给后续定量带来误差。

45.2 RT-qPCR 引物设计与验证

45.2.1 实验目的

(1) 掌握 RT-qPCR 引物的设计原则与常用设计方法;

(2) 掌握 RT-qPCR 的实验流程并检测所设计引物的扩增效率和溶解曲线,选择合适引物;

(3) 用合适引物进行标准曲线实验,验证 45.1 节所获得 cDNA 的质量,并熟悉 RT-qPCR 的操作。

45.2.2 实验原理

高特异性和高扩增效率的引物是 RT-qPCR 实验成功的前提。在进行基因表达、cDNA 定量等研究中,设计的引物/探针通过碱基互补配对,要求只跟目的 DNA 片段结合,不产生非特异性扩增;且需要跨过两个外显子(图 45-5),以排除基因组 DNA 污染,增强扩增特异性。溶解曲线表现为大于 85℃处单一峰,表明引物特异性好,没有引物二聚体或非目的 DNA 片段结合。将模板 DNA 进行不同倍数稀释后,用待检测引物进行 RT-qPCR,生成标准曲线,通过 R^2、扩增效率来判断引物特异性、cDNA 质量以及整体扩增体系的稳定性等。

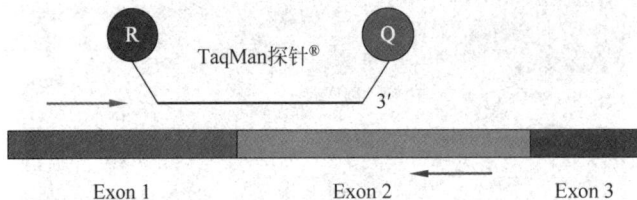

图 45-5 探针设计跨过两个外显子

45.2.3 实验基本要求

(1) 掌握 NCBI 查找目的基因、选择和比对序列、检查引物特异性的方法;

(2) 学会利用 Primer Express Software for Real-Time PCR 设计 RT-qPCR 引物;

(3) 熟练掌握微量移液器的操作。

45.2.4 实验仪器和材料

Primer Express Software、cDNA、RT-qPCR 仪(ABI,7500)、移液枪(单通道和 8 通道)、96 孔 PCR 板及封口膜、1.5 mL tubes(AXYGEN)、SYBR premix Ex Taq、离心机等。

45.2.5 实验内容

(1) 讲解 RT-qPCR 引物设计原则、要求与常用设计软件和方法;

(2) 进行绝对定量,检测所设计引物的扩增效率和溶解曲线,选择合适的引物;

(3) 利用合适引物建立标准曲线,熟悉 RT-qPCR 标准操作流程。

45.2.6　实验步骤

利用 Primer Express Software for Real-Time PCR 对每个目的基因设计 3～5 对 RT-qPCR 引物，用 NCBI 的 Primer-BLAST 验证引物特异性，将倍倍稀释后的 CDNA 作为模板进行 RT-qPCR，生成标准曲线，选出最佳引物。请扫描二维码观看操作步骤。

45-2　RT-qPCR 的操作步骤

45.2.7　实验结果与数据处理

（1）生成标准曲线（图 45-6（a））和溶解曲线（图 45-6（b））。

（2）根据 R^2、扩增效率和溶解曲线，选择最佳引物。

(a)

(b)

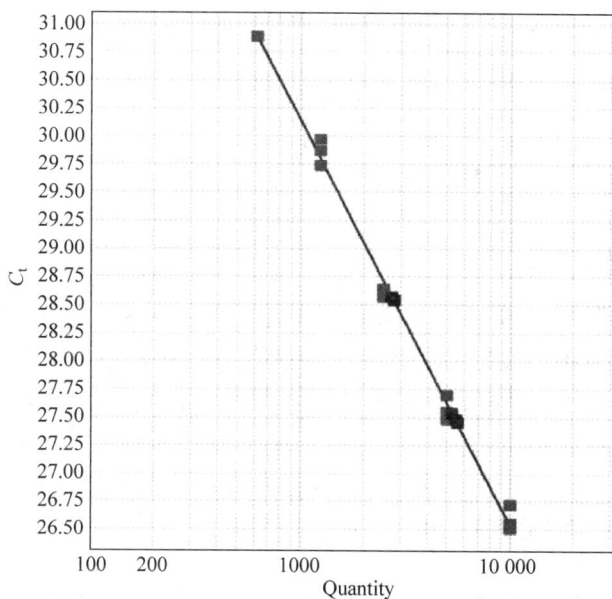

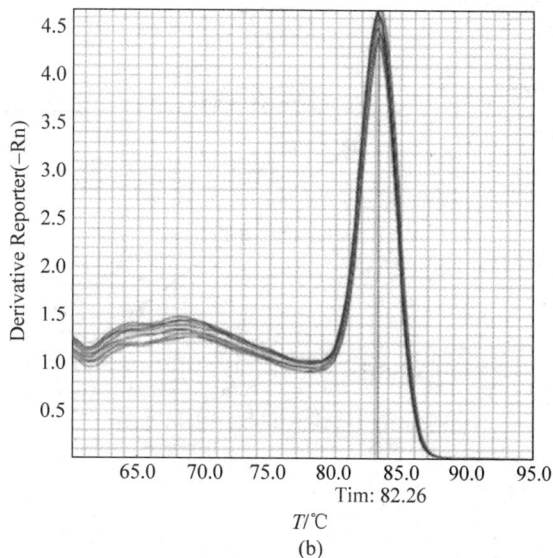

图 45-6　（a）标准曲线和（b）溶解曲线

45.2.8　实验注意事项

（1）新设计引物建议先用 NCBI 的 Primer-BLAST 检查引物特异性，目的基因引物扩增效率与内参基因一致较为合适；当目的基因表达较低时，应筛选多对引物，优化各组分浓度，以降低 C_t 值。

（2）同一样本设置 $3\sim4$ 个重复孔，RT-qPCR premix 较黏，样本应充分混匀、移液准确，减小误差。

45.3　RT-qPCR 验证差异基因的相对表达

45.3.1　实验目的

（1）理解 RT-qPCR 用于基因表达分析的原理；

（2）能够熟练掌握 RT-qPCR 的实验流程；

（3）能够准确分析 RT-qPCR 的数据结果。

45.3.2　实验原理

RT-qPCR 是在常规 PCR 技术基础上发展而来的一种核酸定量技术。其基本原理是在常规 PCR 反应体系中加入荧光基团，通过荧光信号按比例增加来反映 DNA 量的增加，从而对 PCR 产物进行实时监测。由于在 PCR 扩增的指数时期，模板的 C_t 值（每个反应管内的荧光信号到达设定的域值时所经历的循环数）和该模板的起始拷贝数存在反比例线性关系，可以通过检测不同样本的 C_t 值，最后通过标准曲线对未知模板进行绝对定量分析，或通过内参法进行相对定量检测（图 45-7）。

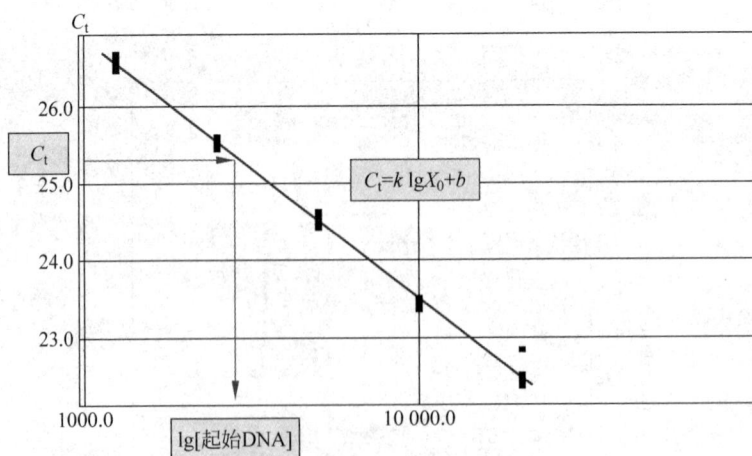

图 45-7　特征 X 射线产生示意图

45.3.3　实验基本要求

（1）熟悉 RT-qPCR 的实验流程与上机操作；

（2）掌握 RT-qPCR 软件分析基因相对表达。

45.3.4　实验仪器和材料

RT-qPCR 仪（ABI，7500）、移液枪（单通道和 8 通道）、96 孔 PCR 板及封口膜、1.5 mL tubes（AXYGEN）、SYBR premix Ex Taq、cDNA、离心机等。

45.3.5　实验内容

（1）讲解内参基因的原理、常用内参基因的选择与验证方法；

（2）介绍对照组设置的必要性、常用方法（阴性对照、阳性对照）与定量方法的选择；

（3）讲授实验结果分析要点：溶解曲线、C_t（$\Delta\Delta C_t$）法的分析过程、误差大、C_t 值大等的改进措施；

（4）学生上机操作。

45.3.6　实验步骤

（1）引物稀释、cDNA 模板、SYBR-Green premix 配置并混匀。按表 45-1 分别配制 Mix1、Mix2 和 Mix3，并加入 cDNA（Mix1）、引物（Mix2）、SYBR Green I/ROX（Mix3）和去离子水（Mix4）。每个样品设置 3～4 个目的基因和内参基因的技术重复，如有必要，也可设置 3 个生物学重复。

表 45-1　RT-qPCR 扩增体系

材　　　料	总体积（4 个技术重复）
cDNA（Mix1）	10 μL
引物（Mix2）	4.5 μL
SYBR Green I/ROX（Mix3）	22.5 μL
去离子水（Mix4）	8 μL

（2）根据所检测目的基因和样本，将每组样本用排枪准确加到 96 孔 PCR 板。

（3）按如下程序在荧光定量 PCR 仪（7500）上进行：95℃ 5 min；95℃ 30 s，55℃ 30 s，72℃ 1 min，重复进行 40 个循环；72℃ 5 min。

（4）设置 Target、sample、内参、Rox 等。

（5）导出数据并进行基因相对表达分析。

45.3.7　实验结果与数据处理

（1）检查溶解曲线，确保目的基因有效扩增。

（2）剔除误差大的数据（一般每个样本剩余 2～3 个重复），利用 2-$\Delta\Delta C_t$ 方法进行相对表达量的计算。导出文件,整理 C_t 值,对内参基因进行样本差异的均一化:目的基因 C_t 值 — 内参基因 C_t 值 = ΔC_t 处理样品和对照样品间的相对差异比较。

(3)处理样品 ΔC_t 值 — 对照样品 ΔC_t 值 = $\Delta\Delta C_t$,使用以下公式计算相对表达量差异:倍数变化 = $2^{(-\Delta\Delta C_t)}$。生成文件,以 C_t 值进行相对表达量的计算,进行相对表达分析,如图 45-8(a)和(b)所示。

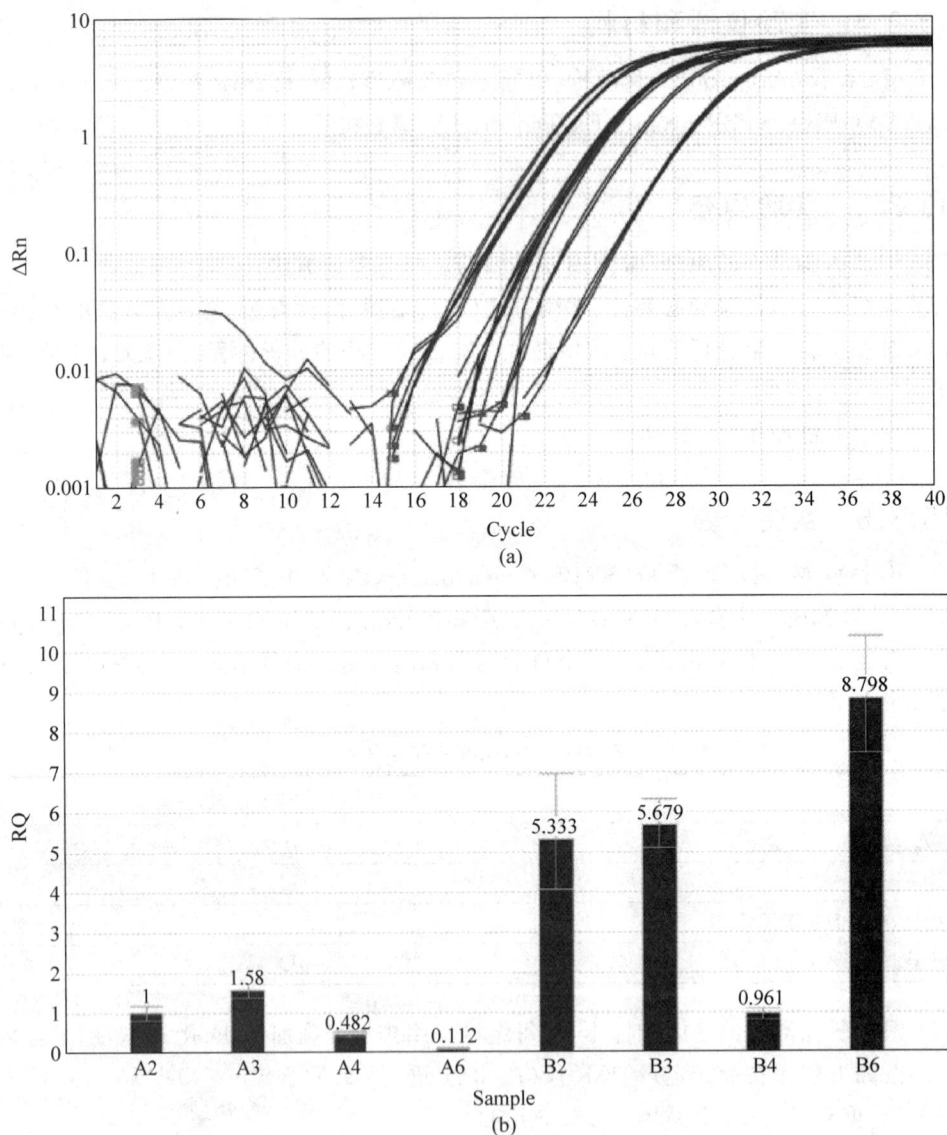

(a)

(b)

图 45-8 (a)扩增曲线图和(b)相对表达结果

45.3.8 实验注意事项

(1)为减少技术重复间误差,使用已校准的移液器;

(2)目的基因 C_t 值于 20~35 为宜,若 C_t 值较大,说明基因表达量较低,可适当提高模板浓度；

（3）为了节约试剂成本，反应体系可缩减至 $10\ \mu L$；

（4）为防止机器环境因素对实验结果影响，实验时务必保持 PCR 板洁净，不要在 PCR 板侧壁做标记或在机器旁打开有荧光的物质；

（5）引物应做预实验，确定其是否为特异扩增。

第 46 章
流式细胞术原理、实操与应用

罗茂国　编

随着细胞学研究的日益广泛和深入,围绕细胞的分类、分化、发育、增殖、凋亡、信号传导等方面的研究都为研究者所关注。任何一个研究设想的证实、科研成果的突破,都离不开检测方法、检测平台的建立。流式细胞仪是集现代物理电子技术、激光技术、计算机技术于一体的先进科学技术设备,是生命科学研究领域中先进的仪器之一。概括来说,流式细胞术就是利用流式细胞仪对处在快速直线流动状态中的单列细胞或生物颗粒进行逐个、多参数、快速地定性、定量分析或分选的技术,具有检测速度快、测量指标多、采集数据量大、分析全面、方法灵活等特点。流式细胞术已被众多的研究人员作为优先选择的研究技术。目前,流式细胞仪已广泛应用于免疫学、细胞生物学、遗传学、生物化学、肿瘤学、血液学等基础科学研究和临床医学领域。

本实验指导书旨在强化生物、医学、材料、化工等相关专业学生对流式细胞术实验技术理论的了解,并使学生在流式细胞技术实际操作方面(包括仪器设备、样本处理、试剂、操作过程、数据分析和常见故障排除等)有较大的突破;同时,进一步引导学生理解流式细胞术在生物医学和临床医疗实践等相关研究中的应用价值,了解国际、国内流式细胞术的最新动态。

　　本实验指导书注重培养学生知识、能力、素质的并重发展,贯穿培养学生创新思维和自学能力这一主导思想,在教学内容上体现流式细胞仪的最新技术,在教学手段上强调教、学互动,拓展学生的视野和思路,着重培养并激发学生的综合分析能力。

46.1　流式细胞仪基本操作步骤见习与数据分析

46.1.1　实验目的

　　(1) 掌握流式细胞仪的工作原理、基本结构及分类,熟悉流式细胞仪的主要性能指标及其应用;

　　(2) 了解流式细胞仪的维护及其常见故障排除;

　　(3) 掌握样本的处理方法、抗体的选择和使用,学会对照实验的设置;

　　(4) 学会制定染色方案,熟悉并掌握流式数据分析方法。

46.1.2　实验原理

　　流式细胞术(flow cytometer,FCM)是 20 世纪 70 年代发展起来的高科学技术,集计算机技术、激光技术、流体力学、细胞化学、细胞免疫学于一体。它是指利用流式细胞仪对处在快速直线流动状态中的细胞或生物颗粒同时进行多参数、快速定量分析和分选的技术。流式细胞仪由液流系统、光学系统、电子系统三部分组成,不仅可测量细胞大小、内部颗粒的性状,还可检测细胞表面和细胞浆抗原以及细胞内 DNA、RNA 含量等,可对群体细胞在单细胞水平上进行分析,在短时间内检测分析大量细胞,并收集、储存和处理数据,进行多参数定量分析,如图 46-1 所示。带分选功能的流式细胞仪还能够分类收集(分选)某一亚群细胞,分选纯度大于 95%。流式细胞术目前在血液学、免疫学、肿瘤学、药物学、分子生物学等学科已广泛应用。

　　荧光信号由被检细胞上标记的特异性荧光染料受激发后产生,发射的荧光波长与激发光波长不同。每种荧光染料会产生特定波长的荧光和颜色,通过波长选择性通透滤光片,将不同波长的散射光或荧光信号区分开,进入不同的光电倍增管检测。选择不同的单抗和荧光染料就可同时测定一个细胞上多个不同特征参数。荧光补偿:可消除各发射光之间的重叠信号,保证检测信号的准确性。圈门(gating)指在某一张选定参数的直方图上根据该图细胞群分布选定其中想要分析的特定细胞群,并要求该样本所有其他参数组合的直方图只体现这群细胞的分布情况。即选定目的细胞群,其他参数分析针对该细胞群进行。

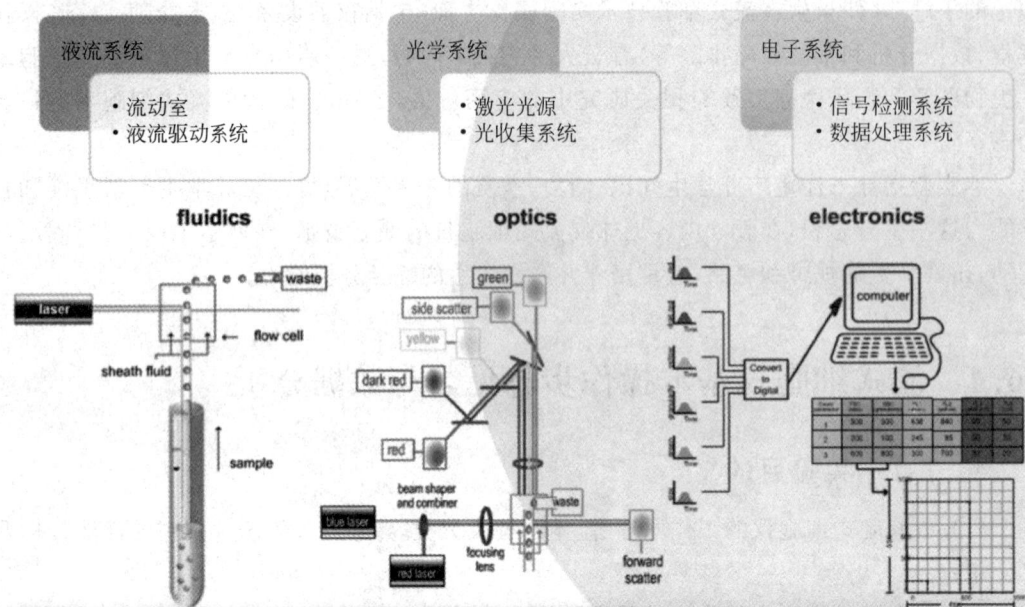

图 46-1 流式细胞仪组成与基本原理展示

46.1.3 实验基本要求

(1)掌握流式细胞仪的构造、原理、分类与应用;

(2)掌握荧光素选择、多色实验配色及实验结果分析的方法;

(3)遵守实验操作规程,听从教师的操作指导,爱护仪器。

46.1.4 实验仪器和材料

BD Aril Ⅲ流式细胞仪、碘化丙啶(PI)、异硫氰酸荧光素(FITC)染料、超净工作台、移液器、离心机等。

46.1.5 实验内容

(1)简述流式细胞仪的基本结构、组成部分、分析分选原理、性能指标、检测信号、主要应用等;

(2)讲解流式实验样本的处理、保存、抗体选择、对照设置、染色流程、染色方案设计(考虑试剂种类、试剂质量、试剂用量、孵育时间、洗涤次数、染料浓度、染色时间及染色温度等因素);

(3)讲授电压调节、阈值设定、补偿调节方法、仪器质量控制、数据显示方式、圈门分析技术等;

(4)学生进行流式细胞实验并分析数据。

46.1.6 实验步骤

实验主要包括单细胞悬液制备、荧光抗体染色与洗涤、流式细胞仪电压调节、圈门、补偿调节、上样测试、数据分析与导出等步骤，具体操作请扫描二维码观看视频。

46-1 流式细胞术简介

46.1.7 实验结果与数据处理

（1）设置空白对照（图 46-2）、检测阴性对照、测试样本（图 46-3）；

（2）导出 fsc 原始文件和 pdf 结果，用 FlowJo 进行分析。

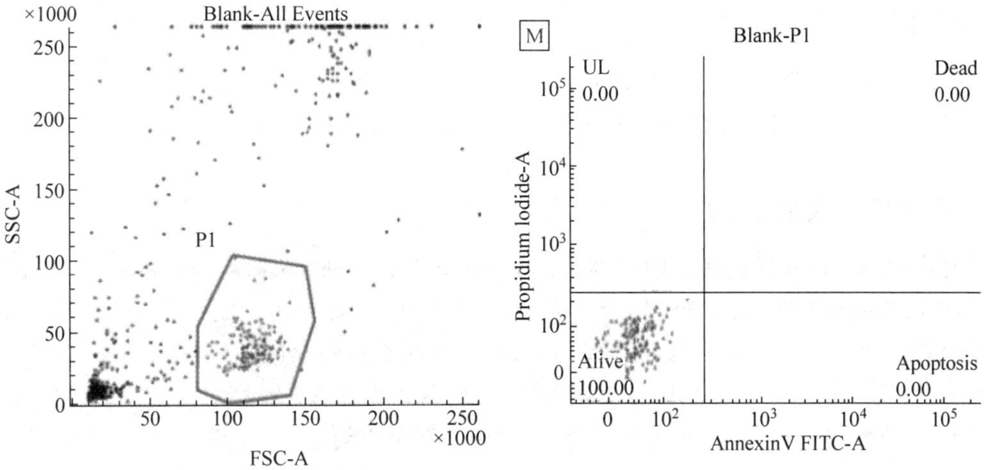

图 46-2　空白对照

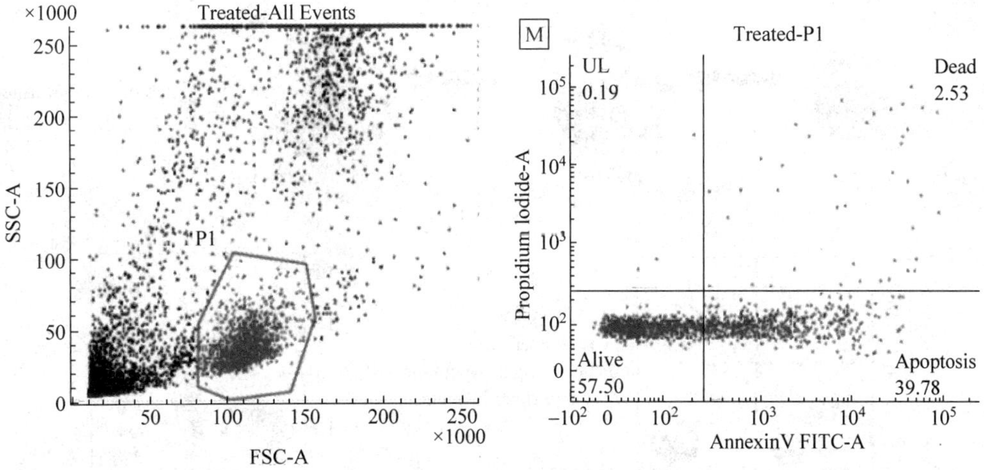

图 46-3　阳性样本

46.1.8 实验注意事项

（1）开机前检查鞘液是否充足、废液桶是否需要倾倒，液路和气路不能接反，选用合适大小喷嘴；

（2）样品进样前用细胞筛过滤，浓度不能太高，上样速度不宜过快；

（3）关机前清洗管路、样品池，并执行 Daily Clean 程序。

46.2 流式细胞仪测细胞凋亡（Annexin Ⅴ/PI 染色法）实验

46.2.1 实验目的

（1）掌握诱导细胞凋亡和 Annexin Ⅴ/PI 染色的方法；

（2）数量流式细胞仪的操作，了解流式实验术在细胞生物学中的广泛应用。

46.2.2 实验原理

流式细胞术检测细胞凋亡的原理为：Annexin Ⅴ是一种 36 kDa 的钙依赖性磷脂结合蛋白，能够与磷脂酰丝氨酸（PS）结合。荧光标记的 Annexin Ⅴ可检测暴露于早期凋亡细胞外部的 PS。Annexin Ⅴ还可染色坏死细胞，因为这些细胞的膜破裂，使 Annexin Ⅴ进入整个质膜，但是 Annexin Ⅴ无法区分坏死细胞（中晚期凋亡细胞）和早期凋亡细胞。因此，通过与 PI 共染色，可以将凋亡细胞与坏死细胞（中晚期凋亡细胞）区分开，如图 46-4 所示。

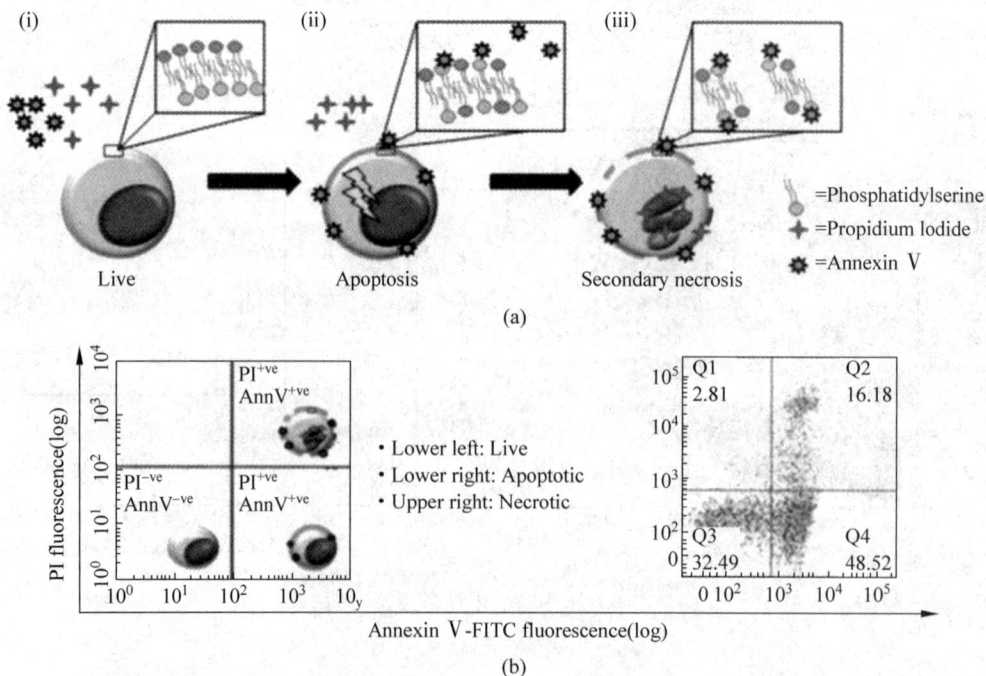

图 46-4　(a)Annexin Ⅴ和(b)PI 染色法检测细胞死亡

通过将 FITC 荧光染料与 Annexin V 偶联,利用流式细胞仪借助 FITC 和藻红蛋白(PE)荧光通道分别检测细胞 Annexin V 和 PI 的阳性率,从而表征目的细胞的衰老凋亡情况。

46.2.3 实验基本要求

(1) 掌握流式细胞术单细胞样品的制备与荧光染色方法,理解流式细胞术检测细胞凋亡的原理;

(2) 掌握流式细胞仪分析细胞的基本操作及注意事项。

46.2.4 实验仪器和材料

BD Aril Ⅲ 流式细胞仪、凋亡检测试剂、超净工作台、移液器、离心机、细胞筛、磷酸盐缓冲液(phosphate buffered saline,PBS)缓冲液。

46.2.5 实验内容

(1) 收集诱导凋亡的目的细胞、阴性细胞,制备单细胞悬液并染色,设置空白对照组;

(2) 对空白对照进行流式分析,调节电压、圈门、调节补偿等;

(3) 对所有样本用流式细胞仪进行荧光检测,导出数据,并用 FlowJo 进行数据处理;

(4) 清洗仪器,执行 Daily Clean 程序并关机。

46.2.6 实验步骤

与 46.1.6 节实验步骤基本一致,通过空白对照调节电压、单染管圈门并设置补偿(如有必要),然后对样品流式分析。具体步骤可扫描二维码观看详细视频。

46-2 **BD Aril Ⅲ**
操作流程

46.2.7 实验结果与数据处理

导出数据,并对结果进行分析,如图 46-5 所示。

46.2.8 实验注意事项

(1) 等液流稳定后再上样,液流监视窗口异常时立即关闭液流,对喷嘴超声,确保液流稳定;

(2) 喷嘴带红色密封 O 圈的一面应朝上,上样速度建议不超过 5;

(3) 上样过程应保持液流稳定,Drop1 应位于上 1/3 为宜,第一个断点液滴形态左右对称最佳;

(4) 仪器质控(PQC)一般 1 个月做一次,CQC 每 6 个月做一次,每次关机前应进行管路清洗;

(5) 检测较小细胞或颗粒时选用 1.0 滤光片,可用 SSC 设置并适当减小阈值(默认5000);

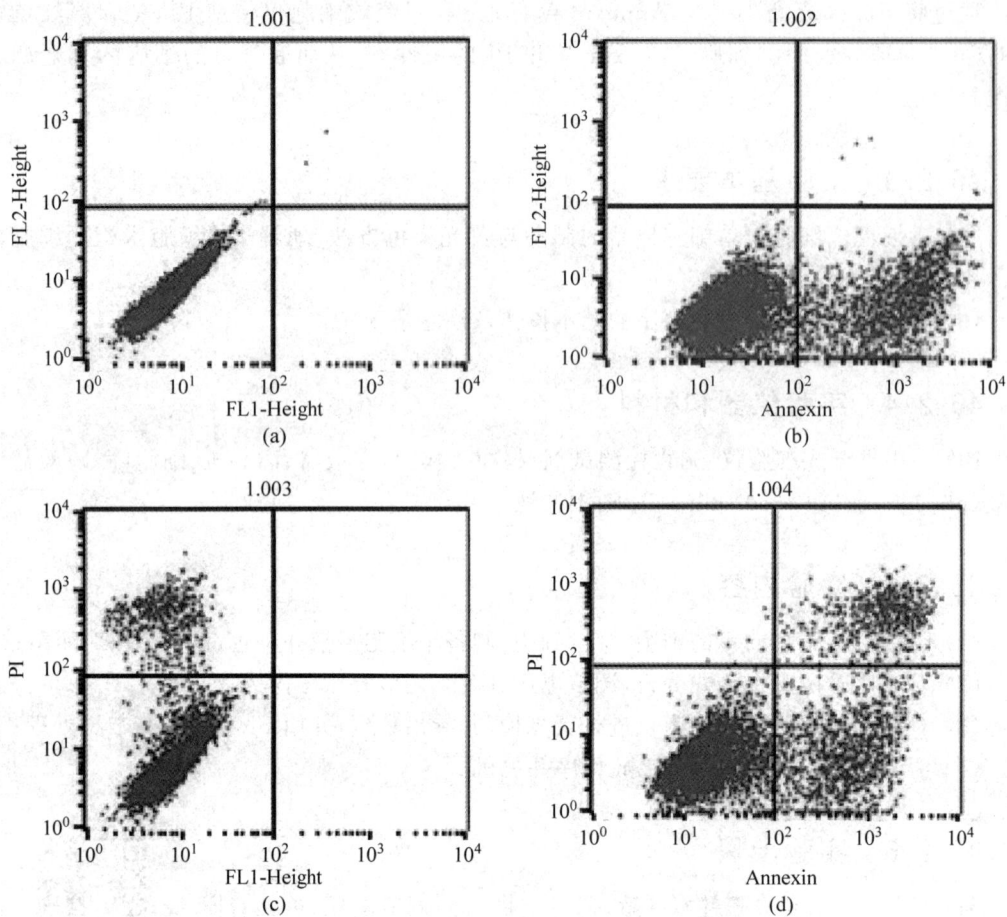

图 46-5　流式细胞术检测细胞凋亡
（a）空白对照；（b）～（c）单荧光；（d）双荧光

（6）当不同样本或实验需要进行对比分析时，应保证所用的荧光通道和每个通道下的电压一致。

第 47 章
空间自动细胞培养与观测装置的应用

马 宏 编

　　微流控芯片技术(microfluidics)是指把生物、化学、医学分析过程的样品制备、反应、分离、检测等基本操作单元集成到一块微米尺度的芯片上,自动完成分析全过程。由于它在生物、化学、医学等领域的巨大潜力,已经发展成为一个生物、化学、医学、流体、电子、材料、机械等学科交叉的崭新研究领域。

　　本实验指导书包括3个实验的设计,通过实验内容的实践,学生可以掌握微流控芯片的设计与加工,微流控芯片细胞培养装置的开发方法,激发学生对空间生物学领域的探索热情。

47.1　使用 SolidWorks 设计微流控芯片与细胞培养装置实验

47.1.1　实验目的

（1）培养使用草图绘制工具进行参数化草图绘制的能力；

（2）培养根据设计意图使用拉伸、切割、圆角等特征进行参数化设计的能力；

（3）对特征建模的基本原理和方法等计算机辅助设计（CAD）知识和理论有充分了解，掌握零件和装配体的概念，能够在规定时间内运用 SolidWorks 完成微流控芯片和培养装置的总体装配。

47.1.2　实验原理

微流控芯片需要借助 CAD 系统进行设计，再通过机电加工技术进行加工。SolidWorks 公司是达索系统（Dassault Systemes）公司下的子公司，专门负责研发与销售机械设计软件的视窗产品，SolidWorks 是一款优秀的参数化建模软件。参数化建模是指以用户输入的参数为起点，经过程序内部逻辑的分析处理，最终生成模型对象的过程，包含三个要素：数据，即用户输入（或者其他方式输入）的参数；逻辑，为了生成预期模型，对数据进行的一系列运算和操作的总和；模型对象，是参数化建模的结果。参数化建模最显著的特征是建模过程以数据为原料，以逻辑为驱动。基于 SolidWorks 进行预先设计和仿真，对于微流控芯片的加工和使用是必要的。

47.1.3　实验基本要求

准备工作：准备好 SolidWorks 2016 安装包。

47.1.4　实验仪器和材料

X86 笔记本计算机（Win10，处理器 3.3 GHz 或更高，内存 8 GB 或更高，驱动器建议固态硬盘，可用容量大于 40 G）。

47.1.5　实验内容

（1）SolidWorks 的安装和使用；

（2）微流控芯片的设计；

（3）微流控芯片的流体力学仿真基础；

（4）微流控芯片图纸的输出。

47.1.6　实验步骤

1. SolidWorks 的安装和使用

（1）安装过程中要断开网络，用虚拟光驱打开下载的 SW2013_sp0 文件或用解压工具

解压下载的 SW2013_sp0 文件,然后双击 setup.exe 应用程序;

(2) 在选择框中选择单机安装,然后点击下一步;

(3) 在序列号处输入序列号,然后点击下一步,这时会弹出一个提示框,选择取消;

(4) 在选择框中选择生成 SolidWorks 2013 的新安装,然后点击下一步;

(5) 在安装位置选择要安装的位置,然后选择现在安装;此时进入安装进度条,杀毒软件也许会提醒是否允许,全部选择允许就可以;

(6) 安装过程大概 30 min,安装好后点击完成,接着提示是否重启,选择以后重新启动,如果安装成功这时桌面就会出现 SolidWorks 2013 的图标;

(7) 双击打开下载下来的文件:SW2013_SP0.0_SSQ_SolidSQUAD_ 下的 SW2010-2013.Activator.SSQ.exe 文件;

(8) 选择安装的位置(可以是默认位置),直接选择 Install 即可,安装完后会自动清除临时文件;

(9) 接下来一直点"是",直到界面出现选择"确定"时选择"确定";

(10) 在弹出来的提示框中选择"否",然后点击"finish"。

2. 微流控芯片的设计

使用 SolidWorks 设计出一款三层单腔室可灌流的微流控细胞培养芯片。

3. 微流控芯片的流体力学仿真基础

对前述设计的微流控芯片进行流体力学仿真,得到该芯片的流体力学数据,如剪应力分布、静压、流体路径、交换率等,并根据数据修改芯片设计。

4. 微流控芯片图纸的输出

使用 SolidWorks 的工程图工具输出微流控芯片的加工图纸。

47.1.7 实验结果与数据处理

(1) 输出芯片图纸,并保存待用;
(2) 输出芯片的流体力学数据。

47.1.8 实验注意事项

注意图纸设计时的完全定义。

47.2 微流控芯片加工技术

47.2.1 实验目的

微流控芯片系统是指以微管道为网络,连接微泵、微阀、微储液器、微电极、微检测元件等具有光、电和流体输送功能的元器件,最大限度地把采样、稀释、加试剂、反应等操作集成进一块小芯片中。本实验使用项目一中的图纸(即 47.1 实验结果部分输出并保存备用的图纸),使用激光切割法,对聚甲基丙烯酸甲酯(polymethyl methacryate,PMMA)材料进行加工,并封合成完整的微流控芯片。

47.2.2 实验原理

激光雕刻：激光雕刻加工以数控技术为基础，利用高能量密度的激光束对材料进行加工，聚焦的激光束能在极短的时间内将能量集中在很小的区域，使加工材料迅速熔化、汽化，从而实现加工材料的去除或改性。通过设计激光行走路径，使激光将路径上的 PMMA 加热分解，可实现对 PMMA 板材的切割加工。

热压封合：即热压成形（hot-embossing），是指将多层聚合物板材放置在金属夹板之间，向金属夹板加压并保持一定时间，高分子发生局部熔化，多层 PMMA 之间形成共熔层，以实现芯片的封合；封合完成后将模具和芯片冷却，使温度下降至略低于热压温度后即可取下封合的芯片。

47.2.3 实验基本要求

加工芯片前需对芯片进行流体力学仿真和优化。

47.2.4 实验仪器和材料

芯片热压键合、马弗炉、激光雕刻机以及 1 mm PMMA 板材。

47.2.5 实验内容

（1）微流控芯片加工：激光雕刻法切割 PMMA；
（2）PMMA 的热键合；
（3）PMMA 微流控芯片的黏合与加工。

47.2.6 实验步骤

1. 微流控芯片加工：激光雕刻法切割 PMMA
（1）先开总电源开关，打开稳压器，打开冷水机（让激光管里的水注满，循环 1～3 min）（冬天冷水机里一定要放防冻液）；
（2）打开激光切割机主机电源，机器复位；
（3）打开风机电源、气泵；
（4）先打开激光开关（打开它激光器才能出光），再打开照明开关；
（5）按点射键检测是否出激光；
（6）打开计算机（计算机 USB 线连接到机器接口上），打开控制软件，点击软件上下左右键，查看机器是否移动，机器移动说明计算机与机器连接上；
（7）放好工件，调好焦距（一般情况下我们只测量切割嘴到材料表面的距离），较厚材料切割用长焦距镜片，精细雕刻机用短焦距镜片；
（8）操作计算机传输文件，机器定位，走边框（测试切割文件面积是否在工件有效范围内），开始雕刻。
2. PMMA 的热键合
（1）取出 PMMA 的保护膜并将 PMMA 的板材按顺序摆放于金属夹板之间；

（2）使用空气等离子体向 PMMA 板材表面引入亲水性基团,以提高封合强度;

（3）设定键合温度、压力、时间等参数,开始自动键合。

3．PMMA 微流控芯片的黏合与加工

（1）将切割好的 PMMA 板材表面贴附一层高生物相容性的、以 PMMA 为基础材料的双面黏合层;

（2）使用激光雕刻机切割板材,方法同上;

（3）环氧树脂黏合剂的配制,即按照 3∶1 的质量比例称取环氧树脂单体和引发剂,充分混合,10 min 后待用;

（4）将芯片各层黏合,固化 24 h 后待用(固化条件为室温(RT),RH<50%);

（5）鲁尔接头的加工,即在鲁尔接头表面贴附一层高生物相容性的、以 PMMA 为基础材料的双面黏合层,再将鲁尔接头黏合至芯片的开口处;

（6）使用环氧树脂黏合剂固化 24 h(固化条件为室温,RH<50%)将鲁尔接头封闭,以提高气密性;

（7）最后,将芯片接入注射泵中,进行灌流测试。

47.2.7　实验结果与数据处理

记录芯片灌流的过程参数。

47.2.8　实验注意事项

（1）有些激光工作时会发射肉眼不可见的红外、紫外光,切勿认为激光器发生故障而用肉眼检查,在检查激光器时一定确保激光器处于断电状态。

（2）若激光器发生故障、停电等可能导致激光器停止工作的情况,需先确认激光器断电,然后再执行检查工作。

（3）即使佩戴了激光防护镜,亦不可直视激光发射口。

（4）请勿直视 Class Ⅳ(大于 500 mW)以上激光的反射光,在使用此类激光器时需佩戴好激光防护镜。

（5）禁止在激光路径上放置易燃、易爆物品,以及黑色的纸张、布、皮革等燃点低的物质(激光毁伤实验除外)。

（6）Class Ⅲa(5 mW)以上的激光照射人体可能会导致灼伤,切勿使这种激光直射人体。

（7）切勿将激光器放置在非专业人士能触及的地方。

（8）禁止将激光直射向面前的玻璃。常规玻璃会有约 4% 的反射率,这样可能会导致反射回的激光入眼造成伤害。

（9）在搭建实验平台时,在激光发射口高度会有一个"工作平面",在激光工作中切勿将头部接近这个工作平面,因为透镜及反射镜组反射、透射的光可能会入眼造成伤害。切勿使激光发射口及反射镜上扬,这样易导致向上发射的激光入眼造成伤害。

（10）在使用激光工作时,需摘掉手表,以避免手表反射的光入眼造成伤害。

（11）在使用红外激光时,由于波长大于 800 nm 的激光几乎是完全不可见的,需使用探测器或上转换片以确定激光的位置。

（12）需注意一些波段（如波长低于 430 nm 或高于 700 nm）的激光，其视觉强度会明显弱于实际强度。

（13）脉冲（调 Q、锁模、超快）激光的峰值功率极高，可能会导致实验元件的损坏，使用前必须确认实验件的抗损伤阈值。

（14）必须在实验环境末端放置黑色金属板，以防止激光泄漏到工作区以外的空间。

47.3　微流控细胞培养技术

47.3.1　实验目的

初步掌握哺乳动物细胞的原代培养与传代培养的基本操作过程，为生物工程在医学上的应用打下基础。

47.3.2　实验原理

细胞培养（cell culture）是模拟机体内生理条件，将细胞从机体中取出，在人工条件下使其生存、生长、繁殖和传代，进行细胞生命过程、细胞癌变、细胞工程等问题的研究。近年来，细胞培养广泛地应用于分子生物学、遗传学、免疫学、肿瘤学、细胞工程等领域，发展成一种重要生物技术，并取得显著成就。由体内直接取出组织或细胞进行培养叫作原代培养。原代培养细胞离体时间短，性状与体内相似，适用于研究。一般说来，幼稚状态的组织和细胞，如动物的胚胎、幼仔的脏器等更容易进行原代培养。

47.3.3　实验基本要求

熟练掌握无菌操作，并完成项目一、二（即实验 47.1 设计，实验 47.2 加工而成的微流控芯片）的微流控芯片设计、仿真和加工。

47.3.4　实验仪器和材料

超净工作台、二氧化碳细胞培养箱、-150℃超低温冰箱、水浴锅。

47.3.5　实验内容

（1）细胞复苏；
（2）细胞的换液与传代；
（3）微流控芯片的细胞培养；
（4）微流控芯片与细胞培养装置的装配。

47.3.6　实验步骤

1. 细胞复苏

（1）将冷冻管从液氮中取出，迅速投入 37℃ 水浴融化，细胞融化后要尽快（约 1 min）移出 37℃水浴。37℃水浴时间延长会提高细胞死亡率,复苏过程中一般细胞死亡率在 20％～25％。

（2）迅速用酒精棉球擦拭冷冻管外部杀菌消毒,然后放置在冰浴上。

（3）小心开启瓶盖,把细胞转入含有 4 mL 培养基的培养瓶中,然后把培养瓶移至培养箱,26～28℃培养 1 h,让细胞贴壁。

（4）细胞贴壁后,小心移弃培养基,主要是去掉 DMSO(悬浮生长细胞要通过离心沉淀除去 DMSO)、死细胞及其碎片,加 5 mL 新鲜培养基,26～28℃培养。

（5）细胞培养 24 h 后,更换新鲜培养基,继续培养直到形成单层,便可以传代。

2. 细胞的换液与传代

（1）吸掉旧培养液。

（2）用 D-PBS 洗涤细胞 1～2 次。

（3）加入 trypsin-EDTA 溶液(1 mL/25 cm^2,2 mL/75 cm^2),37℃作用数分钟,于倒立显微镜下观察,当细胞将要分离而呈圆粒状时,吸掉 trypsin-EDTA 溶液。若不移去 trypsin-EDTA,则在 trypsin-EDTA 作用后,加入适量含血清的新鲜培养基终止 trypsin 作用,离心后再吸掉上清液。

（4）轻拍培养瓶使细胞自瓶壁脱落,加入适量新鲜的培养基,用吸管上下吸放数次以打散细胞团块,混合均匀后,依稀释比例转移至新的培养瓶中,以正常培养条件培养。

3. 微流控芯片的细胞培养

（1）选取处于对数生长期的细胞,吸掉旧培养液;用 D-PBS 洗涤细胞 1～2 次;加入 trypsin-EDTA 溶液(1 mL/25 cm^2,2 mL/75 cm^2),37℃作用数分钟,于倒立显微镜下观察,当细胞将要分离而呈圆粒状时,吸掉 trypsin-EDTA 溶液。若不移去 trypsin-EDTA,则在 trypsin-EDTA 作用后,加入适量含血清的新鲜培养基终止 trypsin 作用,离心后再吸掉上清液;使用完全培养基重悬沉淀后,使用血球计数板对细胞悬液进行计数,稀释成 $1×10^5$ 细胞每毫升的细胞悬液待用。

（2）使用 75％乙醇对微流控芯片的内部进行消毒;使用湿热灭菌对微流控芯片中的管路和接头等进行包装和灭菌。

（3）使用无菌 1×PBS 冲洗芯片腔室内部,待用。

（4）将(1)中的细胞悬液注入芯片腔室中,完成管路的连接。

（5）置于培养箱中培养 12 h 待细胞贴壁。

4. 微流控芯片与细胞培养装置的装配

将已经贴附有细胞的微流控芯片装配至培养装置中。

47.3.7　实验结果与数据处理

记录芯片灌流的过程参数。

47.3.8　实验注意事项

培养全程注意无菌操作。

第 48 章
复杂控制系统之自动驾驶

李怡然　编

  自动驾驶汽车(autonomous vehicles；self-driving automobile)又称无人驾驶汽车或轮式移动机器人,通过人工智能、视觉计算、雷达、监控装置和全球定位系统协同合作,让计算机可以在没有任何人类的主动操控下,自动安全地操作机动车辆。QCar 是 Quanser 公司提供的进行自动驾驶技术设计的原型和实验平台,该平台搭载 NVIDIA 公司 Jetson TX2处理器,集成了包括激光雷达、高清摄像头、惯性测量单元的一系列传感器,在 MATLAB/Simulink 环境中,用户能够实现对 QCar 数据采集和实时控制。在该平台可以进行在自动驾驶场景中的感知和环境理解、传感器融合、路径规划和决策、运动控制等典型问题。

  本实验指导书包括 2 个实验的设计,通过实验内容的实践,学生可以掌握自动驾驶车辆纵向控制和横向控制技术,增强学生对自动驾驶等复杂控制系统的控制器设计能力。

48.1 车辆纵向(速度)控制实验

48.1.1 实验目的

（1）掌握无人驾驶小车基础的通信以及硬件交互方法；
（2）进一步加深比例积分微分(PID)控制器基本原理；
（3）理解 PID 每个参数对控制系统的影响。

48.1.2 实验原理

自动驾驶是一种基于传感器设备、计算机算法、车辆控制等的技术手段，是指车辆在没有人类驾驶员主动操控的情况下，完成行驶任务的技术。本实验使用的自动驾驶车辆实验平台 QCar 如图 48-1 所示。

为了实现车辆的自动驾驶，主要分为感知、决策、控制三个阶段，通过车载传感器采集周围环境信息，进行数据处理、算法计算，最终得到控制指令实现对车辆的统一控制与指令输出。请扫描二维码获取 QCar 环境配置操作视频。

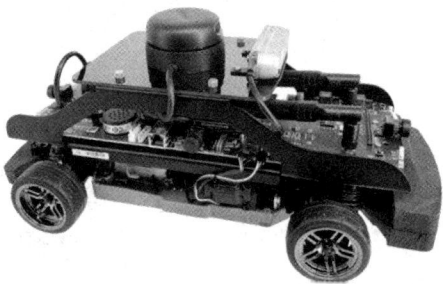

图 48-1 自动驾驶车辆实验平台 QCar 实物

1. 环境感知

感知是指环境信息和车内信息的采集与处理。为了确保无人车对环境的理解和把握，通常是通过融合激光雷达(LiDAR)、相机(camera)、毫米波雷达(millimeter wave radar)等多种传感器的数据来获取这些信息。深度摄像头和雷达相当人的眼睛和耳朵，主要功能是车辆收集周围的"实时信息"，为无人驾驶车辆提供完整、准确的环境数据。

48-1 自动驾驶
车辆环境配置

2. 规划决策

自动驾驶决策系统分为任务规划、行为规划、动作规划三部分。无人车为了某一目标而作出一些有目的性的决策过程。这个目标通常是指从出发地到达目的地，同时避免障碍物，并且不断优化驾驶轨迹和行为以保证乘客的安全舒适。

3. 控制执行

系统在做出决策后，按照决策结果对车辆进行控制。车辆的各个操控系统都需要能够通过总线与决策系统相连接，并能够按照决策系统发出的总线指令精确地控制加速程度、制动程度、转向幅度、灯光控制等驾驶动作，以实现车辆的自主驾驶。

本实验重点关注车辆的纵向控制，也就是速度控制，我们应用 PID 控制方法来实现车辆的速度控制。PID 控制器是自动控制中最为经典的控制器。由比例单元 P、积分单元 I 和微分单元 D 组成。通过 K_p、K_i 和 K_d 三个参数的设定，PID 控制器主要适用于基本线性和动态特性不随时间变化的系统。图 48-2 为 PID 控制系统原理框图，包括 PID 控制模块、执行机构、被控对象以及反馈通道。

PID 控制器是一种线性调节器，它将给定值 $r(t)$ 与实际输出值 $c(t)$ 的偏差 $e(t)$ 的比

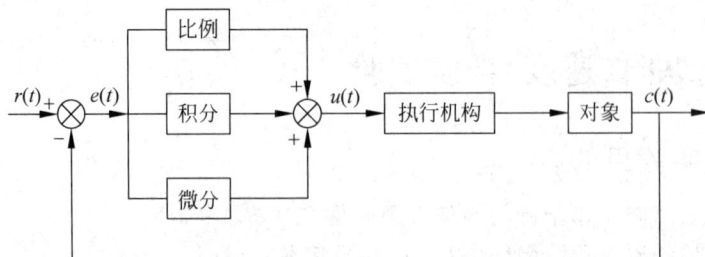

图 48-2　PID 控制系统原理框图

例、积分、微分通过线性组合构成控制量，对控制对象进行控制。经过数学推导，PID 控制器的微分方程为

$$U(t) = K_P\left[e(t) + \frac{1}{T_I}\int_0^t e(t)\mathrm{d}t + T_D\frac{\mathrm{d}e(t)}{\mathrm{d}t}\right]$$

其中，$e(t) = r(t) - c(t)$。由图 48-2 中系统模型可得到系统传递函数为

$$D(s) = \frac{U(s)}{E(s)} = K_P\left(1 + \frac{1}{T_I s} + T_D s\right)$$

离散 PID 控制器对上述控制器进行离散化，构成差分方程，以便用于计算机控制，可以得到

$$U(n) = K_P\left\{e(n) + \frac{T}{T_1}\sum_{i=0}^n e(i) + \frac{T_D}{T}[e(n) - e(n-1)]\right\} + U(0)$$
$$= U_P(n) + U_I(n) + U_D(n) + U(0)$$

其中，$U_P(n)$ 为比例项；$U_I(n)$ 为积分项；$U_D(n)$ 为微分项。

48.1.3　实验基本要求

(1) 能够熟练使用 MATLAB/Simulink 进行建模与仿真；
(2) 理解 PID 控制器的原理与应用；
(3) 掌握 QCar 的编码器信息读取和电机控制方法；
(4) 能够使用 PID 控制器对自动驾驶小车进行纵向（速度）控制。

48.1.4　实验仪器和材料

自动驾驶小车 QCar、MATLAB/Simulink 与 QUARC 软件。

48.1.5　实验内容

(1) 熟悉 MATLAB/Simulink 与 QUARC 软件的使用；
(2) 熟悉 QCar 与 Simulink 进行交互连接的方式；
(3) 学习 PID 控制器的基本原理和设计方法；
(4) 设计 PID 控制器进行无人驾驶小车纵向（速度）控制。

48.1.6　实验步骤

(1) 搭建 Simulink 模型（图 48-3），设置无人驾驶小车 QCar 的参数以及模块，建立 Simulink

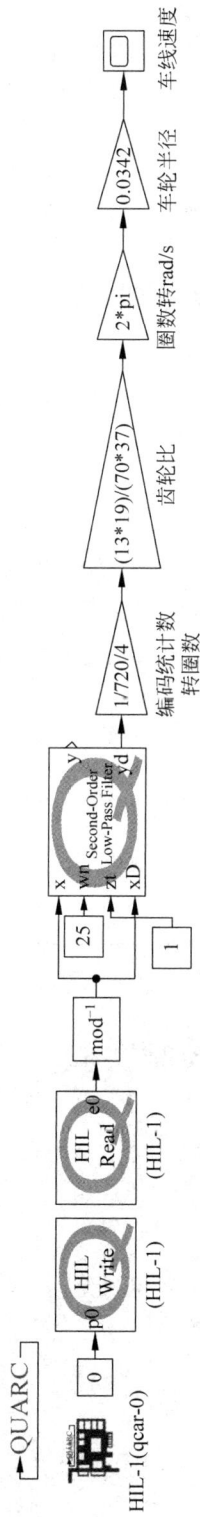

图 48-3 车辆纵向控制 Simulink 模型图

与 QCar 之间的通信。

（2）改进 Simulink 模型,读取 QCar 的车轮编码器信息,并转换为速度;给 QCar 的电机输出电压,实现无人驾驶小车车轮的开环控制。

（3）设计并搭建 PID 控制器,对无人驾驶小车车轮进行 PID 闭环控制。

（4）改变 PID 控制器参数,分别记录各参数下车轮反馈的速度与目标速度之间的差距,计算 PID 控制器性能,优化控制参数,最终实现无人小车的纵向(速度)跟踪控制。请扫描二维码观看详细步骤。

48-2 纵向控
制方法

48.1.7 实验结果与数据处理

1. 记录实验数据

（1）PID 控制器的 K_p、K_i、K_d 三个参数;

（2）控制器输出的目标速度;

（3）无人驾驶小车读取的实际速度。

2. 实验数据处理

（1）分别计算不同 PID 参数下控制器的性能(表 48-1);

（2）比对所记录的几组数据,得出车轮速度控制的最优 PID 参数。

表 48-1　PID 控制器实验记录表

实 验 次 数		1	2	3	4	5
控制器参数	K_p					
	K_i					
	K_d					
性能指标	$\sigma\%$					
	t_r					
	e_{ss}					

48.2　车辆横向(转向)控制实验

48.2.1　实验目的

（1）掌握三自由度自行车模型;

（2）理解 Stanley 控制方法;

（3）掌握利用 Stanley 控制方法来控制无人驾驶小车。

48.2.2　实验原理

1. 三自由度自行车模型

惯性坐标系 $\{I\}$ 是右手坐标系,是用来描述无人驾驶小车姿态(位置和方向)的参考系。通过定位技术获得坐标系中车辆的姿态。车身坐标系 $\{B\}$ 以车辆中心为原点,并与车辆一起旋转/平移。这些坐标系如图 48-4(a)所示。根据转向角度 δ,车辆以转弯半径 R 围绕转弯点{O}转弯。

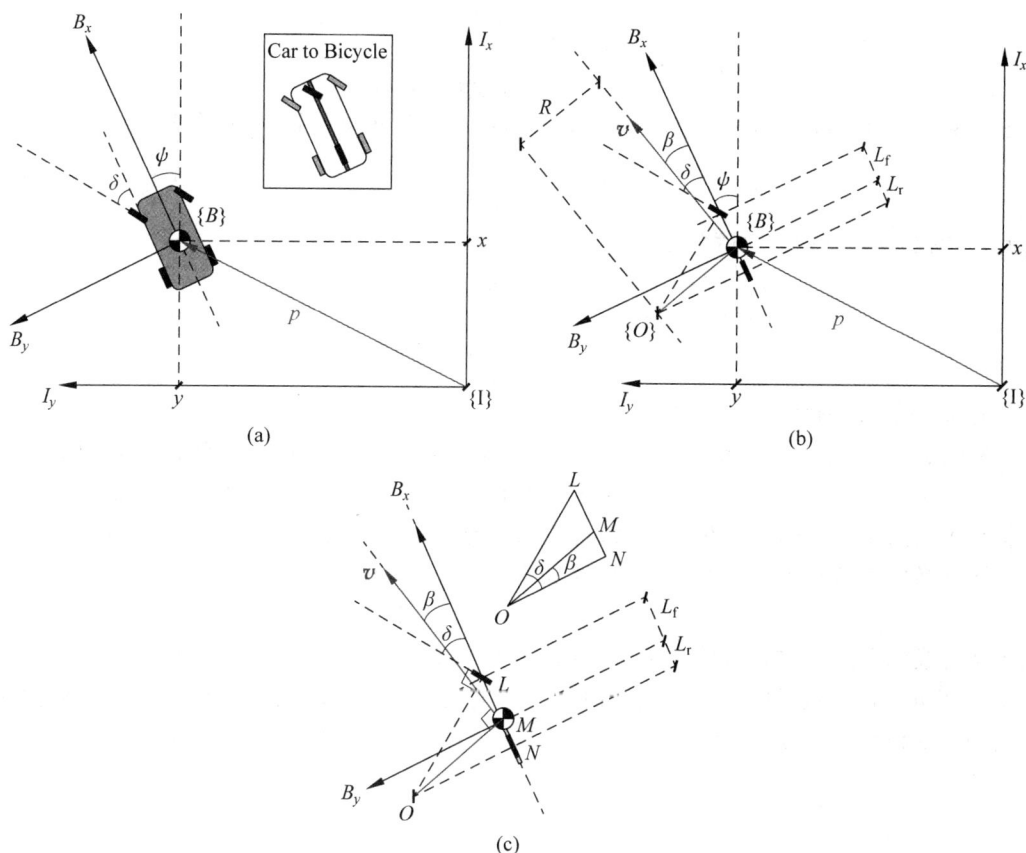

图 48-4   QCar 坐标系示意图

(a) QCar 惯性坐标系; (b) QCar 简化坐标系; (c) 侧滑 β 角推导图

如图 48-4(a)所示的车辆在惯性系中的姿态描述为

$$I_P = \begin{bmatrix} x \\ y \\ \psi \end{bmatrix}$$

其中,x 与 y 表示平面位置; ψ 为偏航方向。在这个简化的模型中,高度、倾角、俯仰角都看作 0。由此得到的与小车对应的简化自行车模型如图 48-4(b)所示。在车身坐标系{B}中,转向角 δ 代表输入转角,侧滑角 β 代表速度矢量 v 的方向。侧滑角 β 可以通过分析图 48-4(c)所示的三角形 LNO 来进行推导。在三角形 LNO 中,可以得到

$$\tan\delta = \frac{LN}{ON}, \quad \tan\beta = \frac{MN}{ON}$$

合并两式可以得到

$$\frac{1}{ON} = \frac{\tan\delta}{LN} = \frac{\tan\beta}{MN}$$

将长度代入,求得

$$\beta = \arctan\left(\frac{L_r}{L_r + L_f}\tan\delta\right)$$

在三角形 LNO 中，转角 R 可以以 OM 的长度代表，即

$$R = OM = \frac{ON}{\cos\beta} = \frac{\frac{LN}{\tan\delta}}{\cos\beta} = \frac{L_f + L_r}{\cos\beta\tan\delta}$$

给定车辆的实测速度 v（通过编码器计算）和转弯半径 R，车辆的转角 ψ 可以表示如下：

$$\dot\psi = \frac{v}{R}$$

由此，车辆在惯性系中的速度为

$$I_V = \begin{bmatrix} v\cos(\beta+\psi) \\ v\sin(\beta+\psi) \\ \dot\psi \end{bmatrix}$$

2. Stanley 控制方法

Stanley 控制方法是一种基于横向跟踪误差（cross-track error，e 为前轴中心到最近路径点 (P_x, P_y) 的距离）的非线性反馈函数，并且能实现横向跟踪误差指数收敛于零。根据车辆位姿与给定路径的相对几何关系，可以直观地获得控制车辆方向盘转角的控制变量，其中包括横向误差 e 和航向误差 θ_e，如图 48-5 所示。

$$\delta(t) = \delta_e(t) + \delta_{\theta_e}(t)$$

在不考虑横向跟踪误差 e 的情况下，前轮偏角和给定路径切线方向一致，如图所示。其中 θ_e 表示车辆方向与最近路径点切线方向之间的夹角，在没有任何横向误差的情况下，前轮方向与所在路径点的方向相同，即

$$\delta_{\theta_e}(t) = \theta_e(t)$$

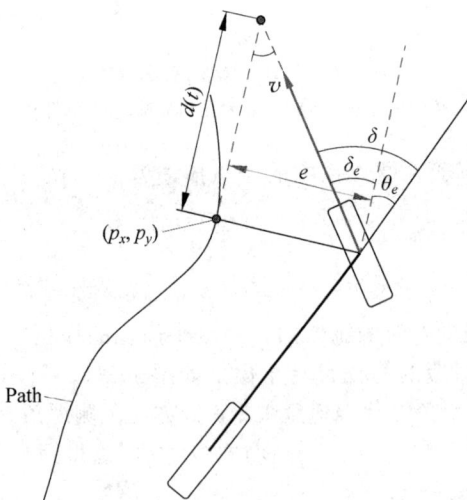

图 48-5 Stanley 控制方法示意图

在不考虑航向跟踪偏差 θ_e 的情况下，横向跟踪误差越大，则前轮转向角越大，假设车辆预期轨迹在距离前轮 $d(t)$ 处与给定路径上最近点切线相交，根据几何关系得出如下非线性比例函数，

$$\delta_e(t) = \arctan\frac{e(t)}{d(t)} = \arctan\frac{ke(t)}{v(t)}$$

其中，$d(t)$ 与车速相关，可以用车速 $v(t)$ 与增益参数 k 表示，即 $d(t) = \dfrac{v(t)}{k}$。随着横向误差的增加，$\arctan(\,\cdot\,)$ 函数产生一个直接指向期望路径的前轮偏角，此偏角受车速 $v(t)$ 影响。

综合两方面控制因素，基本转向角控制率如下：

$$\delta(t) = \theta_e(t) + \arctan\frac{ke(t)}{v(t)}$$

使用线性自行车运动模型，可以得到横向误差的变化率为

$$\dot{e}(t) = -v(t)\sin\delta_e(t)$$

其中，$\sin\delta_e(t)$ 根据几何关系可知

$$\sin\delta_e(t) = \frac{e(t)}{\sqrt{d(t)^2 + e(t)^2}} = \frac{ke(t)}{\sqrt{v(t)^2 + [ke(t)]^2}}$$

故有

$$\dot{e}(t) = \frac{-v(t)ke(t)}{\sqrt{v(t)^2 + [ke(t)]^2}} = \frac{-ke(t)}{\sqrt{1 + \left[\dfrac{ke(t)}{v(t)}\right]^2}}$$

当横向跟踪误差 $e(t)$ 很小时，$\left[\dfrac{ke(t)}{v(t)}\right]^2 \to 0$，则有

$$\dot{e}(t) \approx -ke(t)$$

通过积分上式，得

$$e(t) = e(0)\mathrm{e}^{-kt}$$

因此横向误差指数收敛于 $e(t) = 0$，参数 k 决定了收敛速度。对于任意横向误差，微分方程都单调地收敛到 0。

48.2.3 实验基本要求

（1）能够熟练地使用 MATLAB/Simulink 进行建模与仿真；

（2）理解三自由度自行车模型的原理；

（3）理解 Stanley 控制器的设计方法，能够应用 Stanley 控制器控制车辆前轮的转向。

48.2.4 实验仪器和材料

自动驾驶小车 QCar、MATLAB/Simulink 与 QUARC 软件。

48.2.5 实验内容

（1）熟悉三自由度自行车模型并建立 QCar 的自行车模型；

（2）设计 Stanley 控制器进行无人驾驶小车的横向（转向）控制。

48.2.6 实验步骤

（1）理解三自由度自行车模型，根据无人驾驶小车 QCar 的尺寸、轴距等参数计算得到 QCar 的自行车模型，并计算 QCar 的最大转角以及对应的最小转弯半径。

（2）设计 Simulink 模型（图 48-6），控制无人驾驶小车以最大转角转圈，记录无人驾驶小车的行驶路径，计算其最小转弯半径是否符合自行车模型估算值。

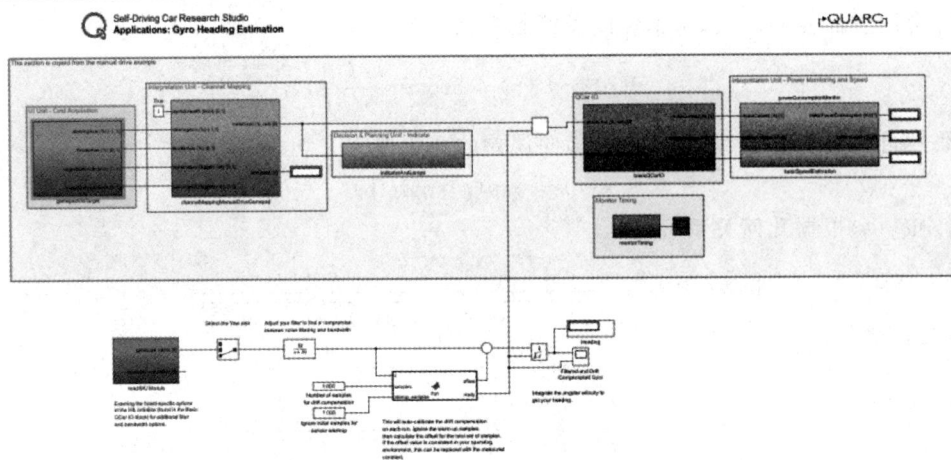

图 48-6　车辆纵向控制 Simulink 模型图

（3）将设计好的自行车模型代入 Stanley 控制器的参数中，并选取适当的参数进行初步测试。

（4）修改 Stanley 控制器的参数，分别给无人驾驶小车输入不同的目标转角及位置，观察并记录实验效果，最终得到较好的参数。请扫描二维码观看操作步骤。

48-3　横向控制方法

48.2.7　实验结果与数据处理

1.记录实验数据

（1）根据 QCar 参数计算的自行车模型；

（2）QCar 的最大转角和最小转弯半径；

（3）不同参数情况下 Stanley 控制得到的车辆行进路径。

2.实验数据处理

（1）分别计算不同参数下控制器的性能（表 48-2）；

（2）比对所记录的几组数据，得出车轮横向（转向）控制的最优参数。

表 48-2　Stanley 控制器实验记录表

小车速度/(m/s)		0.1	0.2	0.3	0.5	1
Stanley 参数	Stanley 控制器参数					
Stanley 性能指标	跟随固定路径时最大偏差航向角					
	转角达到目标值时的稳定时间					
	最大横向位置误差					

48.2.8　实验注意事项

（1）测试时需要给控制器输出加上限位，防止输出过大损坏电机；

（2）测试时先保证无人驾驶小车四轮悬空进行空载测试，空载测试完成后再放在地面进一步测试控制器性能；

（3）调整参数时不可一次性调整太多，要在合理的范围内进行多次测试；

（4）实验所需相关 Simulink 模型请扫描二维码下载。

48-4　实验 Simulink
模型下载

参 考 文 献

[1] 斯佩克特,戈德曼,莱因万德.细胞实验指南[M].黄培堂,等译.北京:科学出版社,2001.

[2] 李素文.细胞生物学实验指导[M].北京:高等教育出版社,2001.

[3] 王金发,何炎明.细胞生物学实验教程[M].北京:科学出版社,2004.

[4] 张大同.扫描电镜与能谱仪分析技术[M].广州:华南理工大学出版社,2009.

[5] 林中清,李文雄,张希文.电子显微学中的辩证法 扫描电镜的操作与分析[M].北京:人民邮电出版社,2022.

[6] 朱宜,汪裕苹,陈文雄.扫描电镜图像的形成处理和显微分析[M].北京:北京大学出版社,1991.

[7] 廖乾初,蓝芬兰.扫描电镜原理及应用技术[M].北京:冶金工业出版社,1990.

[8] WILLIAMS D B,CATER C B.透射电子显微学[M].李建奇,等译.北京:高等教育出版社,2015.

[9] 章晓中.电子显微分析[M].北京:清华大学出版社,2006.

[10] 王富耻.材料现代分析测试方法[M].北京:北京理工大学出版社,2006.

[11] 高尚,杨振英,马清,等.扫描电镜显微分析的原理、技术及进展[M].广州:华南理工大学出版社,2023.

[12] 施明哲.扫描电镜和能谱仪的原理与实用分析技术[M].2版.北京:电子工业出版社,2022.

[13] WILLIAMS D B,CATER C B. Transmission electron microscopy:A textbook for materials science[M]. New York:Springer,2009.

[14] 章效峰.清晰的纳米世界[M].北京:清华大学出版社,2005.

[15] 吴杏芳,柳得橹.电子显微分析实用方法[M].北京:冶金工业出版社,2006.

[16] 冯昇,赵军武,高芬.扫描隧道显微术研究及其应用[M].上海:上海科学技术出版社,2006.

[17] 郭方准.实用真空技术[M].大连:大连理工大学出版社,2012.

[18] 袁帅.原子力显微镜纳米观测与操作[M].北京:科学出版社,2020.

[19] 王东.原子力显微镜及聚合物微观结构与性能[M].北京:科学出版社,2022.

[20] 褚小立.化学计量学方法与分子光谱分析技术[M].北京:化学工业出版社,2011.

[21] 朱明华,胡坪.仪器分析[M].北京:高等教育出版社,2008.

[22] 杨序纲,吴琪琳.拉曼光谱的分析与应用[M].北京:国防工业出版社,2008.

[23] 常建华,董绮功.波谱原理及解析[M].北京:科学出版社,2012.

[24] 袁黎明.制备色谱技术及应用[M].北京:化学工业出版社,2005.

[25] 辛杨,王哲,王海军,等.液相色谱与质谱技术在天然药物研究中的应用[M].北京:化学工业出版社,2022.

[26] 王杰,赵岚峰,王树力.实用高效液相色谱法的建立[M].北京:科学出版社,1998.

[27] 于世林.高效液相色谱方法及应用[M].北京:化学工业出版社,2019.

[28] 董慧茹.仪器分析[M].3版.北京:化学工业出版社,2016.

[29] 陈焕文,魏开华,丁健桦.分析化学手册(第三版)9A 有机质谱分析[M].北京:化学工业出版社,2016.

[30] 台湾质谱学会.质谱分析技术原理与应用[M].北京:科学出版社,2019.

[31] 孔学谦.固体核磁共振原理[M].北京:高等教育出版社,2023.

[32] 宁永成.有机化合物结构鉴定与有机波谱学[M].4版.北京:科学出版社,2018.

[33] 王乃兴.核磁共振波谱学:在有机化学中的应用[M].北京:化学工业出版社,2021.

[34] 刘粤惠,刘平安.X射线衍射分析原理与应用[M].北京:化学工业出版社,2003.

[35] 刘世宏. X 射线光电子能谱分析[M]. 北京：科学出版社，1988.

[36] 王秀峰. 数据分析与科学绘图软件 ORIGIN 详解[M]. 北京：化学工业出版社，2008.

[37] 黄惠忠. 表面化学分析[M]. 上海：华东理工大学出版社，2007.

[38] 王建祺，吴文辉，冯大明. 电子能谱学(XPS/XAES/UPS)引论[M]. 北京：国防工业出版社，1992.

[39] 杨南如. 无机非金属材料测试方法[M]. 武汉：武汉工业大学出版社，1990.

[40] WATTS J F，WOLSTENHOLME J. 表面分析(XPS 和 AES)引论[M]. 上海：华东理工大学出版社，2008.

[41] 左志军. X 射线光电子能谱及其应用[M]. 北京：中国石化出版社，2013.

[42] 宋廷鲁，邹美帅，鲁德凤. X 射线光电子能谱数据分析[M]. 北京：北京理工大学出版社，2022.

[43] SPOOL A M. The practice of TOF-SIMS：Time of flight secondary ion mass spectrometry [M]. Momentum Press，2016.

[44] O'CONNOR D J，SEXTON B A，SMART R S C. Surface analysis methods in materials science[M]. New York：Springer Science & Business Media，2003.

[45] SONG T，ZOU M，LU D，et al. Probing surface information of alloy by time of flight-secondary ion mass spectrometer[J]. Crystals，2021，11：1465.

[46] SONG T，LIU L，XU F，et al. Multi-dimensional characterizations of washing durable ZnO/phosphazene-siloxane coated fabrics via ToF-SIMS and XPS[J]. Polymer Testing，2022，114：107684.

[47] MA C，XU F，SONG T. Dual-layered interfacial model evolution of lithium metal anode：SEI analysis via TOF-SIMS technology[J]. ACS Applied Materials & Interfaces，2022，14：20197-20207.

[48] T/SHPTA 035—2023. 飞行时间二次离子质谱测试二次电池及其关键材料实验方法[S]. 北京：中国标准出版社，2023.

[49] SHACKLEY M S. X-ray fluorescence spectrometry (XRF) in geoarchaeology[M]. New York：Springer，2010.

[50] 高新华，宋武元，邓赛文，等. 实用 X 射线光谱分析[M]. 北京：化学工业出版社，2016.

[51] 罗立强，詹秀春，李国会. X 射线荧光光谱仪[M]. 北京：化学工业出版社，2008.

[52] 卓尚军，陶光仪，韩小元. X 射线荧光光谱的基本参数法[M]. 上海：上海科学技术出版社，2010.

[53] 庹先国. X 射线荧光分析系统技术原理和应用[M]. 北京：中国原子能出版社，2017.

[54] NB/T 11473—2023. 渣蜡、费托蜡中铁、锰、钾的测定 X 射线荧光光谱法[S]. 北京：国家能源局.

[55] 李克安. 分析化学教程[M]. 北京：北京大学出版社，2005.

[56] 俞瀚，黄清明，汪炳叔. 材料测试分析综合实验教程[M]. 北京：化学工业出版社，2021.

[57] 李冰，杨红霞. 电感耦合等离子体质谱原理和应用[M]. 北京：地质出版社，2005.

[58] 汪正，邱德仁，张军烨. 电感耦合等离子体原子发射光谱分析进样技术[M]. 上海：上海科学技术出版社，2012.

[59] 郑国经. ATC 001 电感耦合等离子体发射光谱分析技术[M]. 北京：中国质检出版社 & 中国标准出版社，2011.

[60] 吉昂，陶光仪，卓尚军，等. X 射线荧光光谱分析[M]. 北京：科学出版社，2003.

[61] 王约伯，高敏. 有机元素微量定量分析[M]. 北京：化学工业出版社，2013.

[62] 陈镜泓，李传儒. 热分析及其应用[M]. 北京：科学出版社，1985.

[63] 刘振海，陆立明，唐远旺. 热分析导论[M]. 北京：化学工业出版社，1991.

[64] 刘振海，徐国华，张洪林，等. 热分析与量热仪及其应用[M]. 北京：化学工业出版社，2010.

[65] 杨南如. 无机非金属材料测试方法[M]. 武汉：武汉工业大学出版社，1990.

[66] 张玉苹，裘令瑛，陶艳春. 研究生等温滴定量热实验课的教学探讨[J]. 教育教学论坛，2018(49)：2.

[67] 贾继阳，徐奭，申兰兰，等. 等温滴定量热技术检测蛋白质间相互作用方法的优化[J]. 首都师范大学学报：自然科学版，2019，40(3)：6.

[68] 罗敏娜，肖杰，张惜君，等. 等温滴定量热法探索酪蛋白磷酸肽单体与不同钙盐的相互作用[J]. 现代食品科技，2020，36(10)：7.

［69］　王宁.分子光谱和等温滴定量热法研究蛋白与小分子的相互作用［D］.郑州：郑州大学,2019.

［70］　近藤精一.吸附科学［M］.李国希,译.北京：化学工业出版社,2005.

［71］　陈永.多孔材料制备与表征［M］.合肥：中国科学技术大学出版社,2010.

［72］　赵振国.吸附作用应用原理［M］.北京：化学工业出版社,2005.

［73］　吕彤.材料近代测试与分析实验［M］.北京：化学工业出版社,2015.

［74］　杨正红.物理吸附100问［M］.北京：化学工业出版社,2016.

［75］　T/YNIA021—2023.MOFs材料比表面积和孔容积测定 静态容量法［S］.北京：中国标准出版社,2024.

［76］　崔铮.微纳米加工技术及其应用［M］.3版.北京：高等教育出版社,2013.

［77］　顾长志.纳米科学与技术：微纳加工及在纳米材料与器件研究中的应用［M］.北京：科学出版社,2015.

［78］　管成宇.倒装LED柔性灯丝焊接工艺研究［D］.上海：上海应用技术大学,2021.

［79］　杨宁,王冠玉,黄培文,等.大功率倒装LED固晶工艺研究［J］.中国照明电器,2020(3)：14-19.

［80］　郭苑.倒装LED封装及其散热研究［D］.南昌：南昌大学,2015.

［81］　欧育湘,李建军.材料阻燃性能测试方法［M］.北京：化学工业出版社,2007.

［82］　GB/T 2406.2—2009.塑料 用氧指数法测定燃烧行为 第2部分：室温试验［S］.北京：中国标准出版社,2009.

［83］　GB/T 16172—2007.建筑材料热释放速率试验方法［S］.北京：中国标准出版社,2007.

［84］　谭国强,苏岳锋,吴锋.电极材料与电化学反应［M］.北京：北京理工大学出版社,2022.

［85］　https://www.thermofisher.com/content/dam/LifeTech/Documents/PDFs/QS3D.

［86］　https://assets.thermofisher.com/TFS-Assets/LSG/manuals/cms_053412.pdf.

［87］　陈朱波,曹雪涛.流式细胞术：原理,操作及应用［M］.北京：科学出版社,2014.

［88］　梁智辉,胡豫.流式细胞术：从基础研究到临床医学应用［M］.武汉：华中科技大学出版社,2019.

附　录

北京理工大学

开放实验总结报告

学生姓名＿＿＿＿＿＿＿　　班级＿＿＿＿＿＿＿　　学号＿＿＿＿＿＿＿

所在院系＿＿＿＿＿＿＿＿＿＿＿　　专业＿＿＿＿＿＿＿＿＿＿＿

开放实验室名称＿＿＿＿＿＿＿＿＿＿＿＿

日期＿＿＿＿＿＿＿

北京理工大学 制

一、实验项目概况

开放实验题目：
实验题目类型：□大型仪器设备培训型　　□学科竞赛及创新类活动培训型 　　　　　　　　□学生参与科研型　　　□综合创新能力培养型 　　　　　　　　□高新技术融合实践型　□人文基本素质培养型 　　　　　　　　□软件应用能力培养型
指导教师及实验技术人员姓名：
实验项目起止日期：
利用何种时间段开展实验：
开展实验的累计总学时数：
实验项目基本原理：
实验项目的实验方法概述：
实验项目的仪器设备组成情况：
实验项目的消耗材料明细：
实验项目的主要结论：

二、实验项目技术报告

二、实验项目技术报告

二、实验项目技术报告

三、参加开放实验的体会与建议

四、评价与认定

指导教师评价意见与成绩评定：
指导教师签字：　　　　　　年　月　日
备注：

请扫描二维码下载开放实验总结报告文档。

开放实验
总结报告文档